实用妇产科临床诊治

主编　朱　朋　尚双双　王俊萍

吉林科学技术出版社

图书在版编目（CIP）数据

实用妇产科临床诊治 / 朱朋，尚双双，王俊萍主编
. -- 长春 ：吉林科学技术出版社，2021.9
ISBN 978-7-5578-8718-6

Ⅰ. ①实… Ⅱ. ①朱… ②尚… ③王… Ⅲ. ①妇产科病一诊疗 Ⅳ. ①R71

中国版本图书馆 CIP 数据核字(2021)第 174156 号

实用妇产科临床诊治

主　　编　朱　朋　尚双双　王俊萍
出 版 人　宛　霞
责任编辑　张丽敏
制　　版　长春市阴阳鱼文化传媒有限责任公司
封面设计　长春市阴阳鱼文化传媒有限责任公司
幅面尺寸　185mm×260mm
字　　数　300 千字
印　　张　13
印　　数　1—1500 册
版　　次　2021 年 9 月第 1 版
印　　次　2022 年 5 月第 2 次印刷

出　　版　吉林科学技术出版社
发　　行　吉林科学技术出版社
地　　址　长春市净月区福祉大路 5788 号
邮　　编　130118
发行部电话/传真　0431-81629529 81629530 81629531
81629532 81629533 81629534
储运部电话　0431-86059116
编辑部电话　0431-81629518
印　　刷　保定市铭泰达印刷有限公司

书　　号　ISBN 978-7-5578-8718-6
定　　价　60.00 元

编 委 会

主 编 朱 朋（济宁市第一人民医院）

尚双双（宁津县人民医院）

王俊萍（昌乐县妇幼保健院）

前 言

妇产科学是临床医学学科的组成部分之一。在漫长的医学发展史中，随着临床医学学科的整体进步，临床各学科的分工日趋明确，妇产科学也随之逐渐发展，演变为一门独立的学科。对临床医学本科生而言，妇产科学课程与内科学、外科学及儿科学等课程一样。是一门主十课程和必读课程。

本书内容丰富翔实，简明扼要，实用性强。全书力求内容上推陈出新，文字上删繁就简，体现出与时俱进的新面貌，对广大临床医生更新知识、提高临床工作能力提供帮助。

在本书编写过程中，有幸得到多位业内知名专家的协助、指导和热情鼓励，在此表示最衷心的感谢。也希望这本书能够为我国的妇产科学事业的发展做出贡献。由于编者水平所限，编写过程中多处引用国内外文献，书中如有错误或不妥之处，欢迎广大读者批评指正。

目　　录

妇科篇

产科篇

护理、保健篇

妇科篇

第一章　女性生殖内分泌疾病

第一节　异常子宫出血

一、定义

正常子宫出血指正常的月经，其周期、经期、经量、规律性均在相应年龄阶段的正常范围。正常月经意味着下丘脑-垂体-性腺轴（HPG 轴）功能健全，包括周期性子宫内膜功能层脱落，基底层持续保留。月经表现为炎症事件，包括组织水肿和炎细胞浸润，包含血管、免疫、内分泌的复杂作用。

凡不符合上述标准的育龄期、非妊娠相关的子宫出血均属异常子宫出血（AUB）。异常子宫出血涵盖的范围较大，既包括器质性疾病所致的异常子宫出血，也包括功能失调性子宫出血。异常子宫出血不但发病率高，而且影响生活质量和生育能力，也可导致巨大的医疗花费。当出血量较多时，是妇科常见的急症之一，美国每年因此急症住院人数可达 40 万。AUB 病因多样，治疗药物和手术方法多种选择，有时候临床决策面临难题。子宫以外的下生殖道病理性的出血定义为生殖道异常出血，不包括于 AUB 中。

二、分类概述

（一）传统名词

临床上，可以根据不同的症状，月经周期、经期、经量等异常的模式，分为几大类，或作为症状描述，或作为诊断名词。既往常用的描述月经异常的诊断名词有：

1.周期改变

①月经频发，月经周期＜21 天；②月经稀发，周期＞35 天但≤6 个月；③停闭，＞6 个月；④不规则子宫出血，周期长短不固定，流血量多或流血超 7 天。

2.经期改变

①经期延长，＞7 天；②经期缩短，＜3 天。

3.经量

①月经过多：碱性正铁血红蛋白法测定经期失血量（MBL）＞80mL。一般卫生巾 1～2 小时就需更换一次，会导致贫血。②月经过少：MBL＜20mL。临床上常根据与既往正常月经量

比较而言。实际上，对月经失血量的定量信息临床意义不大，因为人们对月经量多少的认识，存在很大个体差异。

4.月经不规则

周期、经期、经量都异常。

5.经间出血

2次正常月经之间有子宫出血，分为卵泡期出血、围排卵期出血、黄体期出血。

（二）国际妇产科联盟(FIGO)最新分类

认为AUB是表述月经紊乱的最合适的称呼。FIGO关于AUB的症状描述包括以下两种：

(1)慢性或急性AUB指近6个月来的大多数月经周期出现周期、经期、经量、持续时间的异常；慢性AUB不需要立即处理；急性AUB是指需要立即处理的严重大出血(HMB)。

(2)经间期出血(IMB)是指出血发生于两次月经中间，可固定于周期的某一时间段，也可发生于任意时间段。

FIGO月经疾病组将AUB按病因分为9类，分别以每个疾病首字母缩略词命名为PALM-COEIN(手掌-硬币分类法)，每个字母分别代表：子宫内膜息肉，子宫腺肌病，子宫肌瘤，子宫内膜非典型性增生，子宫内膜癌，子宫平滑肌肉瘤，凝血障碍，排卵障碍，子宫内膜局部异常，医源性因素，未分类。这一分类中：PALM是结构异常，是影像学或组织病理学能检测出异常的疾病，而COEIN是子宫的非结构性异常。

FIGO新分类中，摒弃了功能失调性子宫出血(DUB)的名称，废弃月经过多和子宫不规则出血。HMB代替过去的月经过多，IMB代替过去的子宫不规则出血。

三、原因和分类

（一）子宫内膜息肉、宫颈息肉——AUB-P

1.定义

子宫内膜息肉或宫颈息肉是局部子宫内膜或宫颈管黏膜过度增生形成的有蒂或无蒂的赘生物，内含血管、纤维结缔组织、腺体或纤维肌细胞。是内膜息肉还是宫颈息肉，主要看息肉蒂部所在的位置。内膜息肉在人群中的发病率为8%～25%，不孕女性内膜息肉发生率可高达34.9%。

2.发病机制

主要有两种假说：一种为炎症刺激学说；另一种为激素刺激学说。子宫内膜息肉的形成可能受雌激素、口服他莫西芬及米非司酮的影响，亦与雌孕激素受体、某些细胞因子及细胞增殖、凋亡有关。宫颈息肉是慢性宫颈炎的表现形式之一。

3.临床表现

临床表现多无明显症状，也可表现为异常子宫出血，出现经量增多，经期延长，排卵期出血，不规则流血，绝经后阴道流血，不孕等，蒂部位于宫腔的内膜息肉脱落于宫颈口时，可被诊断为宫颈息肉，可有接触性出血。小的内膜息肉(直径小于1cm)可以没有症状。宫颈息肉可表现为阴道不规则流血，尤其是接触性出血，阴道分泌物增多等，但很少引起月经紊乱和月经量过多。

（二）子宫腺肌病——AUB-A

1.定义

具有生长功能的子宫内膜腺体及间质侵入子宫肌层称为子宫腺肌病，目前病因不清，可能与高雌激素或高泌乳素刺激有关，也可能与子宫内膜异常有关。全世界范围内医院报道的发病率波动于5%～70%。我国的发病率尤其明显升高且高于发达国家。

2.子宫腺肌病的病因和发病机制

目前尚不明确，主要有以下观点：①子宫内膜干细胞学说；②遗传学说；③子宫内膜损伤学说；④前列腺素-芳香化酶-雌激素-环氧合酶2(COX-2)学说。

3.发病机制

子宫腺肌病的发生可能与子宫内膜-肌层交界区内环境稳定性遭到破坏，基底层防御功能减退，内膜.肌层交界区不正常收缩有关。临床表现痛经，可进行性加重(25%)，经量增多和经期延长(40%～50%)，慢性盆腔痛，腰骶部不适，尿频等，查体子宫均匀性增大，质硬。经阴道B超和MRI有助于诊断。病理诊断是金标准。

4.临床表现

临床上约1/2的腺肌病患者有月经异常，主要表现为经量增多、经期延长。可能与子宫内膜面积增大，子宫内膜增生过长及子宫收缩不良有关。围绝经期女性异常子宫出血行子宫切除者，腺肌病往往是首要原因。但腺肌病与异常子宫出血的关系尚不明确，这方面需要进一步研究。

（三）子宫肌瘤——AUB-L

1.定义

子宫肌瘤是女性生殖系统最常见的良性肿瘤，发病率占育龄妇女的20%～80%。

2.发病机制

子宫肌瘤的病因不明，发病机制与遗传因素、雌孕激素、生长因子、免疫因素等关系密切，此外吸烟、肥胖、10岁前初潮也是危险因素。一项研究表明40%的子宫肌瘤细胞有染色体异常。

3.临床表现

子宫肌瘤可无症状，临床症状取决于肌瘤的部位和大小。主要有月经紊乱、经量过多及继发性贫血，增大的肌瘤在子宫外易引起压迫症状如尿频、便秘等。肌瘤使宫腔面积增大并影响子宫收缩，可能影响子宫静脉的回流，导致子宫内膜静脉丛扩张，月经过多。小于3cm的肌壁间肌瘤对月经影响不大。多发肌瘤更容易出现异常子宫出血。依据肌瘤位置与内膜的关系，可分为黏膜下肌瘤和其他类型肌瘤。肌瘤导致的异常子宫出血与肌瘤位置密切相关，多见于大的肌壁间肌瘤和黏膜下肌瘤。Wamsteker提出的被European Society for Human Reproduction and Embryology(ESHRE)接受的肌瘤分型。

黏膜下肌瘤指所有宫腔内的或使宫腔形态改变的肌瘤，包括肌瘤的第0型、1型和2型。0型是指肌瘤全部位于宫腔内，有明显的蒂，1型指肌瘤在宫腔内体积超过肌瘤的50%；2型指肌瘤在宫腔内体积小于50%。肌壁间肌瘤指肌瘤整体位于肌壁间，但不影响宫腔形态，包括3型、4型和5型。3型指在宫腔外但是贴近内膜；4型指全部在肌层内，不邻近子宫内膜且不邻近子宫表面；5型指大部分位于肌壁间，至少50%位于肌壁间。浆膜下肌瘤指肌瘤大部分位于肌层外浆膜下，包括6型和7型。6型指肌瘤有小于50%体积位于肌壁间；7型指带蒂浆膜下肌瘤。

（四）子宫内膜不典型增生和恶变、卵巢非良性疾病——AUB-M

包括子宫内膜不典型增生、子宫内膜癌、子宫肉瘤、宫颈不典型增生、宫颈癌、卵巢肿瘤等。本部分属于妇科肿瘤范畴，故仅做简单论述。

1.子宫内膜病变

子宫内膜增生是指发生在子宫内膜的一组增生性病变，是一种非正常表现，不同于正常月经的子宫内膜增殖，其组织病理特征为：腺上皮细胞和(或)腺体结构有不同程度改变，但无间质浸润。以病变中有无腺上皮细胞的异型性，作为分类的基础，凡无细胞异型性，则命名为单纯增生或复杂增生；凡组织学上具有细胞异型性的增生命名为不典型增生，按腺体结构和细胞变化的程度不同，又将不典型增生分为轻、中、重三度。子宫内膜不典型增生属激素依赖型子宫内膜癌的癌前病变。病变的产生与长期无对抗雌激素过度刺激密切相关。子宫内膜不典型增生和内膜癌导致的异常子宫出血，多表现为异常子宫出血，量一般不多。子宫内膜增生组织形态学的诊断重复性较差，不仅不同病理学家报告差异很大，甚至同一个人在不同时间阅片，其结果也会有出入。因此强调病理的复核审定。单纯增生癌变率1%，复合增生癌变率3%，不典型增生癌变率23%。不典型增生在诊断时，往往有1/2术后病理证实为子宫内膜癌。子宫内膜癌占女性肿瘤的第四位，是美国最常见的生殖道肿瘤。尚未绝经者可表现为经量增多、经期延长或月经紊乱。

子宫内膜不典型增生，子宫内膜癌可发生于任何年龄女性，常见于50岁后。总的来说，诊刮没有年龄限制，多少岁以上必须刮宫，没这个限制，但青春期异常子宫出血恶性概率极低，一般不诊刮。有内膜癌高危因素者建议刮宫。45岁以上异常子宫出血者，如持续经间期出血或不规则流血，或治疗效果不好时，应行诊刮，有高危因素(肥胖，晚绝经，从未生育，长期无排卵，糖尿病，高血压，家族史，长期他莫昔芬口服，长期补充雌激素)的任何年龄的患者均建议刮宫，也有研究建议大于40岁月经周期不规则者行诊断性刮宫术。绝经期异常子宫出血，子宫内膜厚度超过0.5cm建议刮宫。除刮宫外，子宫内膜取样器也逐渐被证明在诊断子宫内膜癌方面与诊刮效果相当。诊断依赖于诊断性刮宫病理。诊刮常见病理类型是增生期和分泌期子宫内膜，诊刮正常者占80%左右。异常病理结果常见于绝经后、未孕者、高血压、糖尿病、甲状腺功能减退、多囊卵巢者。

2.子宫颈病变

子宫颈不典型增生和宫颈癌常表现为接触性出血，后期表现为不规则阴道流血。年轻患者也可表现为经期延长和经量增多。人乳头瘤病毒(HPV)，特别是高危型HPV持续感染，是引起宫颈不典型增生和宫颈癌的基本原因。另外，宫颈癌高危因素有：过早性生活(早于20岁)，过早生育(早于20岁)，多产，不洁性生活，机体免疫抑制等。宫颈液基细胞学检查、HPV检测和宫颈活检有助于诊断。

3.其他

子宫肉瘤表现为阴道不规则流血，子宫增大迅速。分泌雌激素的卵巢颗粒细胞瘤、卵泡膜细胞瘤，可表现为月经紊乱和绝经后阴道流血，有时可合并子宫内膜癌。绒癌、卵巢性索间质瘤、输卵管癌等也可表现为异常子宫出血，不再赘述。

（五）凝血功能异常——AUB-C

1.概述

凝血功能异常可分为先天性、获得性、医源性，主要包括：缺乏各种凝血因子，血小板减少或功能异常，血管收缩功能异常等。许多人是由遗传性、获得性或医源性因素所致凝血功能障碍引起，尤其是青春期少女多见，此类疾病常被低估，美国CDC一项研究显示约占10%，低于英国、瑞典所报道的17%和34%。13%的HMB患者生化检查发现凝血障碍，常见疾病有：白血病，再生障碍性贫血，血管性血友病（vWD），特发性血小板减少性紫癜（ITP），慢性肝病，慢性肾衰，系统性红斑狼疮等。常合并其他部位出血如鼻出血、淤斑等。一项对青少年异常子宫出血的研究显示，ITP最常见，其次是vWD综合征。

2.vWD综合征

vWD综合征是最常见的遗传性凝血功能障碍，约占排卵性子宫出血的13%，青春期月经量多的比例更高。发病时可仅表现为月经过多，月经周期尚规律，常自初潮开始就月经过多。获得性vWD可发生于SLE者，产生了Ⅷ因子抗体。典型病例的表现为：①出血时间延长；②血小板对玻璃珠的黏附性减低及对瑞斯托霉素聚集功能减弱或不聚集；③血浆Ⅶ因子有关抗原（ⅧR：Ag）及凝血活性（Ⅷ：C）减低或VWF活性（ⅧR：VWF）降低。vWD者可应用口服避孕药减少经量。有一项研究显示vWD约占所有月经量多女性的13%。

青春期异常子宫出血月经量过多者应排除凝血功能障碍。需要考虑既往史、家族史等。出现以下高危因素应警惕是否有凝血功能异常：产后、流产后、手术后、拔牙后流血较多，不好止血，家族性凝血异常史，贫血治疗史，经期长于7天，经量多以致影响正常活动。如果患者自初潮就有月经量多、产后出血、手术或拔牙时易出血、经常有身体瘀斑、家族性出血史等情况，就要考虑凝血功能障碍的情况，需要进行凝血功能的筛查，这些病史的询问可以作为一个筛查手段，敏感性可达90%。如果有上述病史，建议做实验室检查。如发现异常，咨询血液科医师。

3.其他原因

长期应用头孢药物，引起肠道大肠埃希菌减少，维生素K缺乏，口服抗凝剂或灭鼠药物等为医源性因素所致。维生素K缺乏相关的出血与肝衰竭相关出血最佳的鉴别方法是测定凝血因子V的含量。因子V是由肝脏合成，不依赖维生素K。重症肝病患者，因子V和维生素K依赖的凝血因子全部减低；而维生素K缺乏症患者，因子V的水平正常。

（六）排卵障碍或卵巢功能障碍——AUB-O

卵巢功能异常包括无排卵、稀发排卵、黄体功能不全、黄体萎缩不全等。排卵异常可表现为各式各样的月经异常，包括闭经、少量或多量不规则流血等。一些是由于周期性孕激素产生障碍，一些是由于排卵时相障碍。青春期和绝经过渡期常有排卵障碍。

1.有排卵型子宫出血

卵巢虽有排卵，但往往合并其他因素，如甲状腺功能减退、凝血功能障碍、晚期肝病、黏膜下子宫肌瘤、子宫内膜息肉等，但有1/2找不到明确原因。有排卵型功血包括黄体功能不全、黄体萎缩不全、排卵期出血。可能由于卵泡发育、排卵或黄体功能不同程度的不健全，排卵功能的轻微异常，或内膜局部止血功能缺陷所致。有人认为围排卵期出血可由于一批发育中的卵泡夭折引起血雌激素波动所致，即患者实际为稀发排卵，该出血周期为一次无排卵出血；经前出血可由于黄体功能不足或过早退化，不能维持内膜完整性所致。月经期长可能因卵泡发育过缓，分泌雌激素不足，内膜修复不良；或黄体萎缩不全，引起子宫内膜脱落不全。

2.无排卵型子宫出血

(1)原因：无排卵型异常子宫出血，是由下丘脑-垂体-卵巢轴发育不完善或受其他因素影响导致功能异常，或卵巢功能下降导致无周期性排卵所致。卵巢无排卵会导致子宫内膜缺乏孕激素拮抗，而孕激素可以合成子宫内膜止血的关键因子如前列腺素F2α、内皮素-1，并周期性撤退引起月经来潮。多数无排卵妇女的月经紊乱，卵巢内卵泡有不定时、不同程度的发育，持续分泌不等量的雌激素，血雌激素水平不规律波动，但不诱导血LH峰；无优势卵泡及黄体形成，孕酮水平低下，子宫内膜持续增殖甚至增生，出现不规律(部位、深度、范围及时机)、不同步脱落，发生雌激素撤退或突破性出血。

无排卵的原因主要是下丘脑-垂体-卵巢轴不成熟，还包括其他原因，归纳起来可以分为以下几类：

①内分泌代谢因素：包括多囊卵巢综合征(PCOS)、甲状腺功能减退、肾上腺疾病如迟发型21-羟化酶缺乏症、库欣综合征、Addison病、高泌乳素血症、饮食改变、饮食睡眠紊乱、体重骤降或骤增、厌食、贫血、营养不良等。PCOS可能是最常见原因，表现为月经失调，如月经稀发、月经量少或闭经，少数患者表现为月经过多或不规则阴道流血。高泌乳素血症是继发性闭经的常见原因，也可导致异常子宫流血，占21～30岁女性异常子宫出血的9.4%，显著要高于在11～20岁中所占比例(2.4%)。高泌乳素血症可导致闭经，不严重时也可以有无排卵或黄体期缩短而出现不规则出血。卵巢早衰者在闭经前也可以有不规则出血。一个不常见的原因是，在生育年龄的后期，比如40多岁时尤其常见，卵巢里面即便已经有了黄体存在，卵泡会因为FSH持续存在而发育，称为黄体的相位周期(LOOP)，此类患者流血量往往会较多。

②社会心理因素：包括情绪紧张、情绪波动、应激状态、过度劳累、环境改变等。月经异常可增加精神负担，尤其是青春期女孩，精神紧张又能加重月经异常。

③医源性：包括使用外源性激素、促性腺激素(Gn)，服用影响多巴胺代谢的药物如吩噻嗪类药物和三环类抗抑郁药等。服用紧急避孕药、米非司酮等也可抑制排卵，影响下次月经。

(2)分类：本部分按照年龄顺序，进行分类叙述。

①青春期前的幼女：可能因为性早熟出现缺乏第二性征的异常出血，但乳腺芽状突起和阴毛的生长一般会早于阴道出血。

②青春期女孩：初潮两年内大多数月经是无排卵的，尽管如此，也是有一定规律的，周期约21～42天，标准与成年女性不同。2/3的女孩会在初潮两年内建立规律月经。初潮年龄越小，规律月经建立越快。有研究统计了自初潮到半数的研究对象建立规律所需要的时间与初潮年龄的相关性，初潮年龄小于12岁需1年，而大于13岁平均需要4.5年。月经初潮后的几年内，由无排卵月经逐渐过渡到有排卵月经，这是下丘脑垂体卵巢轴成熟的结果，其特征是雌激

素正反馈的建立，雌激素升高启动 LH 峰诱发排卵。如果月经一直不正常，或由正常变为不正常，则应寻找原因。异常子宫出血的青少年都应排除妊娠问题，必要时行妊娠试验检查，不论她们是否承认有性生活史。青春期的常见异常子宫出血原因是：雌激素正反馈调节反应迟迟未能建立。

③育龄期：有两种未排卵的原因：一种可能是暂时的无排卵，可以有内外环境的一些刺激，比如劳累、应激、流产、手术或疾病等，可以引起短时间的无排卵。但是也有一些是长期的因素，比如肥胖、胰岛素抵抗、高泌乳素血症等引起持久的无排卵。绝经过渡期的原因是由于：卵泡储备减少，对 FSH 敏感性下降，卵泡发育及排卵不规则，最终无排卵。当 FSH-卵巢颗粒细胞轴功能减退时，卵巢募集卵泡和发育卵泡减少，颗粒细胞芳香化酶活性下降，雌激素生成减少，不能形成雌二醇高峰、LH 高峰和排卵。LH-卵泡膜细胞轴功能亢进，17α-羟基孕酮和雄烯二酮合成增加，引起高雄激素血症、肥胖和胰岛素抵抗。可因内、外环境刺激（劳累、应激、流产、手术或疾病等）可引起短暂无排卵；也可因肥胖、胰岛素抵抗、高 PRL 等长期因素引起持续无排卵。月经可完全不规则（周期，经期，经量）。病程缠绵。可有贫血、多毛、肥胖、泌乳、不育等。精神负担大。一般无痛经。盆腔检查正常。

④绝经过渡期：由于卵泡储备及对促性腺激素（Gn）敏感性降低，或雌激素正反馈反应低。先出现黄体功能不足、不规则排卵，最终排卵停止。

3.排卵型和无排卵型的鉴别诊断

鉴别有无排卵及无排卵的病因直接决定后续的处理。通过耐心、细致、准确地采集病史，仔细询问患者的月经情况，既往病史，了解不正常月经的出血类型，鉴别 AUB 的病因类型。不同出血模式的病因、鉴别诊断、处理都不同，不难进行准确分类。有排卵型功血月经虽紊乱，但仍有规律可循，所以要详细询问出血的起止时间及出血量的多少。

根据子宫出血特点、基础体温（BBT）、女性激素检测、超声影像检查、宫颈黏液检查等方法鉴别有无排卵，了解无排卵的病因及排卵者的黄体功能和卵泡发育是否正常。无排卵型者基础体温呈单相型。血清 E2 浓度相当于中、晚卵泡期水平，无周期性变化；在出血前 5～9 天抽血检查，相当于黄体的中期孕酮测定孕酮浓度＜3ng/mL。经前宫颈黏液查出羊齿状结晶提示无排卵。

（七）子宫内膜功能异常——AUB-E

如果有规律月经周期，只是经量较多，很可能存在调节子宫内膜止血机制的局部异常，包括。

1.子宫内膜局部生成不同前列腺素（PCJ）的比例失衡

$PGE_2/PGF_{2\alpha}$量的比值增高，子宫内膜局部血管收缩物质内皮素-1 和 $PGF_{2\alpha}$缺乏；经量组织纤溶酶原激活物产生过量，纤维蛋白原溶解亢进，低纤维蛋白原血症，引起子宫内膜螺旋小动脉顶端和血管湖形成大量出血；血管扩张物质 PGE_2 和前列环素产生过多。经量大于 90mL 的女性子宫内膜黄体期 $PGE_2/PGF_{2\alpha}$ 比例显著增加，前列环素（PGI_2）及血栓素（TXA_2）的各自代谢产物——6-酮 PG1α/TXB_2 比值也升高，导致血管扩张、血小板聚集受抑制的倾向而引起月经过多。子宫内膜微循环功能异常，包括螺旋小动脉异常、血管周围纤维化、血管内膜下玻璃样变等，干扰正常子宫内膜功能层脱落，剥离创面血管和上皮修复过程。HMB 者子宫内膜

PGI合成增加,COX1、2合成增加,PGI可以抑制血小板聚集,刺激血管舒张,内膜局部纤溶亢进:经期内膜及经血中组织型纤溶酶原激活物(tPA)及Ⅰ型纤溶酶原激活抑制物(PAIⅠ)活性高于正常,引起血栓不稳定或再通,内膜剥脱广泛持久。

2.血管结构异常

如果是IMB或经期延长,可能是子宫内膜修复机制异常引起,可能继发于子宫内膜炎症、子宫内膜血管生成异常、血管结构异常、血管平滑肌细胞缺乏,导致血管收缩障碍。围月经期缺氧状态可启动内膜修复,血管收缩障碍导致内膜血供较好,缓解了缺氧,延迟了内膜修复的启动,故经期延长。

3.血管生成障碍

血管紧张素1和2(Ang1/Ang2)比值下降,VEGF表达下降,延迟血管修复。

4.糖皮质激素局部代谢异常

11β-羟化酶受抑制,导致糖皮质激素合成下降。糖皮质激素通过糖皮质激素受体抑制血管生成。糖皮质激素可以选择性诱导抗血管生成因子——凝血酶敏感蛋白1(TSP-1)表达。

5.感染

目前尚无证据证明子宫内膜炎症与异常子宫出血有关,但有证据表明异常子宫出血与衣原体亚临床感染有关。

(八)医源性因素——AUB-I

包括宫内节育器(IUD)、口服避孕药(COC),其他药物包括使用外源性促性腺激素(Gn),服用影响多巴胺代谢的药物如吩噻嗪类药物和三环类抗抑郁药等抗凝药物的使用等。减肥药物也可能是医源性的,紧急避孕药引起的异常出血。治疗异常子宫出血过程中,服用药物不恰当、不及时,乱投医改变治疗方案等均可导致持续异常子宫出血。服用口服避孕药可导致突破性出血,服用的第一周期中,有30%~40%女性出现突破性的出血。漏服也可导致不规则出血。口服避孕药停用后可导致撤退性出血。几乎所有避孕方式,从节育器到复合口服避孕药到单剂量口服避孕药,紧急口服避孕药,都可能出现异常子宫出血。

(九)未分类——AUB-N

指文献报道的某些因素,可能与个别案例有关,但并没有结论性的证据支持,较少遇见的类型。如慢性子宫内膜炎、动静脉畸形(AVMs)、子宫肌肥大等。

1.慢性子宫内膜炎

92例异常子宫出血者,48%子宫内膜活检免疫组化分析提示有衣原体感染,衣原体感染被严重低估,巨噬细胞可能是衣原体感染的很好的标志物。慢性子宫内膜炎时,内膜培养常见病原体是普通细菌(占1/2多)和解脲支原体,宫颈存在衣原体感染时,子宫内膜往往也有衣原体感染,宫颈炎、衣原体或支原体感染等也可引起经间出血。

2.动静脉畸形

少见病,占子宫出血2%,包括血管腔异常增大和动静脉瘘管形成,包括先天性的和获得性的动脉畸形,先天性的很少。

获得性的主要是刮宫或子宫手术后引起的,其他因素有内膜癌、内膜异位症、肌瘤、子宫感染、胎儿时暴露于己烯雌酚、放宫内节育器(IUD)、滋养细胞疾病、瘢痕妊娠等。

先天性的动静脉畸形常有多处血管连接,并侵入周围组织。获得性动静脉畸形局限于子宫肌层和(或)子宫内膜,表现为子宫肌层内动静脉直接交通。常见于生育年龄,典型症状是间断性的、大量的、突发的出血,有贫血症状和盆腔痛,有时候表现为盆腔包块。超声表现,局部内膜或肌层增厚,多处低回声或无回声包块,血流频谱显示高流低阻。如果超声怀疑动静脉畸形,可行 MRI 检查,表现为子宫增大,没有包块,肌层内血管匍行扩张,磁共振血管成像(MRA)显示子宫动脉旁的静脉过早显影。血管造影是金标准,显示由扩张的子宫动脉供血的不规则的血管团。治疗包括:选择性子宫动脉栓塞(首选),子宫切除,AVM 局部切除,腹腔镜髂内动脉结扎等。

3.子宫肥大症

是指子宫均匀增大,肌层厚度超过 2.5cm 以上,伴有不等程度子宫出血的一种疾病。子宫肥大的基本病理改变是子宫肌层内平滑肌细胞及血管壁的变化。子宫肥大是子宫肌层内平滑肌细胞及血管壁的增大。主要症状为月经量过多,持续天数延长;亦有表现为周期缩短至 20 天左右,经量及持续天数无明显改变,或表现为月经期延长,但经量不多。患者多为经产妇,且多数为 3 产以上。患病时间长、流血量多者呈贫血貌。妇科检查子宫均匀增大,一般为 6 周妊娠大小,少数超过 8 周妊娠大小,质地较坚韧。双侧卵巢可稍增大,有多发性滤泡囊肿。雄激素治疗可减小流血量。保守治疗无效者,可考虑全子宫切除术。

4.剖宫产瘢痕缺损

导致 AUB 的高危因素包括剖宫产切口位置不当、子宫下段形成前行剖宫产手术及手术操作不当等,常表现为经期延长。推荐的诊断方法为经阴道超声检查或宫腔镜检查。治疗上,无生育要求者使用口服短效避孕药治疗,可缩短出血时间;药物治疗效果不佳,可考虑手术治疗。对于有生育要求者,孕前应充分告知有妊娠期子宫破裂风险。手术治疗包括宫腔镜下、腹腔镜下、开腹或经阴道行剖宫产切口憩室及周围瘢痕切除和修补术。

综上所述,PALM-COIEN 分类法可以用来对异常子宫出血进行分类。如由于子宫内膜息肉引起的出血,可以诊断为 P1A0L0M0-C0O0I0E0N0,子宫肌瘤引起的异常子宫出血,可以诊断为 P0A0L1M0-C0O0I0E0N0。

四、治疗

(一)无排卵型功能性子宫出血

1.基本原则

(1)青春期功血:可止血、调整月经周期、促进下丘脑-垂体-卵巢功能轴周期性调节的建立及卵巢排卵。

(2)围绝经期功血:可止血、调整月经周期,近绝经期妇女行诱导闭经。

(3)生育年龄功血:可止血、调整月经周期,无排卵且有生育要求者促排卵治疗,有避孕要求者可用避孕药。

2.一般治疗

注意休息,加强营养,必要时给予宫缩药、补血药,严重贫血者酌情输血;长期出血者可加用抗生素。

3.止血

(1)性激素:①孕激素,也称“子宫内膜脱落法”或“药物刮宫”,停药后短期即有撤退性出血,适用于血红蛋白>80g/L、生命体征稳定的患者。②雌激素,也称“子宫内膜修复法”,适用于出血时间长、量多,致血红蛋白<80g/L的青春期患者。所有雌激素疗法在血红蛋白增加至90g/L以上后均必须加用孕激素撤退。③复方短效口服避孕药,适用于长期而严重的无排卵出血。④孕激素内膜萎缩法,高效合成孕激素可使内膜萎缩,达到止血目的,此法不适用于青春期患者。

(2)刮宫术:对于绝经过渡期及病程长的育龄期患者应首先考虑使用刮宫术,对未婚无性生活史青少年仅适用于大量出血且药物治疗无效,需立即止血或检查子宫内膜组织学者。必要时行宫腔镜检查定点活检。

4.调整月经周期

采用上述方法达到止血目的后,因病因并未去除,停药后多数复发,需随后采取措施控制月经周期,防止功血再次发生。

5.手术治疗

药物治疗疗效不佳或不宜用药、无生育要求的患者,尤其是不易随访的年龄较大者及病理为癌前期病变或癌变者,应考虑手术治疗。如子宫内膜去除术和全子宫切除术。

(二)排卵障碍异常子宫出血

排卵异常子宫出血的一线治疗是药物治疗。

1.止血

需要根据出血量选择合适的制剂和正确的使用方法。

(1)性激素治疗:采用雌激素、孕激素或雌、孕激素联合用药。

①雌、孕激素联合治疗:性激素联合用药的止血效果优于单一用药。采用孕激素占优势的口服避孕药。目前使用第三代短效口服避孕药,如复方屈螺酮片、去氧孕烯炔雌醇片、复方孕二烯酮片或复方醋酸环丙孕酮片。用法为每次1~2片,每6~12小时1次,血止3天后按每3日减量1/3,逐渐减量至每日1片,维持至出血停止后21日周期结束。

②单纯雌激素治疗:使用大剂量雌激素可迅速促使子宫内膜生长,短期内修复创面而止血,也称“子宫内膜修复法”,适用于急性大量出血患者。主要药物为结合雌激素、戊酸雌二醇。具体用法如下。

a.结合雌激素(口服片剂)1.25mg/次,或戊酸雌二醇2mg/次,每4~6小时1次口服,血止3天后按每3日递减1/3量为宜。

b.结合雌激素(肌内注射针剂):25mg静脉注射,可4~6小时重复1次,一般用药2~3次,次日应给予结合雌激素3.75~7.5mg/d,口服,并按每3天递减1/3量逐渐减量。也可在24~48小时内开始用口服避孕药。

对存在血液高凝状态或有血栓性疾病史的患者应禁用大剂量雌激素止血。所有雌激素疗法在血红蛋白增加至90g/L以上后均必须加用孕激素撤退,有利于停药后子宫内膜的完全脱落。对于间断少量长期出血者,雌激素水平常常较低,也可应用雌激素治疗,多使用生理替代剂量，如妊马雌酮1.25mg或戊酸雌二醇2mg，每天1次，共21日，最后7～10天加用孕激素，如地屈孕酮10mg，每天2次。

③单纯孕激素治疗：使雌激素作用下持续增生的子宫内膜转化为分泌期，并有对抗雌激素作用，使内膜萎缩，也称“子宫内膜萎缩法”、“子宫内膜脱落法”或“药物刮宫”。适用于体内已有一定雌激素水平、血红蛋白水平＞80g/L，生命体征稳定的患者。合成孕激素分为三类，常用的为地屈孕酮10mg口服，每6～12小时一次，2～3日血止后按每3天减量1/3，直至维持量10mg每天2次，持续用药至血止后21天停药。也可用17-α羟孕酮衍生物（甲羟孕酮或甲地孕酮）等。

（2）刮宫术：可迅速止血，并具有诊断价值，可以了解子宫内膜病理，除外恶性病变。适用于急性大出血、存在子宫内膜癌高危因素、育龄期病程长和绝经过渡期的患者。

（3）辅助治疗：止血药物。

2.调整月经周期

青春期或生育期无排卵异常子宫出血患者，需恢复正常的内分泌功能，以建立正常月经周期；绝经过渡期患者，需控制出血及预防子宫内膜增生症发生。

（1）雌、孕激素序贯治疗：即人工周期，模拟月经周期中卵巢分泌的内分泌变化，序贯应用雌、孕激素，使子宫内膜发生相应变化。适用于青春期及生育期内源性雌激素较低患者。于撤退性出血第5天开始，生理替代戊酸雌二醇1～2mg或结合雌激素片0.625～1.25mg，每晚1次，连服21天，至服用雌激素第11～16天，加用醋酸甲羟孕酮片10mg/日，或地屈孕酮10mg，2次/天，持续10～14天。连续3个周期为一疗程。若正常月经仍未建立，应重复上述序贯治疗。若患者体内有一定雌激素水平，雌激素宜选择低剂量治疗。

（2）雌-孕激素联合治疗：此法开始即用孕激素，以限制雌激素的促内膜生长作用，使撤药性出血逐步减少，其中雌激素可预防治疗过程中孕激素的突破性出血。常用口服避孕药，可以很好地控制周期，尤其适用于有避孕需求的生育期患者。一般自药物撤退性出血第5天起开始服用，1片/天，连服21天，1周为药物撤退性出血间隔，连续3个周期为1个疗程，病情反复者酌情延至6个周期。用药期间应该注意口服避孕药的潜在风险，有血栓性疾病、心脑血管疾病高危因素及40岁以上吸烟的女性不宜使用。

（3）孕激素后半周期治疗：适用于有内源性雌激素的青春期或组织学检查为子宫内膜增生期患者。于月经周期后半期（撤药性出血的第16～25天）口服地屈孕酮10mg/d，每天2次，共10天，或微粒化孕酮200～300mg/d，共5～7天，或醋酸甲羟孕酮10mg/d，连用10天，或肌内注射黄体酮20mg/d，共5天。酌情应用3～6个周期。

（4）宫内孕激素释放系统：宫腔内放置含孕酮或左炔诺孕酮缓释系统宫内节育器（IUD），每天释放左炔诺孕酮20μg，能在宫腔内局部抑制子宫内膜生长，适用于已无生育要求的育龄期患者。

3.手术治疗

子宫内膜切除术、子宫切除术。

（三）黄体功能不足

1.促进卵泡发育

针对其发生原因，调整性腺轴功能，促使卵泡发育和排卵，以利于正常黄体的形成。

2.促进月经中期LH峰形成

在监测到卵泡成熟时,使用绒毛膜促性腺激素5000～10000U肌内注射,以加强月经中期LH排卵峰,达到促进黄体形成和提高其分泌孕酮的功能。

3.黄体功能刺激疗法

于基础体温上升后开始,肌内注射hCG 1000～2000U每周2次或隔天1次,共2周,可使血浆孕酮明显上升。

4.黄体功能替代疗法

一般选用天然黄体酮制剂。自排卵后或预期下次月经前12～14天开始,每天肌内注射黄体酮10～20mg,共10～14天;也可口服天然微粒化孕酮,以补充黄体分泌孕酮的不足。

5.黄体功能不足合并高催乳素血症的治疗

使用溴隐亭每天2.5～5mg,可使催乳激素水平下降,并促进垂体分泌促性腺激素及增加卵巢雌、孕激素分泌,从而改善黄体功能。

(四)子宫内膜不规则脱落

1.孕激素

通过下丘脑-垂体-卵巢轴的负反馈功能,使黄体及时萎缩,内膜按时完整脱卸。方法:自排卵后第1～2天或下次月经前10～14天开始,每天口服甲羟孕酮10mg,连服10天。有生育要求者可肌内注射黄体酮注射液或口服天然微粒化孕酮。无生育要求者也可口服避孕药,月经第5天开始,每天1片,连续21天为一周期。

2.绒毛膜促性腺激素

用法同黄体功能不足,绒毛膜促性腺激素有促进黄体功能的作用。

第二节　闭经

一、概述

闭经是指月经停止。妊娠、哺乳和绝经期的闭经是生理性闭经。由其他原因造成的超过预期初潮年龄或月经停止为病理性闭经。

按生殖轴病变和功能失调的部位分为下丘脑性闭经、垂体性闭经、卵巢性闭经、子宫性闭经和下生殖道发育异常性闭经。按既往有无月经来潮分为原发性闭经和继发性闭经。

1.原发性闭经

指超过14岁仍没有月经,也没有第二性征发育(如乳房初发育和阴毛初现),或虽有第二性征发育,但16岁仍无月经来潮。

2.继发性闭经

指在自然月经后,6个月或3个月经周期无月经来潮。

二、病因及临床表现

正常月经的建立和维持，有赖于下丘脑-垂体-卵巢轴的神经内分泌调节、靶器官子宫内膜对性激素的周期性反应和下生殖道的通畅，其中任何一个环节发生障碍均可导致闭经。

1.原发性闭经

较少见，多为遗传原因和先天性发育缺陷引起，部分患者伴有生殖道异常。根据第二性征发育情况，分为第二性征存在和第二性征缺乏两类。

(1)第二性征存在的原发性闭经

①米勒管发育不全综合征：由副中肾管发育障碍引起的先天畸形。染色体核型正常，为46，XX，促性腺激素正常，有排卵，外生殖器、输卵管、卵巢及女性第二性征正常。表现为始基子宫或无子宫、无阴道。

②雄激素不敏感综合征：为男性假两性畸形，染色体核型为46，XY，但X染色体上的雄激素受体基因缺陷。性腺为睾丸，位于腹腔内或腹股沟。因为靶细胞睾酮受体缺陷，雄激素不能发挥生物学效应；而睾酮可转化为雌激素起作用，故表型为女型，但性征发育不佳，阴道为盲端，较短浅，子宫及输卵管缺如。

③对抗性卵巢综合征：内源性促性腺激素升高，卵巢对外源性促性腺激素不敏感，临床表现为原发性闭经，女性第二性征存在。

④生殖道闭锁：生殖道闭锁引起的横向阻断，如阴道闭锁、阴道横膈、无孔处女膜等。

⑤真两性畸形：非常少见，染色体核型异常，体内同时存在卵巢和睾丸组织，女性第二性征存在。

(2)第二性征缺乏的原发性闭经

①低促性腺激素性腺功能减退：因下丘脑分泌CNRH不足或垂体分泌促性腺激素不足而至原发性闭经。最常见为体质性青春发育延迟。其次为嗅觉缺失综合征，为下丘脑CnRH先天性分泌缺乏，同时伴有嗅觉丧失或减退。临床表现为原发性闭经，女性第二性征缺如，但女性内生殖器分化正常。

②高促性腺激素性腺功能减退：原发于性腺衰竭所致的性激素分泌减少可引起反馈性LH、FSH升高，常合并生殖道异常。a.特纳综合征：属于性腺先天性发育不全。为含X的性染色体异常。表现为原发性闭经，卵巢不发育，身材矮小，第二性征发育不良，常有蹼颈、后发际低、肘外翻等临床特征。b.46，XX单纯性腺发育不良：体格发育无异常，卵巢发育差，女性性征发育差，但外生殖器为女型。c.46，XY单纯性腺发育不全：又称Swyer综合征。主要表现为条索状性腺和原发性闭经。具有女性生殖系统，但第二性征发育不良。

2.继发性闭经

发生率明显高于原发性闭经。根据控制正常月经周期的5个主要环节，分为下丘脑性、垂体性、卵巢性、子宫性和下生殖道异常性闭经。功能和器质性疾病引起的闭经，以功能性原因为主。此类闭经的特点是下丘脑合成和分泌GNRH缺陷或下降导致垂体促性腺激素(Gn)，即FSH、LH的分泌功能低下，故属于低促性腺激素性闭经。

(1)下丘脑性闭经:指中枢神经系统及下丘脑各种

①精神应激:突然或长期精神压抑、紧张、忧虑、环境改变、过度劳累、情感变化、寒冷等,均可能引起神经内分泌障碍而导致闭经。

②体重下降和神经性厌食:因过度节食,导致体重急剧下降,导致下丘脑和垂体的多种激素分泌降低,进而引起闭经。

③运动性闭经:长期的剧烈运动或某些舞蹈训练,导致体内脂肪明显减少和营养不良引起瘦素水平下降,进而抑制生殖轴功能。

④药物性闭经:长期应用甾体类避孕药及某些药物,如吩噻嗪衍生物(奋乃静、氯丙嗪)、利血平等,可引起继发性闭经。药物性闭经通常是可逆的,停药3～6个月月经多能自然恢复。

⑤颅咽管瘤:瘤体增大可压迫下丘脑和垂体柄引起闭经、生殖器萎缩、颅内压增高等症状。

(2)垂体性闭经:腺垂体器质性病变或功能失调,均可影响促性腺激素分泌,继而影响卵巢功能引起闭经。

①垂体梗死:常见的为希恩综合征。由于产后大出血休克,导致垂体促性腺激素细胞缺血坏死,引起腺垂体功能低下而出现一系列症状:闭经、无泌乳、性欲减退,肾上腺、甲状腺功能减退等症状。

②垂体肿瘤:位于蝶鞍内的腺垂体各种腺细胞均可发生肿瘤,肿瘤分泌激素抑制GnRH分泌和(或)压迫分泌细胞,使促性腺激素分泌减少而导致闭经。最常见的是分泌泌乳素(PRL)的腺瘤引起的闭经,即闭经溢乳综合征。

③空蝶鞍综合征:蝶鞍隔因先天性发育不良、肿瘤或手术破坏,脑脊液流入垂体窝,垂体受压缩小,出现闭经及相应症状。

(3)卵巢性闭经:卵巢分泌的性激素水平低下,子宫内膜不发生周期性变化而导致闭经。这类闭经促性腺激素升高,属高促性腺素性闭经。

①卵巢早衰:40岁前,由于卵巢内卵泡耗竭或医源性损伤发生卵巢功能衰竭,以雌激素和高促性腺激素为特征,表现为继发性闭经,常伴围绝经期症状。

②卵巢功能性肿瘤:分泌性激素的卵巢性索间质肿瘤可抑制性腺轴而引起闭经。

③多囊卵巢综合征:以长期无排卵及高雄激素血症为特征。临床表现为闭经、不孕、多毛和肥胖。

(4)子宫性闭经:继发性子宫性闭经的病因包括感染、创伤导致宫腔粘连引起的闭经。月经调节功能和第二性征发育正常。

①Asherman综合征:为子宫性闭经最常见原因。各种宫腔内操作损伤子宫内膜和(或)宫内感染均可造成闭经。宫颈手术后或仅宫颈粘连时,可有月经产生而不能流出。

②手术切除子宫或放疗破坏子宫内膜也可引起闭经。

(5)其他:其他内分泌如甲状腺、肾上腺、胰腺等功能紊乱也可引起闭经。

三、诊断

如上节所述,引起闭经的病因错综复杂,虽按照原发闭经和继发闭经分述病因诊断步骤及鉴别诊断路径,但原发和继发闭经并非由两类截然不同的病因构成,一些常见的原因,如结核对于子宫内膜的破坏、高泌乳素血症、严重的甲状腺功能减退,甚至多囊卵巢综合征,是造成原发还是继发闭经,完全取决于其发生的时间段。如结核造成子宫内膜的破坏,如果发生在月经初潮之前,可造成原发闭经,发生在育龄期,则造成继发性闭经。一般认为,染色体和基因的疾病以原发闭经为主,但有些种类,如 Turner 综合征,当另一条 X 染色体只有部分缺失,或存在嵌合的正常染色体核型时,也可有一段时间的自主月经来潮。

闭经的诊断,要遵循先部位后疾病的原则,即先通过孕激素试验和雌孕激素试验弄清闭经原因所在的层次,然后再在这一层次中通过病史和辅助检查确定具体的疾病。而孕激素试验和雌孕激素试验的另一个作用是明确患者是缺乏孕激素,还是雌孕激素均缺乏,抑或都不缺乏,从而指导在未来的治疗中是只需补充孕激素,还是需要雌孕激素都补充,还是都不需要补充。

(一)原发性闭经

1.第一步

评估临床病史。

(1)青春期征象可包括乳房发育、生长突增,腋毛和阴毛生长、月经初潮等。缺乏青春期发育征象提示卵巢或垂体功能衰竭或某种染色体异常。

(2)青春期延迟或缺乏的家族史提示可能是一种遗传性疾病。

(3)身材矮小提示 Turner 综合征或下丘脑-垂体疾病。

(4)健康状况差可能是下丘脑-垂体疾病的一种表现。下丘脑-垂体疾病的其他症状包括头痛、视野缺损、疲劳、多尿或烦渴。

(5)高雄激素体征提示多囊卵巢综合征、分泌雄激素的卵巢、肾上腺肿瘤或含有 Y 染色体成分。

(6)应激、体重下降、节制饮食、减肥和过度运动或疾病,提示可能是下丘脑性闭经。

(7)海洛因和美沙酮可以改变下丘脑促性腺激素释放。

(8)泌乳提示催乳素分泌过多;一些药物,包括甲氧氯普胺和地西泮,可使血清中催乳素浓度升高导致泌乳。

2.第二步

体格检查。

(1)青春期发育和生长曲线图的评估:前者包括目前的身高、体重和臂长(正常成人的臂长与身高相差小于 5cm)。

(2)乳房发育参照 Tanner 分期法。

(3)生殖道检查:包括阴蒂大小、阴毛发育、处女膜的完整性、阴道的长度(探针探入)以及是否存在宫颈和子宫(肛诊)。可借助盆腔超声检查了解子宫和卵巢发育情况。

(4)检查皮肤有无多毛、痤疮及皮纹、色素沉着和白癜风。

(5)Turner 综合征的典型表现是肘外翻、发际偏低、璞颈、盾状胸和乳头间距偏宽。

3.第三步

辅助检查。

如果体格检查时不能明确有明显的阴道或子宫,则需行盆腔超声检查证实有无卵巢、子宫和阴道。在有周期性腹痛的患者中，超声能有效地检出宫颈和阴道通路梗阻的部位。

(1)子宫缺如：

①如果子宫缺如，检查应包括核型和血清睾酮。这些检查能区分苗勒管发育异常(核型46,XX,正常血清睾酮浓度)和雄激素不敏感综合征(核型46,XY,正常男性血清睾酮水平)。

②5α-还原酶缺乏症也有46,XY核型和正常男性血清睾酮水平，但与雄激素不敏感综合征有女性表型相反，5α-还原酶缺乏症患者在青春期一开始就表现为明显的男性化征象：性毛男性分布、肌肉增粗和声音低沉。

③需要注意的是，如果一直没有雌激素的作用，子宫从未开始发育，可能表现为非常小的始基子宫状态，甚至在超声下不能辨别。而实际上，这只是子宫未发育的状态，一旦有了雌激素，将可以正常发育，也可以有内膜剥脱出血。

(2)有子宫：有正常的阴道和子宫者，应测定血激素测定FSH、PRL和TSH。

①血清FSH浓度升高提示卵巢功能衰竭。需行染色体核型检查明确有无X染色体的完全或部分缺失(Turner综合征)或Y染色质存在。含Y染色质是性腺肿瘤的高危因素，必须切除性腺。

②血清LH浓度低下或正常者提示功能性下丘脑性闭经、先天性GnRH缺乏，或其他下丘脑-垂体病变。低促性腺激素性性腺功能低下，需行头颅磁共振成像检查(MRI)来明确有无下丘脑或垂体疾病。

③测定血清PRL和TSH，特别是有泌乳症状时。

④如果有多毛征象，应测定血清睾酮水平和硫酸脱氢表雄酮(DHEA-S)来评估有无分泌雄激素的肿瘤。

⑤如合并高血压，应查血明确17α-羟化酶(CYP17)缺乏症。该病特点是血清孕酮升高(＞3ng/mL)和去氧皮质酮升高，而血清17α-羟孕酮降低(＜0.2ng/mL)。

(二)继发性闭经

1.第一步

排除妊娠首先应行妊娠试验，测定血清β-hCG是最敏感的试验。

2.第二步

评估病史。

(1)应询问有无新近的应激、体重、饮食或运动习惯的改变或疾病，这些原因可导致下丘脑性闭经。

(2)应询问有无使用某些引起闭经的药物、有无导致下丘脑闭经的全身性疾病、开始使用或停用口服避孕药、有无服用雄激素样作用的制剂(丹那唑)或大剂量的孕激素制剂和抗精神病药物。

(3)头痛、视野缺损、疲劳、多尿及烦渴均提示下丘脑-垂体病变。

(4)雌激素缺乏的症状包括潮热、阴道干燥、睡眠差和性欲减退。

(5)泌乳提示高催乳血症。多毛、痤疮和不规则的月经史提示高雄素血症。

(6)有导致子宫内膜层损伤的病史，如产科出血宫腔操作史、刮宫术、子宫内膜炎及其特殊性炎症(子宫内膜结核)，均可引起子宫内膜、损伤瘢痕形成称Asherman综合征。

3.第三步

体格检查。

测量身高、体重,注意有无其他疾病的症状和恶液质的临床依据。检查皮肤、乳房和生殖器评估雌激素水平及有无溢乳。检查皮肤了解多毛、痤疮、皮纹、黑棘皮症、白癜风、增厚或菲薄以及是否有瘀斑。

4.第四步

辅助检查。

测定血清β-hCG排除妊娠,实验室检查还包括测定血清PRL、促甲状腺激素和FSH以排除高泌乳素血症、甲状腺疾病和卵巢功能衰竭(血清FSH升高)。如患者有多毛、痤疮或月经不规则,应测定血清硫酸脱氢表雄酮(DHEA-S)和睾酮。

(1)高催乳素血症:催乳素的分泌可因紧张或进食暂时性升高,因此,在行头颅影像学检查以前,血清的PRL至少测定两次,尤其对于PRL轻度升高患者(<50ng/mL)。由于甲状腺功能减退可引起高泌乳素血症,因此,应测定TSH、FT_4筛查甲状腺疾病。

(2)血清PRL升高:证实有血清PRL明显升高的妇女,应行头颅MRI检查,除非确实已找到能明确解释的原因(如抗精神病药物的应用)。影像学检查应排除下丘脑或垂体肿瘤。

(3)血清FSH升高:血清FSH明显升高提示卵巢功能衰竭。应每月随机测定一次,共三次以确诊。25岁以下的高促性腺激素闭经应行染色体核型检查。

(4)血清雄激素升高:血清雄激素升高提示多囊卵巢综合征或分泌雄激素的卵巢或肾上腺肿瘤。明确有无肿瘤的进一步检查包括测定24小时尿皮质醇、17-酮类固醇及静脉注射促肾上腺皮质激素后测17-羟孕酮,或地塞米松抑制实验。17-酮类固醇、DHEA-S或17-羟孕酮升高提示过多雄激素属肾上腺来源。

(5)促性腺激素正常或低落而其他所有试验正常:

①在闭经妇女中,这是最常见的实验室结果中的一种。过度运动或减肥使体重下降大于10%以上可引起下丘脑性闭经,患者血清FSH正常或低落。低促性腺激素性性腺功能低落中,有视野缺损或头痛症状者,有指征行头颅MRI检查。如果闭经刚发病者有能容易被解释的原因(如体重减轻、过度运动),而且没有其他疾病的症状,则没有必要行进一步检查。

②血清转铁蛋白饱和度升高提示血色素沉着病,血清血管紧张素转换酶活性增高提示肉样瘤病,空腹血糖升高或血红蛋白A1c升高提示糖尿病。

(6)血清PRL、FSH正常,闭经前有子宫器械操作史。

①诊断Asherman综合征:测BBT双相,而无周期性月经者,可诊断为该综合征。或行孕激素撤退试验:安宫黄体酮10mg/d×10天,若有撤药流血,可排除经血流出通道的疾病。若无撤药流血,应给予雌孕激素制剂。

②雌孕激素联合口服:戊酸雌二醇或17β-雌二醇激素2mg/d×35天,安宫黄体酮10mg/d×10天(第26~35天),若没有撤药流血强烈提示有子宫内膜瘢痕存在,应行子宫输卵管造影检查或行宫腔镜检查来证实Asherman综合征。

四、治疗

(一)病因治疗

部分患者去除病因后可恢复月经,如神经精神应激起因的患者应进行精神心理疏导;低体重或因节制饮食消瘦致闭经者应调整饮食、加强营养;运动性闭经者应适当减少运动量及训练强度。对于下丘脑(颅咽管肿瘤)、垂体肿瘤(不包括分泌泌乳素的肿瘤)及卵巢肿瘤应手术去除肿瘤;含Y染色体的高促性腺性闭经,其性腺具有恶性潜能,应尽快行性腺切除术;因生殖道畸形经血引流障碍而引起的闭经,应手术矫正使经血流出畅通。

(二)雌激素替代或(及)孕激素治疗

对青春期性幼稚及成人低雌激素血症应采用雌激素治疗,用药原则:对青春期性幼稚闭经患者,在身高尚未达到预期身高时,起始剂量应从小剂量开始,如17β-雌二醇或戊酸雌二醇0.5mg/d;在身高达到预期身高后,应增加剂量,如17β-雌二醇或戊酸雌二醇1～2mg/d促进性征进一步发育;待子宫发育后,根据子宫内膜增殖程度可定期加用孕激素。成人低雌激素血症:17β-雌二醇或戊酸雌二醇1～2mg/d以促进和维持全身健康和性征发育,同样根据子宫内膜增殖的程度可定期加用孕激素。

青春期女孩孕激素的周期疗法建议用天然或接近天然孕激素,如地屈孕酮和微粒化孕激素,有利于生殖轴功能的恢复。对有内源性雌激素水平的闭经患者,应定期采用孕激素,使子宫内膜定期撤退。

(三)针对疾病病理生理紊乱的内分泌治疗

根据闭经的病因及其病理生理机制,采用针对性内分泌药物治疗以纠正体内紊乱的激素水平,而达到治疗目的。如CAH患者应采用糖皮质激素长期治疗;高泌乳素血症引起的不育患者,可首选多巴胺受体激动剂——溴隐亭治疗;对于PCOS合并胰岛素抵抗的患者可选用胰岛素增敏剂——二甲双胍;甲状腺功能亢进或低下的患者需在内分泌医师指导下采用药物纠正甲状腺功能异常。

(四)诱发排卵

对于有生育要求的闭经患者促孕治疗之前应先对男女双方进行检查,确认和尽量纠正可能引起生殖失败的危险因素,如肥胖、高泌乳素血症、甲状腺功能异常、胰岛素抵抗等。很多闭经患者在采用针对疾病病理生理紊乱的药物治疗后可恢复自发排卵。若在体内紊乱的激素水平改善后仍未排卵者,可用药物诱发排卵,如氯米芬、来曲唑及促性腺激素。

对于低Gn闭经患者,在采用雌激素治疗促进生殖器发育,子宫内膜已获得对雌孕激素的反应后,可采用人绝经后尿促性腺激素(hMG)联合人绒毛膜促性腺激素(hCG)促进卵泡发育及诱发排卵,由于可能导致卵巢过度刺激综合征(OHSS),严重者可危及生命,故使用促性腺素诱发排卵必须由有经验的医师在有B超和激素水平监测的条件下用药;对于FSH和PRL正常的闭经患者,由于患者体内有一定内源性雌激素,可首选氯米芬作为促排卵药物;对于FSH升高的闭经患者,由于其卵巢功能衰竭,不建议采用促排卵药物治疗。

（五）辅助生育的治疗

对于有生育要求，诱发排卵后未成功妊娠，或合并输卵管问题的闭经患者或男方因素不育者可采用辅助生殖技术治疗。

第三节　痛经

痛经是指与月经相关的，出现于行经前后或月经期的下腹部疼痛、坠胀，伴有腰酸或其他不适，严重影响生活和工作的症状。痛经分为原发性痛经和继发性痛经两类。原发性痛经是盆腔无器质性病变的痛经，占痛经90%以上，仅存在于有排卵周期，通常在月经初潮后6～12个月，绝大多数在初潮后2年内，排卵周期建立后发病。继发性痛经是盆腔器质性疾病引起的痛经，常见病因有：子宫内膜异位症、子宫腺肌病、子宫肌瘤、子宫内膜息肉、宫腔粘连、宫内节育器放置后、宫颈狭窄、卵巢囊肿、副中肾管先天发育异常以及盆腔炎性疾病。其中以子宫内膜异位症所致痛经最为常见。疼痛常表现为“充血性疼痛”，可伴盆腔沉重感、背痛，常于晚黄体期逐渐加重，月经来潮达高峰。并伴有其他妇科症状，如：性交疼痛、接触性出血、不规则阴道出血以及异常白带等。疼痛出现于初潮后数年（副中肾管先天发育异常所致者，疼痛出现较早）可能是继发性痛经的重要特征，在无排卵周期发生的痛经也应考虑继发性痛经。妇科检查有异常发现，必要时可借助于宫腔镜、腹腔镜以及影像学检查辅助诊断并对因治疗。

一、病因和发病机制

原发性痛经的病因尚未完全明确，其发生可能与子宫收缩异常有关。在通常情况下，整个月经周期中，受性激素、前列腺素和其他子宫收缩物质的调控，子宫存在良好的收缩模式，这种子宫收缩不影响子宫血流。原发性痛经女性存在四种形式的收缩异常，包括：最常见的是子宫基础紧张度升高（超过10mmHg）；子宫收缩高峰时压力升高（超过120mmHg，常超过150～180mmHg）；子宫收缩次数增加（每10分钟超过4或5次）以及不同步、不协调的子宫收缩。这四种收缩异常可单独或同时存在，当一种以上的收缩异常同时存在时，其作用倾向于彼此加强。子宫收缩异常，导致子宫血流量减少，影响子宫再灌注和氧合，子宫缺血、组织缺氧导致疼痛。

前列腺素（PG）$F_{2\alpha}$是一种强的子宫平滑肌兴奋剂和血管收缩剂。先前的研究显示，绝大多数原发性痛经女性，子宫前列腺素的产生和释放增加或存在异常，引起异常的子宫活动和缺血、缺氧，进而引发痛经。Pickles和他的同事首次在经血中测定了前列腺素的含量，证实原发性痛经女性的前列腺素F较非痛经女性多8～13倍，大多数前列腺素的产生和释放发生于行经的最初48小时，所以剧痛常发生于月经第1～2天。前列腺素合成酶抑制剂，非甾体类抗炎药如布洛芬、萘普生等的应用可抑制经血中前列腺素含量、缓解痛经症状，也支持前列腺素在原发性痛经发生中的作用。

孕激素对溶酶体的稳定性发挥重要作用，高水平的孕激素可稳定溶酶体。若卵母细胞未受精，黄体在排卵后9～10天开始退化，孕激素水平在晚黄体期下降，溶酶体不稳定，磷脂酶释放，溶解细胞膜磷脂生成花生四烯酸，成为环氧合酶和脂氧合酶途径的前体物质。可通过环氧合酶途径生成前列腺素，还可通过脂氧合酶途径生成白三烯。白三烯也可刺激子宫收缩，子宫内白三烯的增加可能与原发性痛经的某些形式有关。这也可以解释某些原发性痛经女性使用前列腺素合成酶抑制剂无效。

此外，垂体后叶加压素、缩宫素可能也参与了原发性痛经的发生。原发性痛经可能还受到遗传、精神、心理因素以及运动的影响。

二、临床表现

原发性痛经多于月经来潮后开始出现疼痛，最早出现在经前12小时。通常仅持续24小时或更短时间，很少持续超过48～72小时。若疼痛开始于经前，并持续贯穿于月经始终，则非原发性痛经特点。疼痛常呈痉挛性，位于下腹部耻骨联合处，并向大腿内侧放射，经血量最大时疼痛达峰值。可伴腰痛、恶心、呕吐、腹泻以及头晕、乏力等症状，严重者可出现面色苍白、出冷汗甚至晕厥。经阴道和直肠行盆腔检查均无异常发现。

三、诊断与鉴别诊断

根据临床表现，必要时测基础体温证实疼痛发生在有排卵周期，临床即可诊断。须与子宫内膜异位症、子宫腺肌病、子宫肌瘤、子宫内膜息肉、宫颈狭窄以及阻塞性生殖道畸形所致的继发性痛经相鉴别，见表1-3-1。需要注意的是，在有排卵周期建立前即发生痛经者，应考虑副中肾管先天发育异常。如：先天性宫颈管狭窄、残角子宫、阴道斜隔综合征等可因经血引流不畅等原因导致痛经；还应与慢性盆腔炎、盆腔粘连、肠易激综合征、炎性肠病和间质性膀胱炎等所致的疼痛相鉴别；突然发生的痛经还要与急性盆腔炎、异位妊娠和流产相鉴别。

表1-3-1 原发性痛经与继发性痛经鉴别

	原发性痛经	继发性痛经
年龄（岁）	16～25	30～45
疼痛	痉挛性，始于经前	充血性，常贯穿整个晚黄体期
病理生理	与过多的前列腺素、抗利尿激素和白三烯有关	与潜在疾病相关
症状	常为自限性，持续1～3天，复方口服避孕药和非甾体类抗炎药有效，间歇期正常	与潜在疾病的其他症状并存，复方口服避孕药和非甾体类抗炎药效果不明显，间歇期常较重
体征	无明显体征	病因不同可有不同体征

四、治疗

1.心理指导

对原发性痛经者，尤其是青春期少女应解说月经的生理变化、痛经的发病机制，解除紧张心理。针对患者的心理状况给予适当的安慰，并指导一般性的处理方法，如休息、热敷下腹部等。对继发性痛经者应告知先查明疾病再对症处理。

2.前列腺素合成酶抑制药

因原发性痛经的发病机制中前列腺素起着重要的作用，因此抑制前列腺素的合成有明显的镇痛作用，故前列腺素合成酶抑制药常为原发性痛经的首选药物。应予强调的是若在月经前 1 天应用，更能充分发挥药物的作用一且应持续应用 48～72 小时，亦可按以往痛经的规律决定用药时间。

本药仅需在月经期应用，用药期短，方便且不良反应小。常见的不良反应有消化不良、胃灼热感、恶心、呕吐、腹泻、头痛、头晕等。偶有视力障碍及其他少见的不良反应。

3.口服避孕片

雌、孕激素组合成的短效口服避孕片抑制排卵后，子宫内膜薄，降低前列腺素、血管加压素及缩宫素水平，抑制子宫活动，效果显著。适用于需要采取避孕措施的痛经患者。

4.β-肾上腺素受体激动药

β-肾上腺素受体激动剂使平滑肌收缩的频率和幅度下降，缓解疼痛。但有心动过速、血压降低等不良反应。常用药物：特布他林 2.5mg，每天 3 次；苯丙酚胺 10mg，每天 3 次。

5.经皮电刺激神经

对药物无效时，近年国外应用高频率电刺激神经以解痛。经皮电刺激神经可改善缺血，参与神经细胞释放内腓肽。经下肢、髂、骶等处皮下做电刺激，发现虽疼痛缓解，但宫腔压力未变。

6.腹腔镜下子宫神经部分切除术

以往骶前神经节切除术用于治疗对药物等方法治疗无效的难治性痛经。近年来对上述患者采用腹腔镜检查排除器质性疾病的同时行子宫神经部分切除术。

7.扩张宫颈管

对已婚妇女行宫颈管扩张，可扩至 6～8 号扩张器，使经血畅游。

第二章 女性生殖系统炎症

第一节 外阴炎

外阴部的皮肤或黏膜发炎称为外阴炎，分急性、慢性两种。由于解剖的特点，外阴部与尿道、阴道、肛门邻近，行动时受大腿摩擦，故外阴部是皮肤各种炎症的好发部位。

一、病因

1.阴道分泌物刺激

由于种种原因阴道分泌物增多及月经垫刺激。

2.其他刺激因素

糖尿病患者尿液直接刺激：尿瘘患者长期受尿液浸渍；粪瘘患者受粪便刺激。

3.混合性感染

由于外阴皮肤不洁或其他原因刺激，常引起混合性感染，致病菌为葡萄球菌、链球菌、大肠杆菌等。

二、诊断

（一）临床表现

1.症状

外阴皮肤瘙痒、疼痛和烧灼感，于活动、性交、排尿时加重。

2.体征

炎症多发生于小阴唇内侧、外侧，急性期外阴肿胀、充血、糜烂，有时形成溃疡或湿疹。严重者腹股沟淋巴结肿大、压痛，体温可升高。糖尿病性外阴炎患者外阴皮肤发红、变厚，呈棕色，有抓痕，常并发白假丝酵母菌感染。慢性炎症时皮肤增厚，甚至破裂。

（二）实验室检查

检查分泌物有无特殊感染，如假丝酵母菌、滴虫、阿米巴等。必要时检查尿糖及分泌物细菌培养。

（三）鉴别诊断

（1）假丝酵母菌性外阴炎：外阴奇痒，灼热感，严重时患者坐卧不安，伴有尿频、尿痛及性交痛等；伴发假丝酵母菌性外阴炎时，阴道分泌物增多，呈白色凝乳状或豆渣样，外阴皮肤红肿，严重时发生溃疡。阴道分泌物涂片检查到假丝酵母珠菌，可明确诊断。

(2)滴虫性外阴炎：症状与假丝酵母菌性外阴炎相似，滴虫性外阴炎皮肤改变不明显，阴道分泌物为黄色或稀薄泡沫状，阴道分泌物涂片检查找到阴道毛滴虫可明确诊断。

(3)急性炎症的湿疹样改变应与外阴的佩吉特(Paget)病鉴别，慢性炎症应与慢性外阴营养不良鉴别。

三、治疗

(一)一般治疗

1.病因治疗

积极寻找病因，若发现糖尿病应治疗糖尿病，若有尿瘘、粪瘘应及时行修补术。

2.局部治疗

可用1∶5000高锰酸钾液坐浴，每天2次，每次15～30分钟。若有破溃应涂抗生素软膏或紫草油。此外可选用中药苦参、蛇床子、白鲜皮、土茯苓、黄柏各15g，川椒6g，水煎熏洗外阴部，每天1～2次。

(二)药物治疗

1.细菌性外阴炎

一般情况下，对细菌感染引起的非特异性外阴炎可用抗生素软膏涂擦，如复方新霉素软膏、红霉素软膏等。如果感染严重，出现全身发热，可选择培养敏感的药物口服或肌内注射3～5天。

2.念珠菌性外阴炎

用2%～4%碳酸氢钠溶液冲洗外阴，局部用3%克霉唑软膏或达克宁霜涂擦，口服伊曲康唑每次200mg，每天1次，共3～5天，夫妇须同时治疗。

3.淋球菌或衣原体性外阴炎

一般是淋球菌或衣原体感染在外阴的表现，治疗以全身治疗为主，青霉素为首选：青霉素480万U，分两侧臀部1次肌内注射(皮试阴性后用)，注射前1小时口服丙磺舒1g，以延长青霉素作用并增强疗效。

第二节　前庭大腺炎

前庭大腺位于两侧大阴唇的后1/3处深部，腺管开口于小阴唇内侧，邻近处女膜处。育龄妇女多见，幼女及绝经后妇女少见。主要病原体为内源性病原体，如葡萄球菌、大肠埃希菌、链球菌、肠球菌；性传播疾病的病原体主要为淋病奈瑟菌及沙眼衣原体等。前庭大腺可分泌黏液，滑润生殖器。在外阴受污染时易被细菌感染而发炎，称为前庭大腺炎。如腺管肿胀或渗出物凝聚而阻塞，脓液不能外流而形成脓肿，称为前庭大腺脓肿。

一、病因

(1)前庭大腺因解剖部位的特点,在性交、分娩或其他情况污染外阴部时,病原体易侵入而引起感染。其病原体多为葡萄球菌、链球菌、大肠埃希菌或淋球菌等混合感染。

(2)前庭大腺导管因炎症堵塞,引起腺体扩张而形成前庭大腺囊肿。前庭大腺脓肿未经治疗,急性炎症消退后,脓液吸收也可形成前庭大腺囊肿,可反复急性发作或破溃排脓。

二、诊断

(一)临床表现

1.症状

感染多为单侧,急性期局部疼痛、肿胀,甚至不能走路,形成脓肿时疼痛剧烈,常有发热,有时大小便困难。

2.体征

(1)检查发现大阴唇后 1/3 处有红肿硬块,触痛明显。若形成脓肿,肿块可增至鸡蛋大小,皮肤发红、变薄,可触及波动感,周围组织水肿,相应区域的淋巴结增大。

(2)如囊肿未合并感染,则在前庭大腺部位有向外突出的无痛性肿物,多为单侧发生。肿物外形呈椭圆形或圆形,大小不定,有囊性感,无压痛,其内容物为清亮透明的黏液。

(二)实验室检查

外周血中白细胞计数增高,尤其是中性粒细胞增高。取前庭大腺开口处或尿道口、尿道旁腺处的分泌物,做刮片染色或细菌培养,可获得致病菌。

(三)鉴别诊断

1.与大阴唇腹股沟斜疝相鉴别

斜疝与腹股沟相连,挤压后可复位,包块消失。用力屏气肿块胀大,质地较软,界限也不十分清楚。

2.与中肾管囊肿相鉴别

中肾管囊肿一般体积较小,表浅,不易发生感染,切除后经病理学检查可确诊。

三、治疗

(一)一般治疗

急性炎症发作时需卧床休息。注意外阴部清洁,可用 1∶5000 高锰酸钾坐浴,其他溶液如复方黄松洗液(肤阴洁)、聚维酮碘(肤阴泰)、皮肤康洗剂等也可选用。

(二)药物治疗

对前庭大腺炎可以使用全身性抗生素,治疗时应根据病原体选用抗生素。常用青霉素每次 80 万 U 肌内注射(皮试阴性后用),每天 2 次,连用 3～5 天。或青霉素 800 万 U、甲硝唑 1g 静脉滴注,每天 1 次,连用 3～5 天。对青霉素过敏者,可选用林可霉素、克林霉素等其他抗生素。

（三）手术治疗

脓肿形成后，在应用抗生素的同时，进行外科手术治疗。

1.脓肿切开引流术

选择大阴唇内侧波动感明显部位，切口要够大，使脓液能全部彻底排出。为防止粘连，局部填塞碘伏纱条。3天后高锰酸钾液坐浴。

2.囊肿剥除术

此法适用于炎症反复发作，治疗效果不好及较大年龄患者。单纯使用抗生素是无效的，此类患者需切开引流并做造瘘术。

第三节　滴虫性阴道炎

滴虫性阴道炎是由阴道毛滴虫感染引起的生殖道炎症。主要经性接触直接传播、可间接传播。

一、诊断标准

（一）临床表现

（1）阴道分泌物增多，多呈泡沫状、黄绿色。

（2）外阴瘙痒、灼热感。

（3）部分患者有尿频等症状。

（4）少数女性表现轻微，甚至没有症状。

（5）妇科检查体检可见外阴阴道黏膜充血，阴道分泌物多呈泡沫状、黄绿色。

（二）辅助检查

下列方法任何一项阳性即可确诊：

1.悬滴法

在阴道分泌物中找到阴道毛滴虫，但其敏感性仅为60%～70%，且需要立即湿片检查以获得最佳效果。

2.培养法

最为敏感及特异的诊断方法，准确率达98%。对于临床可疑而悬滴送结果阴性的女性，可做滴虫培养。

二、治疗

1.全身用药

甲硝唑200～400mg口服，每天3次，7～10天为一疗程；或一次大剂量口服2g，夫妻双方同时用药。服药后偶见不良反应，如恶心、呕吐、头痛、皮疹、白细胞减少等，一旦发现应立即停药。妊娠早期及哺乳期以不服为妥。

2.局部用药

甲硝唑或潇然栓(奥硝唑阴道栓),每晚塞入阴道一次,7～10 天为一疗程。用前先用 0.5%醋酸或 1%乳酸冲洗或中药熏洗,改善阴道内环境,将提高疗效。也可用(复方甲硝唑栓)孚舒达等栓剂阴道用药。

3.治愈标准

滴虫性阴道炎常于月经后复发,故治疗后检查滴虫阴性时,仍应每次月经后复查白带,若经 3 次检查均阴性,方可称为治愈。

4.治疗中注意事项

治疗后检查滴虫阴性时,仍应于下次月经后继续治疗一疗程,以巩固疗效。此外,患者内裤及洗涤用的毛巾应煮沸 5～10 分钟以消灭病原体;已婚者还应检查男方是否有生殖器滴虫病,若为阳性,需同时治疗。

第三章　女性性传播疾病

第一节　淋病

淋病为性病中最常见的一种，是由革兰阴性双球菌引起的急性或慢性感染。其传播方式主要通过性交直接传染或被淋球菌污染的衣物、便盆、浴巾等间接传染，此外患淋病的母亲可通过产道分娩传染给新生儿。淋菌主要侵犯女性的尿道、尿道旁腺、前庭大腺、宫颈管腺体、输卵管、会阴等部位，导致相应部位的特殊炎症，临床有急性及慢性之分。其反复发作，局部结缔组织增生、纤维化，形成瘢痕，可引起尿道狭窄、输卵管阻塞，造成不孕。

淋菌感染的特点是侵犯泌尿生殖道黏膜的柱状上皮，并可沿黏膜上皮上行感染。常见感染部位是子宫颈、尿道旁腺、前庭大腺。如局部感染未得到控制，感染可向上蔓延引起子宫内膜炎、输卵管炎、盆腔炎和腹膜炎。严重者经血行播散全身，引起播散性淋菌感染。

一、诊断

（一）临床表现

女性淋菌感染急性症状常不明显，潜伏期 10 天之内。主要表现为多量阴道脓性分泌物，少数患者有泌尿道症状。其临床症状取决于感染部位、感染时间长短及感染程度。

1.淋菌性宫颈炎

最常见。主要表现为宫颈分泌物增多呈脓性，少数患者有外阴刺痒感及盆腔不适。检查时见宫颈红肿、糜烂、黄绿色脓性分泌物自宫颈管流出。

2.淋菌性尿道炎

常于性交后 2～3 天发生尿频、尿急尿痛，检查时见尿道口红肿、溢液，挤压尿道可见脓性分泌物流出。

3.淋菌性盆腔炎

60％～70％在月经期或经净 1 周内发病。包括子宫内膜炎、输卵管卵巢脓肿、盆腔脓肿及腹膜炎等。患者可有异常阴道出血、腹痛，急性发作者表现为急性下腹痛伴全身中毒症状，如发热、寒战、恶心、白细胞升高。检查时宫颈有举痛、附件部位压痛，脓肿形成者可扪及盆腔肿块。与非淋菌感染引起的急性盆腔炎临床表现相似。

4.播散性淋菌感染

最初为淋菌性败血症，患者高热、白细胞增高，出现皮疹。继之，可发生淋菌性关节炎或腱鞘炎、淋菌性心内膜炎等。

（二）辅助检查

1.血象

急性感染时，白细胞及中性粒白细胞增多。

2.分泌物涂片找淋球菌

涂片法敏感性和特异性都在90%以上。检测快速、简便，临床上比较常用。革兰染色时淋球菌为阴性，呈卵圆形或圆形，成对排列，常位于中性粒细胞胞质内。

3.分泌物培养

培养法是诊断淋病的标准方法，也是诊断淋病的“金标准”。

（三）诊断要点

(1)有不正常性生活史：潜伏期男性2～5天，女性10天以内。后出现尿频、尿急、尿痛，外阴红肿热痛。脓性白带，有时有阴道出血。盆腔炎可有时发热及下腹痛。

(2)尿道旁腺或前庭大腺红肿，流出脓液，可有发热及下腹痛。宫颈脓性分泌物、充血、糜烂、触痛。上行感染时子宫或下腹触痛，附件区肿胀或有包块。

(3)宫颈棉拭子涂片检查可见革兰阴性双球菌。取宫颈管或尿道口脓性分泌物淋病奈瑟菌培养阳性。

（四）鉴别诊断

1.非特异性阴道炎

常有明显诱因，如机械性刺激、创伤、泌尿生殖道邻近器官的炎症。分泌物涂片或培养可找到一般病原菌，但无淋球菌及滴虫、念珠菌。

2.念珠菌阴道炎

白带呈豆渣样或凝乳状，分泌物检查可找到真菌的微菌丝或芽孢。

3.滴虫阴道炎

白带呈黄色、稀薄、有泡沫臭味，分泌物涂片悬滴检查可见滴虫。

4.非淋菌性尿道炎

有可疑接触史，潜伏期1～3周，症状轻微，可有浆液或黏液分泌物，由沙眼衣原体和分解尿素支原体引起，分泌物涂片或培养检查有多核白细胞，无革兰阴性双球菌。

二、治疗

1.下生殖道淋病（包括宫颈内膜或直肠淋病奈瑟菌感染）的治疗

(1)首选治疗（选择以下方案之一）：鉴于耐青霉素淋病奈瑟菌日益增多，现青霉素已不作首选。

①头孢曲松250mg，肌内注射，共1次。

②环丙沙星500mg，口服，共1次。

③氧氟沙星400mg，口服，共1次。

④头孢克肟400mg，口服，共1次。

(2)备选治疗：用于不能应用头孢曲松的患者，选择以下方案之一。

①大观霉素 2g，肌内注射，共 1 次。

②诺氟沙星 800mg，口服，共 1 次。鉴于亚洲地区淋球菌对喹诺酮类药物多耐药，故尽量不选用。

以上几种方案治疗同时均应用抗沙眼衣原体治疗，如：

①强力霉素 100mg，口服，每日 2 次，连用 7 日。

②阿奇霉素 1g，顿服。

(3)注意事项：

①治疗淋病，多考虑有效的单次剂量治疗。

②对所有淋病患者，均应做有关梅毒及 HIV 血清学试验。

③对所有淋病患者的性伴均应进行检查，并选用针对淋病奈瑟菌和沙眼衣原体两种病原体的药物进行治疗。

④如有 IUD 影响疗效时可取出。

2.成人播散性淋病奈瑟菌感染

(1)首选治疗(选择以下方案之一)：

①头孢曲松 1g，肌内注射或静脉注射，每 24 小时 1 次。

②头孢唑肟 1g，静脉注射，每 8 小时 1 次。

③头孢噻肟 1g，静脉注射，每 8 小时 1 次。

以上三种方案治疗同时均需抗沙眼衣原体治疗，同上。

(2)注意事项：

①对 β-内酰胺类抗生素过敏的患者，改用大观霉素 2g，肌内注射，每 12 小时一次。

②建议住院治疗，特别是对服从治疗不可靠、诊断未肯定、有化脓性关节积液或其他并发症的患者。同时检查是否合并有心内膜炎或脑膜炎。

③鉴于 40%以上患者合并沙眼衣原体感染，故应同时抗沙眼衣原体治疗。

④确实无并发症患者，在所有症状消退 24～48 小时后，可以出院，并继以口服疗法，以完成疗程(抗菌治疗总时间为 1 周)，可采用：头孢呋肟酯 500mg，口服，每日 2 次。或阿莫西林(羟氨苄青霉素)500mg，口服，每日 3 次。加棒酸 250mg，口服，每日 3 次。或环丙沙星 500mg，口服，每日 2 次。

⑤淋病奈瑟菌所致脑膜炎和心内膜炎，需应用对致病菌株敏感的有效药物，大剂量静脉给药进行治疗。如头孢曲松 1～2g，静脉滴注，每 12 小时 1 次。治疗必须在专家指导下进行。大多数学者认为淋病奈瑟菌性脑膜炎的疗程为 10～14 日，而治疗淋病奈瑟菌性心内膜炎，则疗程至少 4 周。

3.妊娠合并单纯泌尿系、宫颈内膜或直肠淋病奈瑟菌感染

(1)对 STI 高危孕妇首次围产期检查时，均应做宫颈淋病奈瑟菌涂片及培养；并同时做沙眼衣原体、梅毒与 HIV 检测。即便治疗后应在妊娠末期再做淋病奈瑟菌、沙眼衣原体、梅毒检测试验。

(2)首选头孢曲松治疗，对 β-内酰胺类药物过敏者，用大观霉素。

(3)孕妇禁用四环素族(如强力霉素等)和喹诺酮类(如氧氟沙星等)。

(4)同时治疗沙眼衣原体感染,选择红霉素或阿莫西林进行治疗,如不耐受可选用阿奇霉素 1g,顿服。

(5)治疗结束后 7 日,采集宫颈和直肠标本进行淋病奈瑟菌培养。

(6)未治疗淋病非剖宫产指征。可在产时、产后立即治疗。

4.新生儿淋病奈瑟菌感染

患淋病经或未经治疗母亲的婴儿,为高危感染对象,需要常规进行检查和治疗。局部 1% $AgNO_3$ 或 0.5%红霉素眼药膏或 1%四环素眼药膏可预防新生儿眼炎,但不能治疗其他部位感染,故提倡全身用药。

(1)首选治疗:头孢曲松 25~50mg/kg(勿超过 125mg),单次静脉滴注或肌内注射。

(2)注意事项:

①应予使用生理盐水或眼用缓冲溶液冲洗双眼。

②单独局部应用抗生素治疗无效。

③父母双方,均应检查和治疗。

④凡治疗效果不能令人满意的患者,均应考虑本病同时并存沙眼衣原体感染。

5.较大儿童淋病奈瑟菌感染

(1)单纯尿道、外阴阴道或直肠淋病奈瑟菌感染:

①首选治疗:头孢曲松 125mg,单次静脉注射或肌内注射。

②备选治疗(适用于不能应用头孢曲松的患者)大观霉素 40mg/kg(最大量 2g),单次肌内注射。

(2)淋病并发症的处理。

①体重<45kg:

a.菌血症和关节炎:头孢曲松 50mg/kg(最大量 1g),静脉注射,每日 1 次,连用 7 日。

b.脑膜炎:头孢曲松 50mg/kg(最大量 2g),静脉注射,每日 1 次,连用 10~14 日。

②体重≥45kg:

a.应接受成人的治疗剂量。

b.对直肠炎和咽炎,应使用头孢曲松。

c.对 β-内酰胺类药物过敏的儿童,应予使用大观霉素。

d.应检测患儿是否存在梅毒和沙眼衣原体重叠感染。

e.不用喹诺酮类药治疗。

f.对年龄达 8 岁或更大的患童,应给予强力霉素 100mg,口服,每日 2 次,连用 7 日,以增加抗衣原体感染的作用。

第二节　梅毒

梅毒是对人类危害最大的一种性病,占性病发病率第 2 位。它不仅引起生殖器病变,还能侵犯各组织脏器，特别是侵犯心脏及神经系统，是一种慢性全身性传染病。根据感染的途径不同，分为先天梅毒及后天梅毒两类。梅毒螺旋体经皮肤黏膜破损处侵入人体后繁殖，引起局部组织炎性浸润，继而通过淋巴管，进入血循环而传播全身。临床分为三期：一期、二期为早期，有高度传染性；三期为晚期，传染性弱，但组织破坏性强，严重时可危及生命。

一、诊断

（一）诊断

1.后天梅毒

（1）病史：有与梅毒患者性交或类似性行为史。

（2）发生部位：一般为单个硬下疳，不痛不痒，发生在生殖器，少数在肛门、唇及其他部位，伴邻近淋巴结肿大。

（3）渗出物涂片检查：一期、二期梅毒均见螺旋体；三期梅毒为阴性。

（4）梅毒血清反应：一期梅毒阳性率低，硬下疳出现数周后始呈阳性；二期梅毒阳性率达100%；三期梅毒阳性率下降。

（5）梅毒螺旋体制动试验：三期梅毒阳性反应。

（6）赖氏蛋白补体结合试验：三期梅毒阳性反应。

2.先天梅毒

（1）病史：母体有梅毒感染史。

（2）早期：发生在2岁内，主要表现为营养不良，生活力低下，老人颜面，常有低热。出生1周即可出现类似后天期梅毒皮疹，以脓疱疹为常见，多局限于手掌及足跖。黏膜损害以梅毒性鼻炎为常见，表现为鼻黏膜肿胀、鼻腔阻塞、呼吸及吮吸困难，甚至损害至鼻软骨及鼻骨，形成鞍状骨，骨骼损害以骨软骨炎及骨膜炎为常见

（3）晚期：发生在2岁以后，表现为患儿体质虚弱，发育不良，智力较差，皮肤黏膜损害与后天三期梅毒相似，般不出现心血管或神经梅毒，特殊表现为间质性角膜炎、神经性耳聋及牙齿损害。

（4）梅毒螺旋体抗原血清试验：40%可呈阳性反应。

（二）鉴别诊断

早期梅毒病灶须与外阴溃疡、外阴癌、眼-口-生殖器综合征、结核性溃疡、生殖器疱疹、药物疹、牛皮癣等相鉴别。梅毒性宫颈病变应与宫颈癌、宫颈结核相鉴别，鉴别方法主要依据病史、梅毒血清试验及活体组织检查。

二、治疗

（一）治疗原则

（1）梅毒的治疗原则包括及时、及早规范化的足量治疗，并应在治疗后进行足够长时间的追踪观察。

（2）对在前3个月内接触过有传染性梅毒患者的性伴进行检查、确诊及治疗，早期梅毒患

者在治疗期间禁止性生活。

(3)早期梅毒患者在治疗后1年内每3个月复查1次,此后每半年复查1次,共连续随诊2～3年。随诊期间不应妊娠。如发现RPR滴度上升或复发应及时增加剂量治疗。晚期梅毒患者在治疗后应延长随诊时间,神经梅毒患者和心脏梅毒患者常常需要终生随访。

(4)抗梅毒药物治疗:首选青霉素。对无青霉素过敏患者,应用青霉素系各期梅毒的首选疗法。应用的制剂、剂量和疗程随梅毒的病期而有所不同。

(二)药物治疗

1.一期、二期梅毒以及病程不到1年的潜伏梅毒患者

(1)首选治疗:苄星青霉素240万U,单次肌内注射。

(2)青霉素过敏者,可选用:①强力霉素100mg,口服,每日2次,连用14日。②四环素500mg,口服,每日4次,连用14日。③红霉素500mg,口服,每日4次,连用14日。

2.晚期梅毒、病程超过1年或病程不明者

(1)首选治疗:苄星青霉素240万U,肌内注射,每周1次,连用3周(共720万U)。

(2)青霉素过敏者①强力霉素100mg,口服,每日2次,连用14日。②四环素500mg,口服,每日4次,连用28日。③红霉素500mg,口服,每日4次,连用28日。

3.神经梅毒患者

任何病期的梅毒,均可引起中枢神经系统病变。神经系统损害的临床迹象(如视觉、听觉症状及颅神经瘫痪)可通过脑脊液(CSF)检查而确诊。

(1)首选治疗:水剂结晶青霉素总量1800万～2400万U/d,分200万～400万U,静脉注射,每4小时1次,连用10～14日。

(2)替换治疗:水剂普鲁卡因青霉素240万U,肌内注射,每日1次,加丙磺舒500mg,口服,每日4次,两药合用,连用10～14日。

4.妊娠期梅毒

梅毒患者妊娠后可能发生以下情况:

(1)在孕前6～12个月感染而未经治疗的梅毒,常引起晚期流产或死胎。

(2)虽经治疗但不彻底或治疗后血清RPR未转阴性者妊娠后可出现LBW、早产儿及先天梅毒新生儿。

(3)当潜伏晚期患者妊娠时,新生儿可能外表正常,血清学试验阴性,表现为潜伏期先天性梅毒,在儿童后期或成人早期发现临床症状及血清学阳性。

(4)梅毒感染治疗5年后就可能生出健康新生儿,治疗年数愈长,生出健康新生儿机会愈多。所有孕妇,均应做梅毒血清学筛选,最好于早孕期首次产前检查时进行。对梅毒高危孕妇,在妊娠末3个月时应再次筛查,并于临产时重复1次。

(5)妊娠任何阶段,凡青霉素不过敏的孕妇,均应首选青霉素治疗,对不同梅毒期的剂量与疗程,与非妊娠患者相同。

(6)青霉素过敏孕妇应采取脱敏后青霉素治疗。孕妇忌用红霉素、四环素和强力霉素,因其不能防治胎儿先天梅毒,故不用做妊娠期梅毒的治疗。头孢类药物对先天梅毒的防治效果尚不确切,故亦不用于妊娠期梅毒的治疗。

(7)妊娠期接受治疗的梅毒患者因 J-H 反应及(或)早产、胎儿窘迫危险增加,故需住院。治疗前给予地塞米松,治疗过程如果发现有任何胎动异常或宫缩现象,应及时处理。

(8)已接受梅毒治疗的孕妇:每个月应做一次定量非梅毒螺旋体性血清学试验,如持续升高 3 个月,或滴度增加 4 倍,或再现一期、二期病灶,应给予复治。产后随诊复查同非妊娠患者。

5.先天性梅毒

先天性梅毒(胎传梅毒)主要是母亲早期梅毒,通过胎盘传染胎儿。

(1)非梅毒螺旋体性血清学阳性母亲(经血清螺旋体抗原试验证实)所生的婴儿,若母亲符合下列情况,则其婴儿应进行有关梅毒的检测估价。

①患梅毒而未经治疗者。

②产前开始进行梅毒治疗不到 1 个月者。

③妊娠期曾应用红霉素、青霉素或其他抗生素进行梅毒治疗者。

④经抗梅毒治疗后,非梅毒螺旋体性抗体滴度未获预期降低者。

⑤缺乏充分抗梅毒治疗证据者。

⑥已进行治疗,但在妊娠期疗程与剂量不足或不明,随诊复查的血清学检测不清者。在母亲的血清学情况未查清以前,婴儿不应让其出院。

(2)符合上述条件婴儿,有关临床和实验室的检测评估应包括:

①全面体检,脐血(必要时取婴儿静脉血检查)血清学检查将抗体滴度与母血比较,血常规、血小板、肝功能等,查找先天性梅毒的迹象。

②非梅毒螺旋体性抗体滴度检测。

③脑脊液检查,包括细胞计数、蛋白分析及 VDRL 试验。

④长骨 X 线检查。

⑤临床需要进行的其他检查(如胸部 X 线检查)。

⑥行 FTA-ABS 试验或 TPHA 试验。

(3)婴儿若具有下列情况则应予以治疗:

①任何活动性梅毒表现(体检或 X 线检查)。

②脑脊液性病研究试验(CSF-RPR 试验)阳性。

③不论脑脊液的血清学检查结果如何,而呈现脑脊液检查异常(如白细胞计数$>5\times10^6$/L,或蛋白$>$500g/L)者。

④非梅毒螺旋体性血清抗体滴度较其母亲的滴度增高 4 倍及以上。

⑤经 FTA-ABS 试验或 TPHA 试验检测为阳性者。

⑥即使有关检测均属正常,若其母亲的梅毒未经治疗,或者经治疗后有复发或再感染依据者。

(4)首选治疗方案如下:

①水剂结晶青霉素 10 万～15 万 U/(kg·d),以静脉注射,5 万 U/kg,每日 2 次×7 天,以后每日 3 次×3 天。

②或水剂普鲁卡因青霉素肌内注射,5 万 U/kg,每日 1 次,连用 10 日。

(5)注意事项:

①若治疗曾中断1日以上,则整个疗程必须重新从头开始。

②所有显症梅毒患儿,均应进行眼科检查。

③凡需做检测评估的婴儿,经评估后未发现任何需进行治疗指标(见上述)者,则属于先天性梅毒低危对象。若不能确保密切随诊复查,则婴儿应予苄星青霉素5万U/kg,单次肌内注射治疗。

④血清阳性未加治疗的婴儿,于生后1、2、3、6和12个月时进行严密追踪复查。未获感染者,则非梅毒螺旋抗体滴度从3个月龄应逐渐下降,至半岁时应消失。若发现其滴度保持稳定或增高,则应对患婴重新检测评估,并彻底治疗。此外,未获感染者,梅毒螺旋体抗体可能存在长达1年之久,若超过1年仍然存在,则该婴儿应按先天性梅毒治疗。

⑤必须随诊已予治疗的婴儿,亦应注意观察非梅毒螺旋体抗体滴度逐步下降情况;该抗体滴度至6个月龄时应已消失。不选用梅毒螺旋体试验监测,因该试验可终身阳性。已经证实脑脊液细胞数增高的婴儿,应每6个月复查1次,直至脑脊液细胞计数正常为止。如果2年后细胞计数仍不正常,或每次复查无下降趋势者,则该婴儿应予复治,亦应6个月检查1次,若脑脊液性病研究试验反应仍阳性,应予复治。

⑥新生儿期以后,凡发现有梅毒的患儿,均应做脑脊液检查,以排除先天性梅毒。凡考虑有先天性梅毒或病变已累及神经系统者,应采用水剂结晶青霉素5万U/kg,静脉注射,每4~6小时一次,连用10~14日。年龄较大的儿童,经肯定为获得性梅毒且神经系统检查正常者,可应用苄星青霉素5万U/kg,单剂(最大剂量240万U)肌内注射治疗。有青霉素过敏史的儿童,应做皮肤试验,必要时进行脱敏。追踪复查应按前述要求进行。

第四章　妊娠滋养细胞疾病

第一节　葡萄胎

葡萄胎属良性滋养细胞疾病，因多个水泡相连形如葡萄而得名，又称水泡状胎块。1895年，Marchard首次描述了葡萄胎妊娠中存在绒毛滋养层增生，并提出葡萄胎能进一步发展为绒毛膜癌。葡萄胎病变仅局限于子宫腔内，不侵犯肌层，也不向远处转移。根据在宫内侵犯范围的不同分为两类，即完全性葡萄胎（CHM）和部分性葡萄胎（PHM），前者整个子宫腔内充满大小不等的水泡状物，后者仅有部分绒毛变性，有滋养细胞增生，有或无胎儿。

一、流行病学

妊娠滋养细胞疾病的发生率在世界不同的区域差异很大，亚洲国家葡萄胎的发生率是北美或欧洲国家的7～10倍，如我国台湾葡萄胎的发生率是1∶125次妊娠，而美国葡萄胎的发生率则是1∶1500次妊娠，发病率差异的原因可能与地区、人种及数据统计方面等有关。有关统计往往是医院内葡萄胎患者与孕产妇住院患者数字的比例，是基于住院数据的发生率，不是真正的人群发生率。Jeffers等人报道了一项爱尔兰的研究，研究中将妊娠前3个月和中期妊娠流产的胚胎组织送病理检查，发现完全和部分葡萄胎的发生率分别是1∶1945和1∶695次妊娠。

某些人群中葡萄胎的高发生率与社会经济水平和营养状况密切相关。一项病例对照研究中观察到完全性葡萄胎与饮食中胡萝卜素和动物脂肪的减少有关。Parazzini等也报道了缺少胡萝卜素与葡萄胎及其后遗症的增加风险相关。维生素A缺乏地区其葡萄胎的发生率也高。猕猴的维生素A缺乏会导致产生精原细胞和精母细胞的生精上皮的变性。因此，饮食因素如胡萝卜素可能部分解释了完全葡萄胎发生率的地区差异。但部分葡萄胎的发生风险与饮食因素无关。

完全葡萄胎的风险随母亲年龄的增长而增加。40岁以上的妇女患完全葡萄胎的风险增加5～10倍，超过50岁妊娠妇女3个中就有1个是葡萄胎，而且发展为GTN的风险也显著增加。年龄较大的妇女其卵子更易异常受精。但Parazzini等人报道部分葡萄胎的发生风险与母亲年龄不相关。

完全和部分葡萄胎的某些流行性特征差别较大。完全和部分葡萄胎的发生风险与自然流产和不孕病史有关，与没有流产史的妇女相比，有过2次或更多次流产史的妇女，其完全葡萄胎和部分葡萄胎的风险分别是3.1和1.9;受孕困难和不孕症患者患完全和部分葡萄胎的风险分别是2.4和3.2。有报道部分葡萄胎的发生风险与口服避孕药和不规则月经史相关。一项病例对照研究认为,妊娠滋养细胞肿瘤的发生风险与激素相关,月经量少和初潮在12岁后的女性患绒癌的风险增加。Palmer等报道应用口服避孕药可能增加绒癌风险。

二、发病机制

葡萄胎的发病原因至今不明,假说很多,但都只能解释部分现象。近年来妊娠滋养细胞疾病的免疫学机制和分子机制研究较多。

1.免疫学

GTD能够治愈,很大程度上可能是由于宿主针对滋养层细胞表达的父系抗原的免疫应答所致,绒癌患者的预后与淋巴细胞和单核细胞浸润到肿瘤宿主界面的强度相关。由于浸润到绒癌的淋巴细胞和巨噬细胞很可能暴露父系抗原和癌蛋白,免疫细胞可能被激活,免疫激活细胞通过释放细胞因子可以提高GTD的退化。据报道细胞因子可以在体外抑制绒癌细胞的增殖,并增加绒癌细胞人白细胞抗原(HLA)的表达,因而增加免疫原性。

宿主体内的免疫应答强度依赖于滋养细胞肿瘤的免疫原性,患者和其伴侣的组织相容性可能有利于持续性GTN的发展。如果两者是组织相容性的,具有父系抗原的滋养细胞肿瘤可能在母体中没有免疫应答,但组织相容性也不是持续性GTN发展的必要条件,HLA系统还可能影响快速进展和致死性GTN的临床结局。

完全葡萄胎的所有染色体都是父源的,一个完全葡萄胎相当于一个同种异体移植物,并且可能刺激母体的免疫反应。有证据表明完全葡萄胎存在细胞和体液免疫反应,与正常胚胎相比,葡萄胎植入部位的T辅助细胞浸润增加了5倍。患完全葡萄胎的母体宿主对父系的HLA致敏,荧光免疫分析确定了在葡萄胎绒毛膜中HLA抗原的分布。HLA,HLB,HLC抗原分布在葡萄胎绒毛膜中的间质细胞而不是滋养层绒毛的间质细胞。当滋养层绒毛断裂并且HLA阳性的绒毛间质细胞释放到母体循环中时,母体宿主可能因此被父系HLA抗原致敏。

2.分子发病机制

与其他肿瘤一样,生长因子和癌基因在葡萄胎组织和绒毛膜癌中也发挥重要作用。在完全葡萄胎中p53和c-fms基因表达增加,正常胎盘和GTN之间c-fms表达无明显差异;绒癌中ras和c-mycRNA表达量也增加。Fulop等研究了正常胎盘、完全和部分葡萄胎、绒毛膜癌中各种生长因子和癌基因的表达,发现完全葡萄胎和绒毛膜癌中以c-myc,c-erbB2,bcl-2,p53,p21,Rb和MdM2基因过度表达为特征,可能与GTN的发病有关。Batorfi等检测到了22例完全葡萄胎和11例绒毛膜癌中p53表达增加,并存在p53基因突变。确切的分子机制仍有待进一步探讨。

有研究表明,绒毛膜癌和完全葡萄胎的滋养层中表皮生长因子受体(EGFR)的表达水平比正常胎盘和部分葡萄胎中明显增高。完全葡萄胎中,EGFR和c-erB3滋养细胞绒毛外的强烈表达与葡萄胎后GTN的发生发展密切相关,EGFR相关家族的癌基因可能在GTN的发病机制中很重要。细胞外蛋白酶例如基质金属蛋白酶(MMPs)在调节细胞基质间相互作用和基底膜降解中发挥了重要作用，与肿瘤侵袭和转移有关。绒毛膜癌与完全及部分葡萄胎、正常胎盘组织相比，前者 MMP-1 和 MMP-2 表达明显增加，MMP-1 的组织抑制物（TIMP-1）表达减少，可能导致绒癌细胞的侵袭。

互补 DNA 微阵列分析已经用来研究 GTN 中不同基因的表达。Kim 等人研究了完全葡萄胎和正常胎盘中不同的基因表达，发现 91 个上调基因和 122 个下调基因，但这些不同表达的基因在 GTN 中扮演什么角色还不十分清楚。Vegh 等人利用互补 DNA 表达分析研究绒毛膜癌和正常胎盘中基因表达的差异，发现绒毛膜癌细胞中热休克蛋白-27 显著下调，这与肿瘤对化疗敏感有关。杂合性丢失可能与 GTN 发病中的肿瘤抑癌基因有关，Matsuda 等人的研究发现，8 个绒毛膜癌细胞系中的 7 个在 7p12-q11.23 区域存在一个或多个纯合子的缺失，表明在此区域的缺失可能在绒毛膜癌的发病机制中起着重要作用。但也有相反的结论，Ahmed 等人在 12 例绒毛膜癌中没有检测到 7 号染色体的杂合性丢失，Burke 等人在 14 例完全葡萄胎后 GTN 的患者中也未检测到 7q11.2 和 8p12-p21 缺失，因此，还将继续尝试以确定对 GTN 发病中关键的基因事件。

3.细胞遗传异常

完全葡萄胎染色体核型大多是 46XX，完全是父系来源，源于单精子（23X）空卵受精后复制形成。尽管大多数完全葡萄胎是 46XX 核型，但约 10%的完全葡萄胎的核型为 46XY。这种 46XY 的完全葡萄胎是因为双精子空卵受精而形成。尽管完全葡萄胎染色体是父亲来源的，但线粒体 DNA 仍是母亲来源的。部分性葡萄胎的染色体核型多为三倍体，是由 1 个正常的卵细胞与 2 个单倍体精子同时受精而形成，核型为 69XXY，69XXX 或 69XYY。非三倍体的部分性葡萄胎也有报道，往往在早期易被误诊为完全性葡萄胎。

家族性复发性葡萄胎（FRHM）比较罕见，即同一家系中有 2 个或 2 个以上成员反复（2 次或 2 次以上）发生葡萄胎。一般完全性葡萄胎的染色体全部来自父系，称为孤雄源性完全性葡萄胎，而 FRHM 的染色体来源于双亲，称为双亲源性。研究表明，FRHM 的基因定位于染色体 19q13.4 的 1.1Mb 区域。这个基因的突变导致在女性生殖系印迹的失调，同时伴有女性胚胎和胚胎外组织的不正常发育。具有 FRHM 的患者与近亲婚配有关，并且具有进展为 GTN 的风险，与孤雄源性完全葡萄胎的风险相同。

三、临床症状和体征

葡萄胎患者可以表现为闭经、阴道出血、腹痛、子宫增大超过实际孕周、妊娠中毒症状，包括严重妊娠呕吐、妊娠高血压疾病甚至子痫，感染、贫血、甲状腺功能亢进、黄素囊肿等。

近几年来，随着对葡萄胎疾病的认识和诊断技术的提高，尤其是血 HCG 测定及盆腔超声的广泛应用，对葡萄胎的诊断时间大为提前。有报道，20 世纪 80 年代前葡萄胎的平均诊断孕周为 17～24 周，而 20 世纪 90 年代后，诊断葡萄胎时的平均孕周为 13 周，有时葡萄胎甚至可在 6～8 周得以诊断。葡萄胎早期诊断，及时清除，使症状减轻，严重并发症明显减少。

阴道出血仍然是最常见的症状和就诊原因，但所占比例已由 95%左右降至 80%，且长期、大量出血或合并贫血的患者已相当少见。美国新英格兰滋养细胞疾病中心数据显示，贫血发生率不到5%，妊娠剧吐、妊娠高血压综合征虽仍时有发生，但已由原来的26%降至8%，而甲状腺功能亢进、呼吸窘迫等在近年患者中已没有发生。有部分患者甚至没有任何症状，而是在人工终止妊娠或常规超声检查时发现。据报道我国近15年113例患者的资料为：阴道出血(83.2%)、子宫异常增大(46.6%)、黄素囊肿(16.8%)、妊娠剧吐(10.6%)、妊娠高血压综合征(3.5%)、咯血(3.5%)。

四、诊断

凡停经后有不规则阴道出血、腹痛、妊娠呕吐严重且出现时间较早，体格检查示子宫大于停经月份、变软，子宫孕5个月大时尚不能触及胎体、不能听到胎心、无胎动，应怀疑葡萄胎可能。较早出现子痫前期、子痫征象，尤其在孕28周前出现子痫前期、双侧卵巢囊肿及甲状腺功能亢进征象，均支持葡萄胎的诊断。如在阴道排出物中见到葡萄样水泡组织，诊断基本成立。确诊仍需靠病理组织学，而超声和HCG水平测定已成为早期诊断葡萄胎的主要手段。

(一)超声诊断

超声检查是诊断葡萄胎的重要方法，典型葡萄胎有其独特的声像，表现为子宫增大，宫腔内充满低到中等强度、大小不等的点状回声、团状回声，呈落雪状或蜂窝状改变，其间夹杂多个大小不一散在的类圆形无回声区，采用局部放大技术观察，可见宫腔内蜂窝状无回声区充满了彩色血流信号。部分性葡萄胎宫腔内可见由水泡状胎块引起的超声图像改变及胎儿或羊膜腔，胎儿常合并畸形。

超声对完全性葡萄胎的诊断率可达90%以上，对部分性葡萄胎的诊断符合率接近80%，还可以发现正常宫内孕与葡萄胎共存的情况。超声在葡萄胎清宫后确诊有无残留、结合彩色多普勒血流显像对葡萄胎恶变进行早期预测和诊断，对病变致子宫穿孔、病变侵及血管等情况及时提示方面也有重要作用。

采用经阴道探头的彩色多普勒超声检查，结合HCG测定，在孕8周即可做出葡萄胎诊断；但一般情况下，在孕9周前仅依据超声做出葡萄胎的诊断并不容易，尤其是鉴别部分性葡萄胎与胚胎停育、稽留流产、不全流产等。有学者提出与诊断部分性葡萄胎明显相关的两种影像结果：不规则囊状改变或蜕膜、胎盘及肌层的回声增加，孕囊横径与前后径之比＞1.5。当两种指标同时存在，葡萄胎阳性预测值为87%，当两种指标均不存在时，稽留流产的阳性预测值为90%。也有人认为B超上出现宫腔内增厚的强回声，可能是早期不正常滋养细胞组织，只是在这么早的时期还没有发展成为可探及的水泡样变，应注意追踪，及时发现形态上的改变。彩色多普勒检测子宫肌壁的血流、子宫动脉阻力等，有助于对病情的判断。

近年来，三维超声逐渐开始在临床应用，与传统的二维超声相比，三维超声成像使葡萄胎的表面结构与内部结构得以立体显示，可提供二维超声图像不能提供的病灶立体形态信息，丰富了诊断信息，使检查医师更易判断。特别是比二维超声可更清晰地显示病灶区与正常子宫肌层组织的分界，有助于更精确判断病灶是否有侵蚀或侵蚀范围。

(二)绒毛膜促性腺激素(HCG)测定

葡萄胎时滋养细胞高度增生，产生大量HCG，血清中HCG滴度通常高于相应孕周的正常妊娠值，而且在停经 8～10 周或以后，随着子宫增大仍继续上升，利用这种差别可作为辅助诊断。葡萄胎时血 HCG 多在 20×10^4 U/L 以上，最高可达 24×10^5 U/L，且持续不降。但在正常妊娠血 HCG 处于峰值时，与葡萄胎有较大范围的交叉，较难鉴别，可根据动态变化或结合超声检查做出诊断。也有少数葡萄胎，尤其是部分性葡萄胎，因绒毛退行性变，HCG 升高不明显。

（三）组织学诊断

组织学诊断是葡萄胎最重要和最终的诊断方法，葡萄胎每次刮宫的刮出物必须送组织学检查，取材时应选择近宫壁近种植部位无坏死的组织送检。

1.完全性葡萄胎组织学特征

巨检示绒毛膜绒毛弥散性水肿，形成大小不等的簇状圆形水泡，其间由纤细的索带相连成串，形如葡萄，看不到胎儿结构。对于直径在 2mm 以下、肉眼不易发现的水泡状胎块，称为“镜下葡萄胎”，此时诊断应慎重，需与流产变性相鉴别。其镜下基本病理改变是绒毛间质水肿，中心液化池形成，血管消失或极稀少，滋养细胞呈不同程度的增生。滋养细胞增生是诊断的必要依据，突出表现为滋养细胞增生的活跃性、弥散性、失去极向、异型性和双细胞混杂性。WHO 科学小组曾建议，如无明显的滋养细胞增生，应称为“水泡状退行性变”，不应划入葡萄胎的范围。

2.部分性葡萄胎组织学特征

通常仅部分绒毛呈水泡状，散布于肉眼大致正常的胎盘组织中，有时需仔细检查方能发现。绒毛和水泡可以不同的比例混杂，且常可伴胚胎或胎儿（12%～59%）。镜检示绒毛水肿与正常大小的绒毛混合存在。前者水肿过程缓慢形成，导致绒毛外形极不规则，伴有中央池形成，但量不多。滋养细胞增生程度不如完全性葡萄胎明显，多以合体滋养细胞增生为主。在水肿间质可见血管及红细胞，这是胎儿存在的重要证据。

由于 PHM 临床表现不特异，故其诊断主要依靠病理诊断。值得注意的是，在术前诊断为不全流产、过期流产等病例中，2.3%的标本术后病理提示为部分性葡萄胎，而术后诊断为完全性葡萄胎的仅占 0.43%。对于诊断不明或困难的标本可以酌情做细胞核型分析。

3.早期葡萄胎的病理诊断

孕周超过 12 周的完全性葡萄胎，因其绒毛水肿明显，伴滋养细胞增生和细胞异型性，且没有胚胎或胎儿组织，因此和部分性葡萄胎的鉴别相对容易。由于葡萄胎的早期诊断与治疗，病理学检查也出现了相应变化。有研究表明，在 20 世纪 80 年代之前，80%的葡萄胎病理表现为绒毛明显水肿、中心池形成和滋养细胞片状增生。而近 10 年来，出现该典型组织学改变者不到 40%。很多葡萄胎患者在孕 12 周前就可得到初步诊断，甚至有人提出了非常早期葡萄胎的概念（6～11 周）。由于组织学特点还未发展到典型的阶段，绒毛水肿，滋养细胞增生和异型性等都不明显，且临床表现也不特异，病理上与 PHM 较难鉴别。同时有文献报道，某些葡萄胎尽管可以早期诊断和处理，其恶变率并未较晚发现者降低，因此这种早期葡萄胎的恶变与病变的生物学行为有关，而与孕周无关，及早发现这种病变的组织学类型非常重要。细胞核型分析在鉴别诊断上有一定帮助，但由于 CHM 和 PHM 的细胞核型多样并且存在交叉（CHM 也有三倍体，PHM 也可能有二倍体），其多样性并未被完全认识，故其意义待肯定。

4.流式细胞 DNA 测定及 DNA 指纹技术

由于葡萄胎诊断不断提前,出现典型病理变化者尚不足 40%,大多数葡萄胎可表现为不典型的临床和形态学改变,因此容易将其误诊为部分性葡萄胎和流产。在这种情况下染色体核型的检查有助于鉴别诊断。完全性葡萄胎的染色体核型为二倍体,部分性葡萄胎为三倍体。利用 DNA 指纹技术对葡萄胎的遗传物质亲体来源进行鉴别,区别出双亲来源和单纯父亲来源,有助于鉴别完全性葡萄胎、部分性葡萄胎、流产等。但目前在临床上尚不能广泛开展。

5.葡萄胎的鉴别诊断

超声技术及 HCG 定量测量的普及使葡萄胎的诊断水平得以提高,但临床上对某些病例的诊断仍有一些困难。完全性葡萄胎的诊断相对容易,而部分性葡萄胎经常误诊或漏诊。浙江大学妇产医院报道 45 例葡萄胎误诊病例,其中部分性葡萄胎 40 例,完全性葡萄胎仅 5 例。常见的误诊原因如下。

(1)葡萄胎尤其是部分性葡萄胎和流产的鉴别:据报道的 45 例误诊病例中,误诊为各种流产者有 43 例,包括难免流产、不全流产、过期流产及药流不全等情况,可见葡萄胎与流产的鉴别相当令人困扰。由于葡萄胎具有潜在恶变性,两者的处理尤其是随访及预后截然不同,故的鉴别诊断十分重要。葡萄胎与流产均可表现为停经、阴道出血,当葡萄胎患者子宫增大不明显、没有明显的黄素化囊肿、妊娠剧吐及妊高征等临床表现时,临床及超声诊断均有一定困难。对暂不能确诊的患者应进行血 HCG 的动态分析。理论上讲,HCG 值高于正常妊娠水平应首先考虑是葡萄胎,低于正常则考虑是流产。但实际工作中两者 HCG 水平交叉的情况并不少见,部分性葡萄胎血 HCG 可能并不十分高,而自然流产时间较短的患者其血 HCG 也还未降至正常,对于这两者之间血 HCG 值上是否具有明显的差异,目前国内无相关报道。因而,应当强调对所有自然流产或过期流产的标本应进行仔细检查及病理学分析。有时过期流产标本合并胎盘水肿、变性,令病理医生也难以判断,可借助流式细胞学、染色体核型等手段加以鉴别。

(2)葡萄胎与妊娠合并子宫肌瘤变性鉴别:子宫肌瘤为雌激素依赖性肿瘤,孕期生长迅速,因肌瘤体积增加常引起瘤内供血不足,造成间质液化,形成大小不等的囊腔。超声下可见变性的肌瘤壁包膜回声部分欠规则,其内可见多个不规则液区,极似葡萄胎。如肌瘤体积较大,同时可表现出子宫增大明显大于孕周,血 HCG 升高等,与葡萄胎容易混淆,尤其是伴胚胎发育不良、超声未能探及胎心时更不易鉴别。

彩色多普勒血流、HCG 水平对两者的鉴别有一定帮助。

文献中还有一些少见的误诊病例。如表现为绝经后出血的葡萄胎误诊为子宫内膜癌、葡萄胎误诊为异位妊娠等。相对于这些疾病来说,葡萄胎的发病率相对较低,典型症状减少,因此提高临床医生及相关辅诊医生尤其是超声检查者对这一疾病的认识、加强识别能力,是及时发现葡萄胎、及时治疗的关键之一。

五、治疗

葡萄胎一经确诊,应立即清除子宫内容物。伴有严重的并发症,如妊娠高血压疾病、甲状腺功能亢进、重度贫血以及心力衰竭等，则应先处理并发症，待患者一般情况好转后再处理葡萄胎。清除葡萄胎后，需严格定期复查。

1.吸刮宫

由于葡萄胎子宫多大而软，易引起子宫穿孔，因此一般采取吸宫术。术前做好输血、输液准备，充分扩张宫颈后，选用最大号吸管吸引或用卵圆钳夹取葡萄胎胎块，待子宫缩小后轻柔刮宫，选取宫腔内以及紧邻种植部位的刮出物分别送检。手术操作应轻柔，以免子宫穿孔。术中在宫口扩大后可静脉滴注缩宫素（10U 加入 500mL 葡萄糖注射液）以加强宫缩，减少出血及子宫穿孔概率。注意若在宫口扩大前使用缩宫素可能导致滋养细胞挤入宫壁血窦而发生肺栓塞或远处转移。术后给予抗生素预防感染。

关于清宫次数目前没有统一规定，大多数学者主张尽量一次吸刮干净，对于子宫体积小于孕 12 周时，清宫 1 次即可，>12 周并不要求 1 次彻底洗净，视情况可在 1 周后行第 2 次清宫。一般不需行第 3 次清宫，若术后出血，HCG 不降或降低不满意，疑有残存者可行第 3 次刮宫。每次刮出物均应送病检。我国根据某医院对 214 例葡萄胎患者 1 周后行第 2 次清宫的组织做病理检查仍有 70%残留的经验，主张进行第 2 次清宫。但国外并不完全支持此观点。某医院 1973—1986 年的数据显示，清宫 1 次需要化疗的概率为 2.4%，而清宫 2 次为 18%，清宫 3 次为 50%，清宫 4 次则升高至 81%。多次清宫不仅不能减少恶变机会，反而会促使葡萄胎组织侵入肌层或血液循环中。因为多次清宫不仅会造成子宫损伤大，出血增多以及感染机会的增大，而且也增加以后妊娠的不利因素（如宫腔粘连、胎盘滞留、胎盘粘连甚至植入胎盘等）；最严重的是造成子宫内膜血管内皮和基底膜损伤、缺损，使得葡萄胎组织易于穿越基底膜进入子宫肌层和血管，引起肌层浸润和远处转移的发生。

卵巢黄素化囊肿以及甲状腺功能亢进可不做处理，待葡萄胎清除后多可自然消退。囊肿扭转和破裂的发生率很低。Kohorn 报道卵巢黄素化囊肿扭转发生率 2.3%（3/127 例），Montz 等人报道卵巢黄素化囊肿扭转或破裂的发生率为 1.96%（2/102 例）。如果患者出现严重疼痛症状，经非手术治疗不能缓解，可以在 B 超引导下或腹腔镜下行穿刺术，必要时剖腹探查，根据卵巢血液供应情况及患者年龄决定是否保留卵巢。

2.预防性化疗

葡萄胎空出术后是否行预防性化疗还存在争议。Kim 等完成了一项关于完全葡萄胎患者预防性化疗的随机、前瞻性研究。预防性化疗显著减少了葡萄胎后 GTN 的发生率，在高风险患者中从 47%减至 14%，但并没有降低低风险患者 GTN 的发生。Limpongsanurak 在一项随机、双盲对照试验中报告放线菌素 D 减少高风险完全葡萄胎患者 GTN 的发生率，从 50.0%减至 13.8%。因此，预防性化疗可能对高风险完全葡萄胎的患者有益，特别是不能严密随访者。

对于下列患者可选择性地进行预防性化疗：年龄>40 岁；子宫明显大于停经月份；葡萄胎排出前 HCG 水平异常升高；排出后 HCG 不降或降至一定水平停止下降；刮出物以小细胞为主；第 2 次刮宫仍有滋养细胞高度增生；有咯血史及无条件随访者。一般以单药氟尿嘧啶（5-FU）、甲氨蝶呤（MTX）或放线菌素 D（KSM）效果好。于刮宫前 2～3 天开始，剂量同恶性滋养细胞肿瘤治疗量（表 4-1-1），一般 1 个疗程，如 HCG 持续阳性，则需要继续化疗，直至血

HCG转为完全正常为止。化疗后仍按葡萄胎要求随访。根据Kim等报道，在对71例完全性葡萄胎患者进行的前瞻行和随机性研究中，39例给予1个疗程MTX的患者中10%出现了持续性GTD，而32例未给予化疗的患者中有31%，最终所有14例出现持续性GTD的患者均经化疗治愈。化疗虽可减少恶变的概率，但化疗药物可导致肿瘤的耐药性及相关并发症的发生，因而对葡萄胎患者要慎重进行预防性化疗。

表4-1-1 预防性化疗方案

药物	剂量	给药方法
5-FU	26～28mg/(kg·d)	静脉滴注6～8小时，连用5天
KSM	10μg/(kg·d)	静脉滴注4小时，连用5天
MTX/CF	MTX 1mg/kg(或50mg/d)	肌内注射，第1,3,5,7天
	CF 0.1mg/kg	于MTX注射后12小时肌内注射或口服

3.关于子宫切除

一般认为，如葡萄胎子宫超出5个月大小且清宫困难，或年龄>40岁，无生育要求者可行子宫切除术，附件可保留。患者年龄过大要求手术时，也可在清宫后观察待HCG恢复正常时再进行。

第二节　侵蚀性葡萄胎

侵蚀性葡萄胎是指葡萄胎组织侵入子宫肌层或转移至子宫以外，因具恶性肿瘤行为而得名。

一、病因

侵蚀性葡萄胎来自良性葡萄胎，多数在葡萄胎清除后6个月内发生。

二、病理

大体可见水疱状物或血块，镜检时有绒毛结构，滋养细胞过度增生或不典型增生。

三、检查与诊断

1.病史及临床表现

①阴道出血，葡萄胎清宫后半年内出现不规则阴道出血或月经恢复正常数月后又不规则出血。②咯血，葡萄胎后出现痰中带血丝，应高度疑为肺转移。③腹痛及腹腔内出血。④宫旁肿块。

2.HCG连续测定

葡萄胎清宫后12周以上HCG仍持续高于正常，或HCG降至正常水平后又上升。

3.B 超检查

子宫肌层有蜂窝样组织侵入。

4.X 线检查

若有肺部转移,胸片中于肺野外带常有浅淡半透明的小圆形结节,有助于诊断。

5.组织学诊断

侵入子宫肌层或于宫外转移灶的组织切片中见到绒毛结构或绒毛退变痕迹,可确诊。

四、鉴别诊断

(1)异位妊娠。

(2)绒毛膜癌。

(3)残余葡萄胎。

(4)黄素囊肿。

(5)再次妊娠。

五、治疗和预后

对葡萄胎清宫后发生的侵蚀性葡萄胎,其治疗及随诊方法与绒癌一样,以化疗为主。清宫前发现的侵蚀性葡萄胎,如条件允许,可将葡萄胎组织尽量清除后化疗。某医院曾报道一批清宫前发现肺部转移而诊为侵蚀性葡萄胎的患者。与清宫后随诊过程中发现的侵蚀性葡萄胎患者相比,其血 HCG 下降至正常的时间更短。侵蚀性葡萄胎虽为恶性疾病,但随着有效化疗的开展,目前因病死亡的病例已非常罕见。

第五章　女性生殖器肿瘤

第一节　外阴癌

一、外阴鳞状细胞癌

外阴鳞状细胞癌简称外阴鳞癌或外阴癌，占外阴恶性肿瘤的85%～95%。常见于绝经后妇女，近年来发病有年轻化趋势，小于40岁的患者占40%。

（一）诊断标准

1.病史

有外阴瘙痒、外阴白色病变、性病、外阴溃疡经久不愈等病史。

2.临床表现

（1）外阴瘙痒、灼热感。

（2）初起时感外阴局部小结节、溃疡形成、排液增多，呈血性、脓性排液。

（3）病灶进一步发展则呈菜花样或较明显的溃疡、基底部坚硬，并有疼痛或压痛。

（4）妇科检查

①外阴任何部位如大、小阴唇，阴蒂、会阴体等处见乳头状赘生物，或为溃疡型、浸润型病灶。但大多数发生于大阴唇。

②若伴继发感染，局部可有味臭、血脓样分泌物。

③晚期患者有腹股沟淋巴结肿大，单侧或双侧，单个或多个，固定或活动，有时有破溃等。

④癌灶也可波及肛门、直肠、尿道、膀胱等。

3.辅助检查

（1）细胞学防癌涂片检查：在癌灶处刮取材料做涂片，巴氏染色后检查找到癌细胞。

（2）阴道镜检查：观察外阴皮肤及病灶处有助于做定位活检。了解宫颈和阴道是否同时也有病变，如宫颈上皮内瘤变（CIN）或外阴上皮内瘤变（VIN）。

（3）氮激光固有荧光：诊断仪检查用其检查外阴局部，病灶呈紫红色。有助于做定位活检。

（4）影像学检查：做B超或CT或MRI等检查以了解盆、腹腔腹膜后淋巴结、病灶与周围器官、组织的关系等，以便为制订治疗方案提供依据。

（5）外阴病灶做多点活检、活组织送病理检查，即可明确诊断。活检组织应包括病灶、病灶周围的皮肤和部分皮下组织，如果病灶直径达2cm并且切取活检发现间质浸润深度达1mm

时，则必须完整切除病灶(局部广泛切除)，做连续切片以正确评估浸润深度。

(6)对晚期患者，可通过膀胱镜、直肠镜了解膀胱黏膜或直肠黏膜是否受累。

(7)对临床可疑转移淋巴结或其他可疑转移病灶必要时可行细针穿刺活检。

(8)肿瘤常规行宫颈及外阴病灶高 HPV-DNA 检测及梅毒抗体检测。

4.临床分期

外阴癌的临床分期见表 5-1-1。

表 5-1-1　外阴癌分期(FIGO，2009 年)

分期	肿瘤累及范围
Ⅰ期	肿瘤局限于外阴
Ⅰa 期	肿瘤局限于外阴或会阴，最大直径≤2cm，间质浸润≤1.0mm*，无淋巴结转移
Ⅰb 期	肿瘤最大径线>2cm 或间质浸润>1.0mm*，局限于外阴或会阴，无淋巴结转移
Ⅱ期	任何大小的肿瘤侵犯至会阴领近结构(下 1/3 尿道、下 1/3 阴道、肛门)，无淋巴结转移
Ⅲ期	任何大小的肿瘤，有或(无)侵犯至会阴领近结构(下 1/3 尿道、下 1/3 阴道、肛门)，有腹股沟一股淋巴结转移
Ⅲa 期	①1 个淋巴结转移(≥5mm)，或②1～2 个淋巴结转移(<5mm)
Ⅲb 期	①≥2 个淋巴结转移(≥5mm)，或②≥3 个淋巴结转移(<5mm)
Ⅲc 期	阳性淋巴结伴囊外扩散
Ⅳ期	肿瘤侵犯其他区域(上 2/3 尿道、上 2/3 阴道)或远处转移
Ⅳa 期	肿瘤侵犯至下列任何部位：①上尿道和(或)阴道黏膜、膀胱黏膜、直肠黏膜或固定于骨盆壁，或②腹股沟-股淋巴结出现固定或溃疡形成
Ⅳb 期	包括盆腔淋巴结的任何远处转移

* 浸润深度指从肿瘤临近的最表浅真皮乳头的表皮-间质连接处至浸润最深点之间的距离。

(二)治疗原则

在 1940—1950 年推崇的双侧腹股沟股淋巴结切除的根治性外阴切除术较以往的生存率明显提高，特别是对于小肿瘤和阴性淋巴结患者，长期生存率可达 85%～90%。然而，这种根治手术也带来了相应的术后并发症增加，如伤口裂开和淋巴水肿等。近年来，手术强调个体化治疗，许多妇科肿瘤专家认为，较小的肿瘤可以采用缩小的根治手术方式，故建议对于低危人群缩小手术范围，这样做明显的好处是有效保留未受累的外阴组织、减少了手术并发症；在高危人群，基于宫颈鳞癌的治疗方法，联合放疗、手术和化疗的多重模式治疗正在逐渐探索中；对于出现播散的晚期病例，治疗方法仍欠满意。

1.不同分期的治疗

(1)Ⅰa 期肿瘤：肿瘤基质浸润≤1mm 的ⅠA 肿瘤多发生在年轻患者，以多灶性浸润前病灶为主，但上皮内病灶中隐蔽的浸润也常见，常与 HPV 感染有关。外阴肿瘤基质浸润≤1mm 时其淋巴转移的风险很小，故这类患者的腹股沟淋巴结转移可被忽略。手术切缘要保证在正常组织外 1cm 以上，这样能明显减少局部复发。由于与 HPV 感染相关，可能会伴有下生殖道弥散性病灶存在，故在切除病灶之前整个下生殖道和外阴应被仔细评估，以避免假复发或在其他外阴部位出现新的病灶,术后应对患者进行仔细随访检查。

(2)传统的Ⅰ和Ⅱ期(2009 版的Ⅰ期)肿瘤:处理是包括双侧腹股沟股淋巴结切除的根治性切除术,手术去除了原发灶、周边一定宽度的正常组织、外阴真皮淋巴管和区域淋巴结,这样处理后可获得较好的长期生存和 90%的局部控制率。但根治性手术也有明显的缺点,包括因正常外阴组织的减少及形态的改变带来的外观和性功能的影响、50%的切口裂开率、30%的腹股沟并发症发病率(裂开、淋巴囊肿、淋巴管炎)和 10%~15%下肢淋巴水肿的发生率,另外,10%~20%的淋巴结阳性患者术后补充放疗也增加了淋巴水肿的发生率。因此,如何扬长避短、减少术后并发症发病率并且增强患者的生存信心,就成为外阴癌手术方式改良与否的关键。一些专家建议对于较小的外阴肿瘤行缩小范围的根治手术,该手术对腹股沟的处理倾向于保守:患侧的表浅腹股沟淋巴结通常被作为淋巴转移的前哨淋巴结,仅在靠中线处(如阴蒂、会阴体)的病灶处理时才行双侧腹股沟浅淋巴结切除术,术中病理检查淋巴结若阴性,则不再做进一步其他淋巴结的切除及术后治疗。有报道这种缩小范围的根治手术在Ⅰa 期患者可获得超过 90%的生存率,但另一些相对保守的专家认为,随便缩小手术范围存在诸多潜在危险,如外阴皮肤的潜在复发,腹股沟淋巴结的不充分评估,可能存在的阳性淋巴结转移未被切除等。已发表的经验性报告显示,这种手术的患侧腹股沟处理失败率≤5%,而对侧腹股沟处理失败的概率几乎罕见,因此,这种手术方式仍有应用的可行性。鉴于目前还没有随机的前瞻性研究进行评估,故何种外阴根治术更好仍难以确定。表浅腹股沟淋巴结作为前哨淋巴结的相关研究已不罕见,结论仍不一致,如果能够提供适当的敏感度和特异度,广泛淋巴结切除手术也许会被摒弃。

(3)Ⅱ~Ⅳ期肿瘤:2009 版的Ⅱ期肿瘤的定义扩展到邻近的黏膜,Ⅲ期扩展到腹股沟淋巴结。处于这些期别的肿瘤常是大块的,但一些体积虽小、侵犯重的肿瘤也可见。Ⅱ期肿瘤有可能通过根治手术治愈,例如根治性外阴切除及受累的盆腔脏器部分切除或廓清术,有报道为得到阴性手术切缘,手术切除远端尿道≤1.5cm 时不影响膀胱控制功能,但对于Ⅳ期肿瘤而言,做到满意切除十分困难,因此对于这种估计难以切净的晚期肿瘤患者,近来更多倾向于联合治疗,如放疗或放化疗结合手术治疗。一些回顾性和前瞻性研究显示,外阴癌对放疗是有效的并且对晚期患者接受联合治疗模式较为合适,过度的根治性切除手术仅用于选择性患者。虽然采用超大性手术、放疗和化疗的联合方式有治愈可能性,但权衡利弊,Ⅳb 期患者一般仍选择姑息治疗。

(4)淋巴结阳性肿瘤患者:对于淋巴结阳性患者的处理策略仍不明确。在区域淋巴结的处理上,放疗能在控制或消灭小体积淋巴结上有重要作用,手术切除大块融合淋巴结也可改善区域状况并有可能加强术后补充放疗治愈疾病的概率。Hyde 等在一个多元分析中发现,将有阳性腹股沟淋巴结的患者分为手术仅行腹股沟大块淋巴结切除及手术行全部腹股沟淋巴结切除两组,术后均予放疗比较其预后情况,结果显示手术淋巴结切除的方式没有预后意义(大块淋巴结切除与整个腹股沟淋巴结切除)。对于初始治疗经历了双侧腹股沟股淋巴结切除有阳性淋巴结、特别是超过一个阳性淋巴结的患者,可能从术后对腹股沟区域和下盆腔放疗中获益。对于有盆腔淋巴结阳性患者的处理,术后放疗优于大范围的手术。术后病率在表浅和深部腹股沟淋巴结切除加放疗的模式中容易出现,慢性腹股沟和下肢并发症率在此类患者中常见，主要是淋巴水肿。

仅行表浅淋巴结切除发现有阳性淋巴结时可有几种处理方法：①不再进一步手术。②继续扩展淋巴结切除，包括同侧深部淋巴结和（或）对侧的腹股沟淋巴结。③术后放疗。由于外阴癌表现的多样性，治疗的个性化选择是需要的。如果术后对腹股沟淋巴结的放疗是必需的，那么限制性切除肉眼阳性的淋巴结是合理的，因为这样可以缩小根治手术和后续放疗后导致的淋巴水肿的可能性，但对明显增大的可疑淋巴结仍主张术中切除。术后放疗要有仔细的治疗计划，可用CT测量残留病灶及需要照射的腹股沟淋巴结深度，以求精准。目前，应用选择性腹股沟淋巴结切除和精确的术后辅助放疗达到了良好的局部控制率并减少术后并发症的发病率。

（5）复发癌：不考虑初始治疗，外阴癌的复发有3种情况：外阴局部、腹股沟区域和远处。局部复发的外阴癌结局较好，当复发限制在外阴并且能够切除肉眼肿瘤边缘时，无瘤生存率仍能达到75%。如果一些复发远离原发灶或原发灶治疗非常成功数年后再复发，这种情况可以认为是新发病灶，而不是疾病进展。腹股沟处的复发是致命性的，很少有患者能通过大块切除病灶和局部放疗来被挽救。有远处转移的患者只能用全身化疗及姑息性放疗，疗效不佳。

2.手术治疗

经典术式为根治性外阴切除术＋双侧腹股沟股淋巴结切除术。

3.放疗（放射治疗，简称放疗）

以往认为放疗对外阴癌的作用不大，且局部皮肤放疗反应大以至于患者的依从性极差，很难完成放疗剂量，故放疗效果不加。随着放疗技术及放疗理念的进步，越来越多的证据表明，放疗对于局部晚期外阴癌起着非常重要的作用，是外阴癌多手段治疗不可缺少的组成部分。目前对局部晚期外阴癌及腹股沟淋巴结阳性的外阴癌患者手术后给予外阴部、腹股沟区域及下盆腔部补充放疗已基本成为常规。

（1）外阴局部的放疗：肿瘤皮肤或基底部切缘＜8mm（固定后）被认为是局部复发及影响5年生存率的明显高危因素，术后需补充放疗。有研究报道，44例切缘＜8mm的患者中有21例复发，而切缘≥8mm的91例患者中无1例复发。另外，脉管间隙浸润和深部皮下间质浸润也是局部复发风险增加的重要因素，术后也推荐补充放疗。尽管不少局部复发可以通过再次手术和或放疗得到控制，但对有限的外阴皮肤而言，二次手术再达到满意切缘的可能性已大大减少，手术比较困难，同时局部复发也有利于区域或远处扩散。目前尚没有前瞻性的临床研究来证实术后局部放疗的优势，但在有高危因素（切缘不足、深部浸润等）的选择性病例中术后对原发肿瘤床补充放疗，明显改善了外阴癌局部控制状况，减少了局部复发。

也有人建议在明显存在高危因素可能性的晚期外阴癌患者中，术前先行一定剂量的局部放疗，其理由如下：①先行放疗后肿瘤活力降低，有利于根治性手术的完成；②先行放疗后可使局部病灶减小、边缘清楚，有利于获得满意的手术切缘，而最大限度地减少尿道、肛门等重要脏器的结构及功能破坏；③对于微卫星样外阴病灶或基底固定的腹股沟淋巴结，仅靠术前放疗即可消灭微小病灶并使淋巴结松动、缩小，有利于随后的手术切除。尽管有关术前放疗的报道不多，但有限的报道已足以鼓舞人心，采用相对温和的放疗剂量对局部晚期肿瘤照射后再行手术切除，达到了满意的局部控制率，说明放疗能够明显控制大块晚期病灶，在保证良好局部控制的前提下，使得手术更趋于保守，器官保留成为可能。

最近，同步放化疗治疗外阴癌的文章不断涌现，其初衷是受到肛门癌的治疗启发，认为同步放化疗能使患者获益更大。所用的化疗药物主要有氟尿嘧啶、顺铂、丝裂霉素，在经验性的报道中普遍认为同步放化疗要好于单纯放疗，由于在外阴癌中尚无前瞻性随机的临床研究来证实此结论，但最近在晚期子宫颈鳞癌的治疗中以放疗同步顺铂化疗的方法明显改善了局部控制率及生存率，提示可能对晚期的下生殖道肿瘤均有益处。GOG101 及 GOG205 两项Ⅱ期临床试验也均证实其益处。对于局部晚期外阴癌患者，术前同步放化疗不但可获得约 70%的完全反应率，而且也为手术及更加个性化的手术创造了条件。

(2)区域淋巴结的放疗：手术切除腹股沟区淋巴结后再补充局部预防性放疗，对于有局部淋巴结阳性者可明显预防腹股沟区复发。在一项对 91 个患者的复习中发现，5 周内给予 45～50Gy 的腹股沟区外照射，只有 2 例复发，并发症少见，仅 1 例轻度下肢水肿，但对于局部淋巴结阴性者，术后补充局部预防性放疗意义不大。借鉴子宫颈癌的处理模式，在有放疗指征的患者，给予同步放化疗可能效果更好。

(3)放疗反应：急性放疗反应是剧烈的，35～45Gy 的常规剂量即可诱发皮炎样潮湿脱皮，但适当的局部对症治疗，急性反应常在 3～4 周治愈。坐浴、类固醇软膏涂抹和对可能伴有的念珠菌感染的治疗都能帮助患者减少不适感。照射剂量要足够，虽然大多数患者至放疗第 4 周时均有外阴皮肤黏膜炎，但权衡利弊患者通常能坚持，实在不能耐受时可暂时中断治疗，但中断的时间应该尽量短，因为容易引起肿瘤细胞的再增殖。迟发放疗反应的发病率有许多因素影响，患者常是年龄大、合并有内科并发症的，如糖尿病、先前多次手术、骨质疏松等。单纯腹股沟放疗可致下肢水肿及股骨头骨折，但淋巴水肿不是研究的主要考虑内容，股骨头骨折却是需要考虑的内容，限制股骨头处放疗受量少于 35Gy 可能会缩小这一并发症的风险，也不排除严重的骨质疏松导致股骨头并发症的可能性。

4.化疗(化学治疗，简称化疗)

有关化疗治疗外阴癌的资料有限，主要是因为：①外阴癌的发生率低；②晚期外阴癌多倾向于年龄偏大者，患者体质较弱，合并症较多，化疗的不良反应明显，使化疗的应用受到限制，导致适合化疗的人选较少；③以往外阴癌的治疗理念为多采用手术治疗，用或不用术后放疗，而化疗仅被作为一种挽救性治疗来使用；④在已行广泛手术和(或)放疗的患者复发时才用化疗，初治化疗患者少，使得患者对化疗药物的敏感性及耐受性均差；⑤治疗外阴鳞癌的化疗药物在Ⅱ期临床试验中显示，仅多柔比星和博来霉素单药有效，甲氨蝶呤可能也有效但证据不足，顺铂显示在许多妇科肿瘤中有广泛作用，但在外阴难治性鳞癌患者的治疗中作用不大。近年来的研究显示，联合化疗用于不能手术的晚期外阴癌患者，在部分患者中出现明显效果，甚至创造了手术机会，尤其在初治患者中，其疗效明显好于顽固性、复发性患者。常用的化疗方案有 BVPM 方案(博来霉素、长春新碱、顺铂、丝裂霉素)、BMC 方案(博来霉素、甲氨蝶呤、司莫司汀)，这些方案的毒性可以忍受，主要不良作用有黏膜炎(重度：21%)，感染或发热(35%)，博来霉素肺病(死亡 1/28 例)。

同步放化疗对晚期不能手术的外阴癌患者的报道越来越多，其原动力来自于子宫颈鳞癌的随机临床试验的阳性结果，由于局部晚期宫颈鳞癌患者采用以顺铂为基础的同步放化疗治疗获得了明显效果，有人认为对于同属下生殖道的局部晚期外阴鳞癌而言理论上也应有效，应可以借鉴子宫颈鳞癌的治疗方法。外阴癌由于病例少，很难进行随机临床试验。最近一项对73例局部外阴晚期鳞癌的GOG研究显示，分割剂量放疗对无法切除的腹股沟淋巴结及原发灶肿瘤进行照射联合同步化疗[顺铂：75mg/m^2，第1天；氟尿嘧啶：1000mg/(m^2·d)，第1～5天]后再手术，46%的患者达到肉眼无瘤，其余仍有肉眼癌灶者中，只有5例不能达到手术切缘阴性，生存资料尚不成熟，但总的趋势是持肯定态度，不良反应可以接受。Landoni等先采用氟尿嘧啶[750mg/(m^2·d)，第1～5天]和丝裂霉素C(15mg/m^2，第1天)联合局部放疗(总剂量54Gy)对58例晚期初治患者和17例复发患者进行治疗，然后行局部广泛切除和腹股沟淋巴结切除，结果89%的患者完成了预计的放疗和化疗，80%出现治疗反应，72%的患者获得手术机会，并有31%在原发灶及淋巴结上出现病理学完全反应，3例出现治疗相关性死亡。Lupi等以同样化疗方案及分割放疗照射(总剂量仅36Gy)治疗31例患者，结果反应率达94%(29/31)，但术后病率达65%，死亡率达14%，在腹股沟淋巴结阳性的患者中，55%(5/9)术后病理阴性，复发率32%。Whalen等采用45～50Gy放疗联合氟尿嘧啶[1000mg/(m^2·d)，持续静脉滴注96小时]、丝裂霉素(10mg/m^2，第1天)治疗19例临床Ⅲ～Ⅳ期的外阴癌患者，结果总反应率达90%，局部控制率达74%。

二、前庭大腺癌

发生在前庭大腺的恶性肿瘤可以是移行细胞癌或鳞状细胞癌，也可以是发生于导管或腺体本身的腺癌，囊腺癌、腺鳞癌亦有报道。

(一)诊断标准

1.临床表现

(1)早期无症状。通常在已经有较长病史的前庭大腺囊肿切除后才做出诊断。

(2)局部肿块呈暗红色，质硬，表面光整。

(3)肿瘤发展时，可延伸到大阴唇和阴道下部，固定，表面破溃。

(4)妇科检查：在小阴唇内侧深部扪及硬结，肿物长大时可延伸到大阴唇和阴道下部，可推动或固定，表面溃烂，有脓血性分泌物。有时块物可侵犯会阴与肛提肌。

2.辅助检查

(1)阴道分泌物细胞涂片，巴氏染色，癌细胞阳性或阴性检查。

(2)肿物取材做活组织检查显微镜下多见分化好的黏液腺癌，在癌肿周围组织中见前庭大腺组织。

(二)治疗原则

(1)根治性外阴切除术和双侧腹股沟淋巴切除术是前庭大腺癌的标准治疗方法。早期病灶可采用一侧外阴的根治性切除术和同侧腹股沟淋巴切除。

(2)晚期病例可行放射治疗。对于瘤体较大者，术后放疗可以减少局部复发。如果同侧腹股沟淋巴结阳性，双侧腹股沟和盆腔淋巴结区的放疗可以减少区域复发。

(3)复发及转移病例可行化学药物治疗。

三、外阴湿疹样癌

外阴湿疹样癌又称佩吉特(Paget)病，绝大多数是上皮内病变，属 VIN-Ⅲ，偶尔会表现为浸润性腺癌。该病主要发生于围绝经或绝经后妇女。上皮内癌含典型的、有空泡形成的 Paget 细胞。

(一)诊断标准

1.临床表现

(1)外阴瘙痒、烧灼感、慢性溃疡或外阴部肿块。

(2)病程长、发展慢，如合并腺癌，病情较重，易发生淋巴结及远处转移。

(3)妇科检查：病灶表面充血，结节状隆起，皮肤增厚或局部硬结，中心形成溃疡，底部发红，边界清晰，边缘卷曲呈侵蚀样。有时表面有脱屑，皮肤色素减退；一般病灶浸润比较表浅。病灶最多见于大阴唇，也见于小阴唇和阴蒂。

2.辅助诊断

(1)局部活组织病理检查：活检时取材应有足够的深度和宽度，如果组织取得太少，易造成漏诊和误诊。

(2)病理检查：其特征是在上皮内有 Paget 细胞浸润。为大圆细胞，胞质黑灰色，透亮或颗粒状，细胞核呈囊泡状，分裂象少。细胞内含黏多糖，用 PAS、黏蛋白卡红、品红醛等染色均为阳性，可与外阴上皮内癌的大细胞相鉴别。

(二)治疗原则

多为外阴红肿病灶，可形成溃疡，局部可有瘙痒或烧灼感，将近 15%的佩吉特病患者可伴有潜在的浸润性腺癌成分，20%～30%的患者将会有或将发展为非外阴部位的腺癌，尽管最近的报道提示继发性腺癌的发生率较低，但仍能见到其他部位的佩吉特病，如乳腺、肺、结直肠、胃、胰腺及女性上生殖道，因此，有佩吉特病的患者应注意检查、监测这些部位。佩吉特病的病程进展较慢，但真皮层的浸润常较肉眼见到的范围广，故手术切缘应比其他外阴癌的范围要广，以保证边缘切净，避免复发。一旦局部复发，只要无浸润证据可以再次局部切除，仍可达到一定疗效。

总的来说，外阴鳞癌的治疗效果较好，约 213 的患者均为早期肿瘤，5 年生存率按 FIGO 分期，Ⅰ～Ⅱ期患者可达 80%～90%，晚期生存率较差，Ⅲ期 60%，Ⅳ期 15%。在相同原发灶大小的患者，有或没有淋巴结转移其生存率相差 50%。由于外阴非鳞癌相对罕见，可靠、有效的治疗方案及长期结局尚不十分明确。鉴于外阴部位的肿瘤相对容易发现，因此对于高危患者，如 HPV 感染者、原位癌、外阴苔藓样病变等可进行严密筛查随访，使外阴癌控制在早期时被诊断。

四、外阴黑色素瘤

外阴黑色素瘤发病居外阴恶性肿瘤的第 2 位，约占外阴恶性肿瘤的 2%～3%，多数由色素痣恶变所致，是一种恶性度极高，转移倾向较早而广泛的肿瘤。其转移途径除直接蔓延或淋巴系统转移外，也可血行扩散送至身各部，发展迅速，预后不佳。

（一）诊断标准

1.临床表现

发病年龄多在50岁以上，多有色素痣史。好发于阴唇尤以小阴唇及阴蒂。病灶常有色素沉着、稍隆起、结节或表面有溃疡，外阴瘙痒、出血、色素部位增大。

2.辅助诊断

病理检查可确诊。采取较大范围的局部切除。

（二）治疗原则

外阴恶性黑色素瘤多见于绝经后的白种妇女中，典型表现是无症状性的外阴色素沉着病灶，可单发或多发，或者表现为外阴包块，可伴有疼痛或出血，包块可以为黑色、蓝色或棕色，甚至可以为无色素型。确诊需靠活检，免疫组化染色显示S-100抗原阳性有助于不确定病例的诊断。外阴恶性黑色素瘤可以新发也可以起源于原已存在的外阴色素病损基础上，因此若有怀疑，任何外阴色素病变均应考虑活检。外阴恶性黑色素瘤极易出现腹股沟淋巴结及远处转移，这种转移与肿瘤浸润的深度密切相关，故外阴恶性黑色素瘤的分期也与一般的外阴癌不同，采用的是基于病变浸润深度或肿瘤厚度与预后关系的微分期系统，目前共有3种分期方式，但其本质基本一致。

外阴恶性黑色素瘤主要的治疗方式是行根治性外阴切除术＋双侧腹股沟股淋巴结切除术，大多数治疗失败的病例多为出现远处转移，故想通过超大范围的根治性外阴切除术来改善预后几乎是徒劳的，相反，对于一些早期发现的外阴恶性黑色素瘤患者给予相对缩小的根治性外阴切除术可能更现实，既不影响生存率，又可减少手术创面，甚至最近有人推荐仅行患侧外阴切除术或根治性外阴切除术，双侧腹股沟股淋巴结可视情况切除。病灶浸润的深度、有否溃疡形成与预后极其相关，故在制定治疗计划时应充分考虑。Look等发现，在病灶深度≤1.75mm的患者中无一例复发，建议对这类患者可仅行局部广泛切除术，而所有病灶深度＞1.75mm的患者尽管给予了肿瘤根治手术，但仍全部复发。局部淋巴结转移也与预后相关，在对664例患者的多因素分析中发现，阳性淋巴结为0，1，≥2个的5年无瘤生存率分别为68%，29%，19%，因此认为局限于真皮层、无皮下结缔组织浸润的（相当于≤Ⅲ期）可以不做淋巴结切除。对某些高危患者，放疗对于加强局部控制可能有帮助，化疗及生物免疫治疗多用于辅助、挽救或晚期姑息性治疗，效果不确定。外阴恶性黑色素瘤患者总的生存率接近50%。

第二节　阴道癌

原发性阴道癌少见，仅占女性生殖道恶性肿瘤的1%～2%。多见于绝经后或60岁以上的老年妇女，发生于年轻妇女者，其病因可能与宫颈病变有关，也即与人乳头状瘤病毒（HPV）有密切的关系。大部分由宫颈癌转移引起。阴道是妇科恶性肿瘤和全身其他部位恶性肿瘤如膀胱、尿道或尿道旁腺、乳腺或肺的常见转移部位。

一、诊断标准

1.临床表现

(1)早期可无症状。

(2)不规则阴道流血特别是绝经后阴道流血,流血时间长短不一,量或多或少,多为接触性出血。

(3)阴道排液:当肿瘤表面坏死组织感染时阴道排液增多,排液可为水样,米汤样或混有血液。

(4)晚期时可出现压迫症状:当肿瘤压迫或侵犯膀胱及尿道,可引起尿频、尿急及血尿,压迫直肠可引起排便困难,里急后重,便血等。

(5)晚期癌由于长期出血,全身耗损可表现为消瘦、恶病质、严重贫血等。

(6)妇科检查:在阴道道看到或扪及肿瘤,外生型肿瘤向阴道内生长,呈菜花状或形成溃疡,触之易出血。结节型则向内生长,阴道黏膜仍光滑,看不见赘生物,此时需应用触诊,仔细扪摸才发现阴道黏膜变硬,无弹性。应仔细检查宫颈及外阴,以排除继发性阴道癌。

2.辅助检查

(1)阴道细胞学检查:适用于阴道壁无明显新生物,但有异常表现,如充血、糜烂、弹性不好乃至僵硬者。

(2)阴道镜检查:有助于对可疑部位定位,可提高早期病变诊断率,注意阴道穹窿,因为部分 VAIN 患者可在该处发现隐蔽的癌灶。

(3)活组织检查:对阴道壁的明显新生物可在直视下行病理活检确诊,也可以借助于阴道镜定位下活检。

3.诊断原则

原发性阴道癌发病率低,在确诊本病时应严格排除继发性癌,需遵循的诊断原则为:①肿瘤原发部位在阴道,除外来自女性生殖器官或生殖器官以外肿瘤转移至阴道的可能;②如肿瘤累及宫颈阴道部,子宫颈外口区域有肿瘤时,应归于宫颈癌;③肿物局限于尿道者,应诊断为尿道癌。

4.临床分期

阴道癌的临床分期见表 5-2-1。

表 5-2-1 阴道癌临床分期

分期	临床特征
0 期	肿瘤局限于上皮层(上皮内瘤变Ⅲ级/原位癌)
Ⅰ期	肿瘤局限于阴道壁
Ⅱ期	肿瘤向阴道下组织扩展,但未达骨盆壁
Ⅲ期	肿瘤扩展至骨盆壁
Ⅳ期	肿瘤范围超出真骨盆腔,或侵犯膀胱或直肠黏膜,但黏膜泡状水肿不列入此期

续表

分期	临床特征
Ⅳa 期	肿瘤侵犯膀胱和(或)直肠黏膜和(或)超出真骨盆
Ⅳb 期	肿瘤转移到远处器官

二、肿瘤蔓延和转移特点

阴道壁淋巴管和血管极为丰富，黏膜下结缔组织疏松，因而淋巴癌的转移方式主要是淋巴管转移和直接浸润邻近组织和器官。

1.淋巴转移

阴道壁淋巴丰富，相互交融，形成淋巴网，并于阴道两侧汇合成淋巴干。依解剖部位，阴道上 1/3 的淋巴向盆腔淋巴结方向引流，类似于宫颈癌淋巴引流；下 1/3 引流至腹股沟淋巴结，然后再至盆腔淋巴结，与外阴癌相似；中 1/3 既可引流入盆腔淋巴结，又可引流入腹股沟淋巴结。

2.直接浸润

阴道前壁癌灶可累及尿道和膀胱，后壁可累及直肠或直肠旁组织，侧壁常向阴道旁浸润，上 1/3 可累及宫颈，下 1/3 可累及外阴。

3.血行转移

血行转移可至远处器官，包括肺、肝、骨骼，是阴道癌的晚期表现。

三、治疗

由于阴道癌较少见，有关阴道癌的自然进程、预后和治疗数据均来源于小样本回顾性研究，因此没有权威性的治疗推荐，目前关于放疗和手术的文献多为原发性阴道鳞癌。阴道癌患者的处理比较复杂，最好能在妇科肿瘤医师和放疗医师共同评估后做出个体化治疗方案，按妇科肿瘤医师协会的指南要求，大多数患者仍首选放疗，对于早期和表浅病灶患者放疗可达到良好的肿瘤控制，并且保留了阴道功能。手术要充分考虑到患者的年龄、病灶范围、病灶是否局限等因素，以决定患者适合于局部切除、部分切除还是完全阴道切除。有证据表明，阴道原位癌、Ⅰ期癌和部分年轻的Ⅱ期癌患者其原发灶位于阴道上或下 1/3 时，仅通过手术即可能成功治疗。对较年轻的渴望保留卵巢功能和性功能的、疣状癌的、非上皮性肿瘤的及放疗后局部盆腔剂量不足的患者，手术将被考虑。为了达到足够的手术切缘以求手术彻底，手术，尤为根治性手术常需切除部分膀胱、尿道或直肠，导致尿粪排泄改道，因此相比较而言，放疗作为阴道癌的初始治疗可最大限度地治愈和改善生活质量，某种程度上替代了手术。对于许多年龄较大的患者，根治性手术也不可行。尽管放疗常作为治疗选择，但对于各期最佳的治疗方式至今尚无定论，单纯手术或放疗均可引起的并发症增加，因此缩小的手术与放疗联合的治疗模式常被考虑。腔内和组织间放疗常被用于小的表浅的Ⅰ期病灶中，外照射联合腔内和(或)组织间近距离照射常被用于较广泛的Ⅰ～Ⅱ期患者。在阴道癌中化疗的使用仅基于散在的Ⅱ期临床试验或是模仿宫颈鳞癌的治疗而来，没有更有利的化疗依据可循。

1.VAIN及原位癌的治疗

多数研究者采用手术和药物来处理VAIN,方法从部分或完全阴道切除到比较保守的局部切除、电凝、激光消融、局部氟尿嘧啶应用或腔内近距离放疗。对于不能排除浸润癌的患者,与保守治疗失败的患者一样,手术切除是治疗的选择。各种方法的控制率相似,激光为48%～100%,阴道切除术52%～100%,局部氟尿嘧啶外涂75%～100%,放疗83%～100%,Diakomanolis等报道的52例患者中,发现部分阴道切除对于单发病灶的疗效较好而激光消融对多发病灶较好。尽管许多人赞成对以前无盆腔放疗史的患者采用部分阴道切除方法治疗局部VAIN,但对于先前因其他盆腔肿瘤接受过盆腔放疗的患者而言,行部分阴道切除瘘管的风险仍很大,此时用氟尿嘧啶局部外涂也许更有益,它可刺激鳞状上皮脱落,促使正常上皮再生。氟尿嘧啶的使用方法很多,控制率达75%～88%,推荐的Krebs等的方法为每周1～3次,持续应用10周,会阴皮肤可用氧化锌等软膏来保护以防止外阴疼痛、糜烂。近来,研究者们发现咪喹莫特治疗VAIN有效,Haidopoulos等的研究中发现,7个VAIN 2～3的患者中经咪喹莫特治疗后,6人病灶消退或降级为VAIN1,具体用药方法为阴道内每周应用5%的咪喹莫特0.25g持续3周,耐受性较好,与氟尿嘧啶相比,咪喹莫特给药方便、毒性较低,但还需大样本研究来证实。

部分或全部阴道切除也常用于VAIN的治疗中,Hoffman等对32例经历了上段阴道切除术的阴道原位癌患者进行评价,仅行手术术后随访示无瘤生存的患者占72%,复发率为17%。在这项研究中,44%先前接受了包括激光消融、局部氟尿嘧啶或局部切除治疗。9例患者在最后的病理切片中发现浸润癌,其中浸润超过3.5mm的4例患者术后补充了放疗,3例保持无瘤;<2mm浸润病灶的5例患者中,1例因为局部复发再行放疗,其余4例术后保持无瘤;其余术后病理仍为原位癌的23例患者中,19例(83%)在平均随访38个月内无肿瘤复发。28%(9/32)的患者术前未发现浸润癌,其中55%(5/9)的浸润癌需要补充术后放疗,说明术前阴道原位癌的诊断常不准确,可能与病灶范围大或多点病灶致活检不足有关,因此,临床处理时不能完全按照活检提示进行,当怀疑有可疑浸润和病灶局限于上1/3或上1/2阴道时,上段阴道切除手术应尽量保证病灶边缘离切缘>1cm。部分或全部阴道切除的主要缺点是阴道缩短或狭窄而导致的性功能变差。Hoffman等推荐手术切除病灶后不关闭黏膜,并用雌激素软膏涂抹、扩张器扩张阴道,并酌情皮肤移植,以便术后阴道狭窄降到最低程度。先前放疗是阴道切除的禁忌证,因为有较高的并发症率。

放疗被证实有效,控制率为80%～100%,与其他方法相比有较好的治愈率。采用传统的低剂量率腔内放疗技术使整个阴道黏膜的受量为50～60Gy,如果病灶多发,累及区可能接受70～80Gy的剂量,高剂量可引起阴道明显的纤维化和狭窄。在腔内放疗后,浸润癌中盆腔复发或远处转移的情况不多见。在全阴道放疗的患者中可出现直肠出血和中到重度的阴道黏膜反应,Macleod等报道了采用高剂量率腔内放疗技术对14例VAINⅢ的患者进行治疗,总剂量34～45Gy,分割剂量为每次4.5～8.5Gy,中位随访46个月,1例比人肿瘤持续存在,另一例出现肿瘤进展,总控制率为85.7%,2例出现重度阴道放疗损伤;Mock等报道了6位原位癌患者采用高剂量率腔内放疗技术治疗,100%无复发生存。鉴于高剂量率腔内放疗良好的局部控制和功能保留优势,可以考虑将其作为放疗时的治疗选择,但从目前有限的数据中还无法得出高剂量率腔内放疗使用的明确结论。

雌激素可用于绝经后或有过放疗浸润性癌已治愈的患者，由于放疗可以对卵巢功能造成影响并有可能使阴道穹窿纤维化，某种程度上也限制了放疗的应用。

总之，对于单发病灶的 VAIN 患者，阴道部分切除术优于激光消融，因为有大约 25%的患者有浸润性鳞癌的危险性，一旦 VAIN 行部分阴道切除后发现为浸润癌者补充放疗则有瘘管形成的风险。激光消融和(或)局部氟尿嘧啶对于绝对排除浸润性鳞癌时可以应用。单独腔内近距离放射治疗也能提供满意的局部控制率并可保留阴道功能。

2.浸润性鳞癌及其他类型癌的治疗

(1)浸润性鳞癌的治疗

①手术治疗：通常阴道鳞癌采用放疗较多见。但有报道在经过选择的患者中手术治疗也取得了良好的结局，根治性手术后，Ⅰ期阴道鳞癌患者的生存率可达 75%～100%。有手术治疗适应证的病例包括：Ⅰ～Ⅱ期患者病灶在穹窿、上 1/3 阴道后壁或侧壁的能被根治性阴道切除并能保证足够切缘的、能行盆腔淋巴结切除的；极表浅的病灶也许通过局部切除即可；阴道下 1/3 病灶行外阴阴道切除并能达到满意阴性切缘的，能行腹股沟股淋巴结切除的。若术后发现切缘不足或阳性，应被推荐辅助放疗。若还有其他部位的病灶应选用放疗，放疗后残留的孤立病灶可手术去除。Creasman 等注意到手术治疗后良好的生存率，但在系列研究中发现这也许存在偏差，因为相对年轻、健康的患者更可能倾向于手术治疗，而年龄偏大、有内科合并症的患者更倾向于放疗，Rubin 等报道的 75 例阴道癌患者的手术结局就不如放疗的好，因此需要有更大样本的前瞻性随机对照研究来做出结论，但无论如何，手术对于某些患者仍是治疗的最佳选择，原则上不论子宫切除否能做根治性外阴阴道切除的患者，尽量不做去脏术，除非放疗后中心性复发或初始治疗病灶还未达骨盆的患者，但手术应包括根治性子宫切除，因为子宫在位将限制手术操作及膀胱、直肠病灶的切除。

有研究认为，Ⅱ期患者手术效果明显优于放疗，如 Stock 等进行的包括 100 例(其中鳞癌 85 例)阴道癌患者的最大的单样本研究显示，40 例患者单纯手术，5 年生存率Ⅰ期为 56%，Ⅱ期为 68%；47 例患者单纯放疗，5 年生存率Ⅰ期为 80%，Ⅱ期为 31%，13 例为联合治疗，总的 5 年生存率为 47%，似乎在Ⅱ期患者手术效果更好，但研究者认为这可能与病例选择存在偏差有关，在仅行放疗的患者中以Ⅱb 期的患者为主，而仅行手术的患者中多数为Ⅱa 期患者。因此 Stock 建议对于癌灶位于阴道上 1/3 的患者，行上阴道段切除及根治性子宫切除和盆腔淋巴结切除比较适合，而对于广泛累及阴道旁的患者放疗应是首选，手术仅适用于严格选择后的个别患者。Tjalma 等在 55 例阴道鳞癌的研究中通过多因素分析发现，只有年龄和病灶大小是预后因子，因此建议对于Ⅰ期和 IIA 期病灶较小、体质较好的阴道癌患者进行手术治疗。虽然数个研究表明选择适当的Ⅲ～Ⅳ期阴道鳞癌患者进行去脏术能达到 50%的控制率，但因研究的病例样本太小，目前对晚期病例仍不主张首选去脏术，较为推崇的治疗是进行同步放化疗，尽管这种治疗模式的作用还未被明确。关于手术技术，如果进行完全性阴道切除术，专家建议行经腹和会阴联合手术，会阴切口选在耻骨膀胱宫颈筋膜，在尿道下方直肠上方，以避免静脉丛出血。切口可先腹部再会阴，但更推荐先做腹部切口，因为可以自上而下游离膀胱、尿道、直肠至会阴，分离阴道侧壁组织、游离子宫、切除淋巴结，如有不能切除的病灶，患者将免于会阴切口;若手术成功,也可用带蒂的皮肌瓣、尼龙补片联合带蒂大网膜进行阴道重建。

②放射治疗:Ⅰ期患者中,病灶厚度通常在0.5～1cm,可单发或多发,为保留阴道功能,个体化治疗是很重要的。表浅病灶可以单独用后装阴道圆筒腔内近距离放疗来治疗,整个阴道黏膜量常为60Gy,对于肿瘤累及处另加20～30Gy的量。病灶厚度>0.5cm时,联合应用腔内后装和有单层插入的组织间插植放疗以增加深部的剂量并限制阴道黏膜放疗的过度。没有绝对的标准用于Ⅰ期患者的外照。通常认为,对于较大的、较多浸润或分化差的肿瘤常有淋巴结转移的高风险,这类患者需加用外照。整个盆腔10～20Gy,用中间挡板后,宫旁和盆腔侧壁再照45～50Gy的量。Chyle等推荐外照附加近距离放疗对于Ⅰ期患者应至少覆盖阴道旁淋巴结、大的病灶、髂内外淋巴结。通过腔内和组织间插植技术,Ⅰ期患者单独放疗能达到95%～100%的控制率,5年生存率达70%～95%。

Ⅱa期患者常有晚期阴道旁病变但没有广泛的宫旁浸润。患者一律先外照,接着腔内照射。通常全盆腔接受20Gy,挡野后另加宫旁剂量,根据侵犯厚度,再照45～50Gy到盆腔侧壁。给予低剂量率的腔内后装及组织间放疗联合应用至少照射50～60Gy,超越肿瘤边缘0.5cm,加上整个盆腔剂量,肿瘤处总剂量为70～80Gy。Perez等显示Ⅱa期患者接受近距离放疗联合外照的局部控制率为70%(37/53),而单用外照或近距离放疗的局部控制率为40%(4/10),说明联合放疗具有优越性。Ⅱb期患者因有较广泛的宫旁浸润,整个盆腔将接受40～50Gy,中央区挡板后宫旁总剂量为55～60Gy,再用低剂量间插植和腔内近距离放疗来追加30～35Gy使肿瘤区总剂量达75～80Gy,宫旁和阴道旁外延处达65Gy。单用放疗治疗5年生存率Ⅱa期可达35%～70%,Ⅱb期为35%～60%。

Ⅲ期疾病接受45～50Gy盆腔外照,可用中间挡板使宫旁到侧盆壁剂量增加至60Gy,追加腔内近距离放疗至最小肿瘤剂量达到75～80Gy,如果近距离照射不方便,可以用三维治疗计划缩野放疗使肿瘤剂量达到65～70Gy。外照盆腔和腹股沟淋巴结的剂量为45～50Gy,联合低剂量率腔内放疗至阴道黏膜的最大剂量为80～85Gy,Ⅲ期患者的总治愈率为30%～50%。有直肠和膀胱黏膜累及或腹股沟淋巴结阳性的Ⅳa期患者,尽管少数经严格选择的病例行去脏术可能治愈,但大多数还是首选放疗,此时多选用外照姑息治疗。对于已出现全身广泛转移的Ⅳb期患者而言,放疗仅为姑息性局部控制,多采用全身化疗及支持治疗。

③化疗和同步放化疗:Ⅲ～Ⅳ期的阴道癌患者尽管给予高剂量外照和近距离放疗,但盆腔控制率仍较低,有70%～80%的患者病灶持续或疾病复发。对于局部晚期患者远处转移的发生率为25%～30%,尽管远处转移比盆腔复发少见,但仅靠针对局部治疗的手术或放疗而言几乎不可能产生作用,肿瘤治疗的目的是治人,而不是治瘤。因此,我们的治疗不可能仅关注肿瘤局部,而化疗恰恰弥补了这一不足,它可经血循环作用于全身,无论什么期别,只要有远处转移可能的高危患者或已有远处转移的晚期患者,单独化疗、姑息性手术或放疗结合化疗都被推崇。常用的化疗药有氟尿嘧啶、丝裂霉素和顺铂等,与放疗合用时完全反应率可达60%～85%,但长期疗效差异较大。Roberts等报道了67例晚期阴道、宫颈和外阴癌患者,同时用氟尿嘧啶、顺铂和放疗治疗,虽然85%完全反应,但61%出现癌复发,复发中位时间仅为6个月,5年总的生存率只有22%。67人中9例发生了严重的迟发并发症,其中8例必须手术。与在直肠和外阴癌中的使用一样,放疗加化疗可适当减少放疗的剂量,以改善器官功能和迟发的

毒性。

因为患者数量有限，尚无随机对照研究评估同步放化疗的作用，进一步的研究需明确同步放化疗的治疗作用和理想的治疗方案。最近的数据表明，在宫颈鳞癌中以顺铂为基础的同步放化疗对局部控制率、总生存率、无瘤生存率等方面均有益，研究中共同的药物是顺铂，提示它可能改善放疗敏感性。基于此，相同的方法可考虑用于晚期阴道鳞癌的治疗中。

尽管放疗对浸润性阴道鳞癌的局部控制仍有限并存在放疗并发症的风险，但目前治疗的原则仍倾向于以放疗为主，酌情手术，联合化疗。在浸润性鳞癌的放疗中应特别注意确认治疗区域的完全覆盖，尤其在较大肿瘤中，既要达到局部控制的需要剂量，又要充分照顾到周围正常组织的耐受性。经仔细选择的早期患者行根治性阴道切除术可取得良好效果，但放疗仍是主要的治疗模式尤其对有多种合并症的年老患者。虽然在阴道癌的化疗方面目前尚无有力证据，但加用化疗(如顺铂周疗)作为放疗的增敏剂应被推广。

(2)其他类型癌的治疗

①透明细胞腺癌：因透明细胞腺癌患者常年轻未育，早期患者可行生育力保存的方式治疗，手术对于早期阴道透明细胞癌患者有优势，因为既可以保留卵巢功能，又可通过皮肤阴道移植成形来保留阴道功能。Herbst 等报道的 142 例Ⅰ期阴道透明细胞腺癌患者中，117 例接受了手术治疗，复发率仅 8%，存活率为 87%，而在接受放疗的患者中复发风险高达 36%，这可能与常累及阴道穹的较大病灶的Ⅰ期患者放弃手术选用放疗有关。阴道透明细胞腺癌常发生在阴道的上 1/3 及穹窿部，故手术推荐采用根治性子宫切除和盆腔、腹主动脉淋巴结切除以及广泛的阴道切除，但对于年轻未育的早期患者，也可考虑行腹膜外淋巴结切除和略广泛的局部切除，术后辅以腔内近距离放疗而尽量不做全盆外照射，这样既可有效控制肿瘤，又可最大限度的保留卵巢、阴道的功能，待患者完成分娩后再行根治性子宫切除、阴道切除和盆腹腔淋巴结切除。Senekjian 等报道了 219 例Ⅰ期的阴道透明细胞癌患者，其中 176 例行常规根治手术，43 例仅行局部治疗，两组的症状、分期、肿瘤位置、肿瘤大小、浸润深度、病理类型及分级等资料均相似，结果 5 年和 10 年的生存率在局部治疗组为分别为 92%和 88%，在常规手术组分别为 92%和 90%，但在复发率在局部治疗组明显增高，10 年复发率在局部治疗组为 45%，而在常规手术组仅为 13%，肿瘤的复发与肿瘤＞2cm，浸润深度≥3mm 有关，盆腔淋巴结转移率为 12%，因此建议对于想保留生育力的患者，治疗方式以广泛性局部切除、腹膜外淋巴结切除及术后腔内放疗为宜。在对Ⅱ期 76 例患者的研究中显示，5 年生存率为 83%，10 年生存率为 65%，其中 22 例仅接受了手术治疗(13 例为根治性子宫及阴道切除，9 例接受去脏术)，38 例仅接受放疗，12 例接受手术＋放疗，4 例接受其他治疗，结果 5 年生存率仅放疗组为 87%，仅手术组为 80%，手术＋放疗组为 85%，因此建议对于Ⅱ期阴道透明细胞癌患者的最佳治疗应为全盆外照＋腔内放疗，但不排出对于肿瘤小、可切除的穹窿病灶进行手术治疗，以保留卵巢及阴道功能。晚期患者主要行放疗，对于最后确定行放疗的晚期患者去脏术应被限制，也可行去脏术或氟尿嘧啶、长春新碱为主的同步放化疗。

②黑色素瘤：阴道黑色素瘤因发病率低，治疗经验极少。由于黑色素瘤容易远处转移并且缺乏对其癌前病变的认识，一旦确诊治疗相当棘手。黑色素瘤对放疗不敏感，所以手术几乎成了治疗的首选，但效果不确定，尽管有报道根治性手术后的 2 年生存率可达 75%，但 5 年生存

率仅为5%～30%,即便行超大的根治手术可能改善近期生存率,但长期的生存率仍没有提高。有报道认为肿瘤大小与黑色素瘤的预后相关,中位生存时间在肿瘤<3cm的患者中为41个月,而在≥3cm的患者中为21个月,但长期生存率无统计学意义,也有报道黑色素瘤可能对放疗有反应,放疗剂量在50～75Gy,但放疗反应率仅为23.4%～24.2%,Petru等报道了14例患者有3例获得长期生存,均为放疗或局部切除后辅助放疗,其中肿瘤≤3cm的患者5年生存率为43%,肿瘤>3cm的患者5年生存率为0%,因此学者认为,放疗对肿瘤≤3cm的患者有效,同时放疗也能协同手术使手术范围缩小。化疗及免疫治疗对黑色素瘤的作用极其有限,但对于有远处转移者仍可应用。

③肉瘤:阴道肉瘤发病率也不高,约占阴道原发肿瘤的3%,但常常一发现即为晚期,细胞病理分级明显影响预后,大多数阴道平滑肌肉瘤起源于阴道后壁,根治性手术切除,如后盆腔去脏术可能有治愈机会。成年人的阴道肉瘤对化疗反应不好,去脏术可能有长期生存概率。在阴道肉瘤的报道中,最大的病例报道仅为17例,包括10例平滑肌肉瘤、4例恶性中胚叶混合瘤、3例其他肉瘤,其中35%接受过先前放疗,17例均对化疗耐药,结果仅有的3例生存者均为接受去脏术治疗者,5年生存率在平滑肌肉瘤者为36%,在恶性中胚叶混合瘤者为17%。有报道术后补充放疗可降低局部复发率,但不改变生存率,而化疗可能对全身转移有益,借鉴子宫肉瘤的治疗方案,异环磷酰胺、顺铂、紫杉醇可以应用,多柔比星仍是平滑肌肉瘤化疗的首选。阴道胚胎横纹肌肉瘤常见于儿童,由于发病非常罕见,没有成熟的可推荐的治疗方案,但倾向于儿童发病应采用多手段联合治疗,行局部切除+化疗±放疗以尽量避免去脏术的应用,保证患儿的生活质量。化疗可选用VAC(长春新碱、更生霉素、环磷酰胺)方案或VAD(长春新碱、多柔比星、达卡巴嗪)方案,根治性手术尽量慎用,除非持续或复发病例。

3.鳞癌治疗失败的因素

尽管有精心设计的放疗方案,仍有85%的患者可出现局部复发,且大部分局限于盆腔和阴道。局部区域复发Ⅰ期为10%～20%,Ⅱ期30%～40%,Ⅲ～Ⅳ期的复发或持续存在率为50%～70%,单独的远处复发或与局部复发相关的远处复发在局部晚期患者中为25%～40%。复发的中位时间为6～12个月。一旦复发预后极差,虽经挽救治疗但很少有长期生存者。

Stanford等显示较早的肿瘤期别和较高的放疗剂量对生存率有益,接受≤75Gy的16人中有9人复发,>75Gy的22人中只有3人复发,但较大样本量的研究中没有发现放疗剂量与复发率之间存在相关性,可能与较大的肿瘤接受了较高剂量的外照和近距离放疗有关。M. D. Anderson癌症中心也没有发现低于或高于75Gy的剂量和局部控制的改善或特定疾病生存率有关,有统计学意义的因素只有疾病分期和肿瘤体积。Perez等在Ⅱa期到Ⅳ期患者中,联合应用外照和近距离放疗比单用近距离放疗有较好的肿瘤控制率,而在Ⅰ期肿瘤中没有发现放疗方式和盆腔局部复发率之间的相关性,他们建议为了达到较好的肿瘤和盆腔控制率,治疗剂量必须达到原发灶处70～75Gy,平均宫旁剂量55～65Gy。此外,累及中、上段阴道的100个原发性阴道癌患者均没有接受选择性的腹股沟处放疗,没有人出现腹股沟股淋巴结转移,相反,累及下1/3阴道的29人中3人出现,累及整个阴道的20人中1人出现,其中可触及腹股沟淋巴结的用了约60Gy的放射治疗,仅有一人出现一个淋巴结复发,因此建议选择性腹股沟淋巴结区放疗仅被推荐在肿瘤累及阴道下 1/3 时应用。相似的报道 Stock 等也已发现。Lee 等通过对 65 例用放疗治疗的阴道癌患者的研究，证实总的治疗时间是预示盆腔肿瘤控制的最有意义的因素。包括外照和近距离照射，放疗时间如在 9 周内完成，盆腔肿瘤控制率是 97%，如果超过 9 周仅为 57%（$P<0.01$），Perez 等尽管没有发现延长治疗时间对盆腔肿瘤控制的影响，但仍倡导治疗应在 7～9 周内完成。

4.并发症及其治疗

由于阴道的解剖位置紧邻直肠和泌尿道下段，手术或放疗后并发症出现的风险极大。虽然在许多回顾性研究中提到了这些并发症，但有代表性的预防或处理意见几乎没有。虽然生存率是判断预后的重要指标，但不顾并发症和生活质量的高生存率也不值得推崇。由于对标准放疗常见的急性或迟发并发症认识的提高，改善了妇科恶性肿瘤患者的生存状况，特别是阴道癌患者。高剂量率放疗的快速反应使阴道上皮丢失明显，特别是靠近放疗源的部分，临床上，急性反应包括水肿、红斑、潮湿、脱皮、混合性黏膜炎、糜烂及感染等，反应程度和持续时间依赖于患者的年龄、性激素状况、肿瘤大小、分期、放疗剂量和个人卫生等，这些通常在放疗结束后 2～3 个月消退，重症者可有进行性脉管损害、继发性溃疡和黏膜坏死，这种情况可能要 8 个月左右才能治愈。

同步放化疗增强了黏膜急性反应，对迟发反应的作用不明显，主要为剂量累及性骨髓抑制。随着时间的推移，许多患者出现一定程度的阴道萎缩、纤维化、狭窄、弹性丧失和阴道干燥，导致性交困难，重症者局部溃疡形成的坏死能促进瘘管形成导致直肠阴道瘘、膀胱阴道瘘、尿道阴道瘘。对于在阴道癌治疗中整个阴道的放疗耐受限制剂量仍不明确，Hintz 等对 16 例患者的研究显示，阴道前壁上段黏膜表面可接受的最大剂量为 140Gy，没有严重并发症或上阴道段坏死发生，而 1 例患者接受了 150Gy 后发生膀胱阴道瘘，因此他们推荐对于阴道上段前壁黏膜而言，最大耐受量为 150Gy（外照和近距离照射的总量），剂量率应＜0.8Gy/h，推荐阴道下段剂量应不超过 98Gy。阴道后壁比前壁或侧壁更易受到放疗的损伤，阴道后壁剂量应＜80Gy，以减少阴道直肠瘘的风险性。Rubin 等认为阴道黏膜发生溃疡的最高耐受量约为 90Gy，超过 100gy 即有瘘形成的可能性。华盛顿大学的一项研究显示，传统的低剂量率阴道黏膜接受 150Gy 的放疗，发生 2 级或以上并发症的概率为 15%～20%，合并严重并发症的为 8%～10%，严重并发症必须手术纠正或住院治疗。出现并发症的危险因素包括，先前有盆腔手术史、盆腔炎性疾病、免疫抑制体质、胶原血管疾病、低体重、患者年龄大、明确的吸烟史、有内科合并发症（糖尿病、高血压、心血管疾病）等。

Perez 等报道了 2～3 级并发症在 0 期和Ⅰ期患者中约为 5%，Ⅱ期约为 15%。Ⅲ和Ⅳ期中没有出现并发症，可能是因为患者生存时间太短以至于不足以显示治疗的并发症。最主要的并发症为直肠炎、直肠阴道瘘、膀胱阴道瘘。最小的并发症为阴道纤维化和小面积黏膜坏死，约 10%的患者出现。Lee 等认为原发病灶的总剂量是预示严重并发症的最重要因素。Rubin 等报道的放疗后并发症发生率为 23%，包括 13%的瘘形成、10%的膀胱炎或直肠炎。虽然有 2 例患者是在联合治疗后出现瘘，但研究者并不认为联合治疗并发症的发生率高于单纯放疗。

Frank 等报道了 193 例放疗治疗者（有或无化疗），5 年和 10 年累计主要并发症率

(>2 级)为 10%和 17%,他们发现 FIGO 分期和吸烟史是两个与随后发生并发症密切相关的因素,化疗似乎与并发症发生率不相关,有趣的是有主要并发症的 73%的患者病灶均累及阴道后壁。对于急性阴道炎的治疗包括每日用过氧化物稀释液冲洗阴道等,可持续 2~3 个月直至黏膜反应消失,以后患者每周阴道冲洗 1~2 次持续数月,保持阴道冲洗是使患者保持阴道健康和性功能的重要方法。

5.补救治疗

对于复发性阴道肿瘤的理想治疗仍不明确。对于下段阴道的复发癌,临床处理十分尴尬。复发时再治疗要考虑的因素包括先前的治疗方法、目前疾病的扩展程度、复发部位、复发的范围、无瘤间歇期、是否有远处转移、患者年龄、体力状态以及医疗条件等。远处转移预示着不良结局,虽然化疗可能出现客观反应并且在短期生存方面有所改善,但对于长期生存、减轻症状和生活质量方面的作用仍然有限。

对只有局部复发而无远处转移的患者仍有治愈的希望,因此明确病变范围是重要的。准备补救治疗时要先通过活检来确定局部复发,如有可能,宫旁复发也用病理来证实,也可通过三联征来诊断,即:坐骨神经痛、下肢水肿、肾积水。通过体检和影像学也可提示是否有局部或远处复发,PET 对复发的判断较 CT 及 MRI 更准确些,但也有假阳性和假阴性的报道。总之,对于先前行手术治疗,没有接受放疗的患者,出现孤立的盆腔或局部复发时可用外照来治疗,并且常合并近距离照射,同时行顺铂为基础的同步化疗;对于在主要或辅助放疗后的中央型复发的患者只能行根治性手术,通常行去脏术,或者对于一些病灶较小的患者,用组织内埋植剂再放疗或三维外照;化疗的反应率较低,且对生存率的影响有限,放疗后的中央性盆腔复发灶对化疗的反应率小于远处转移病灶的反应率,可能与放疗后使局部组织纤维化有关,而且先前高剂量的放疗常常损伤骨髓,使得化疗的应用受限。对肿瘤相对有效的化疗药物有异磷酰胺和多柔比星等,在一些化疗敏感的患者中化疗可能获得病情缓解。

(1)手术治疗:尽管对于准备行挽救性手术的患者事先均经过彻底的临床评估,但仍有部分患者在剖腹探查过程中发现病变已晚期而无法手术。盆腔去脏术可导致长期的功能障碍、心理改变及生活质量下降,因此医患双方均应有充分的心理准备才可应用。对于复发性阴道肿瘤在根治性盆腔手术后阴道和会阴的重建有两个目的:①恢复或创造外阴阴道功能;②通过用良好血供的健康组织替代盆腔缺失组织以减少术后并发症。

(2)放射治疗:对于先前未接受过放疗的患者应给予全盆腔外照,如可行,加用近距离放疗,通常整个盆腔受量为 40~50Gy。对于阴道下 1/3 段或外阴复发的患者,放疗应包括腹股沟股淋巴结区域。在阴道的肉眼肿瘤处、阴道旁组织和宫旁应接受额外放疗剂量,可用组织间插植放疗,使肿瘤处剂量达到 75~80Gy。用放化疗联合治疗复发患者的作用机制仍不明确,由于阴道癌复发病例罕见且表现不一,无法提供大样本研究,但从局部晚期宫颈和外阴鳞癌的资料中类推,对于盆腔孤立复发患者,联合治疗模式在局部控制和生存率方面可能有帮助。对先前曾有放疗史的患者,再次放疗需特别小心,但对于病灶体积小,有手术禁忌或拒绝行去脏术的患者,再次放疗仍应被适当考虑。

对于复发患者的放疗更强调个性化,患者的选择要合适,肿瘤的定位要准确,放疗医师的经验要丰富,应用的技术要多样。尽量做到精确放疗,利用三维技术制定治疗计划是有利的,医师还可通过超分割方案以降低延迟毒性的发生率。在一些复发灶小、边界清晰的外阴阴道或盆腔复发患者中，可以应用组织间插植技术再次放疗，局部控制率仍可达50%～75%，3级或更高的并发症率为7%～15%。在年老或糖尿病患者先前用过足量放疗治疗的患者中，若阴道复发的肿瘤小，可用永久性放疗粒子植入治疗，可能得到长久的肿瘤控制。其他可能的治疗选择包括手术和术中放，剖腹或腹腔镜下高剂量率导管的置入放疗等。

术中放疗后的再次局部复发和远处转移率分别为20%～60%、20%～58%，3年和5年的生存率很差，为8%～25%，3级或更高的毒性在约35%的患者中出现。Hockel等报道了联合手术和放疗来治疗浸润盆腔侧壁复发的妇科恶性肿瘤患者，同时行带蒂血管组织阴道移植，以保护盆腔中空器官，减少放疗迟发反应，去脏术中盆腔器官被重建，术后用高剂量近距离放疗肿瘤床10～14天。结果用此技术治疗的48例患者中，5年时总的严重并发症率为33%，生存率为44%，完全的局部控制率在最初20人中为60%，最后的28人中为85%。

立体放疗技术(SBRT)，是一种新的采用直线加速器的高剂量分割的体外立体靶向放疗技术，其治疗原理似伽马刀，能对病灶精确定位、准确照射。依靠良好的靶向定位和患者的制动，使得肿瘤的受量高而周围正常组织的受量极小，大大减少了治疗的并发症。这种技术无创、无痛、快速、不用住院，应用得当将不影响患者的生活质量。因此可用于复发性阴道癌的治疗。

6.姑息治疗

(1)放疗：目前对于Ⅳb期患者没有治疗选择，这些患者遭受严重盆腔疼痛或阴道出血的困扰，处理阴道出血如果阴道条件允许可采用腔内近距离放疗，常可较好地控制症状，对于先前接受过放疗的患者来说，腔内剂量设定为A点35～40Gy。在有选择的晚期妇科肿瘤患者中，用短疗程高剂量分割的外照方案，单次剂量为10Gy，持续3次，疗程间隔4～6周，联合米索硝唑(RTOG临床试验79-05)可取得显著缓解，完成3个疗程后患者的总反应率为41%，但有45%的患者出现难以承受的3～4级迟发性胃肠道毒性反应。Spanos等报道一项Ⅱ期临床研究(RTOG85-02)采用每日分割剂量的外照方案治疗复发或转移患者，具体方案为：每次3.7Gy，2次/天，连续2天，间隔3～6周为1个疗程，总共应用3个疗程，总照射剂量44.4Gy，结果完全反应率10.5%(15例)，部分反应率22.5%(32例)，在完成了3个疗程放疗的59%的患者中总反应率为45%，27例生存超过1年，晚期并发症明显减少，12个月内仅有5%。在随后的Ⅲ期试验中，136个患者在分割剂量放疗中被随机分成间隔2周组和间隔4周组，结果发现缩短放疗疗程间隔并没有导致肿瘤反应率明显改善(34% vs 26%)，在2周间隔组中较多的患者完成了3个疗程的治疗，与没完成3个疗程的患者相比有较高的总反应率(42% vs 5%)和较高的完全反应率(17% vs 1%)，对于肿瘤的退缩和症状缓解取得了有意义的结果，但间隔缩短的患者有急性毒性反应增加的趋势，迟发毒性反应在两组中无明显不同。

(2)化疗：化疗治疗转移性、复发性阴道鳞癌的报道不多，且无大样本的对照研究，有限的资料也多来自于晚期、复发宫颈鳞癌的治疗报道，目前化疗，多为同步放化疗常用于不能切除的局部晚期的阴道癌病例中，有效的化疗药物有限，Evans等报道了7个阴道癌患者用氟尿嘧啶[1000mg/(m^2·d)，第1～4天]和丝裂霉素(10mg/m^2，第1天)治疗，结合20～65Gy的局部放疗，结果7例均有反应，中位随访时间28个月时66%的患者存活。复发及远处转移的治疗局限在一些Ⅱ期临床试验中，通常在宫颈鳞癌中有效的方案在阴道鳞癌中也有效。Thigpen

在 26 例大部分先前接受过手术和放疗的晚期或复发阴道癌患者中应用顺铂(50mg/m^2,3 周 1 次)治疗,结果在 22 个可评估患者(鳞癌 16 例,腺鳞癌 2 例,透明细胞癌 1 例,平滑肌肉瘤 1 例,不明确 2 例)中,1 例鳞癌患者出现完全反应(6.2%)。Muss 等报道了用盐酸米托蒽醌(12mg/m^2,3 周 1 次)治疗 19 例患者,结果均无反应,中位生存时间为 2.7 个月。学者报道了 3 例晚期阴道鳞癌患者接受甲氨蝶呤、长春新碱、多柔比星和顺铂的治疗,结果 3 例均在短期内完全反应。尽管报道的反应率较低,但仍建议对阴道癌患者的化疗或同步放化疗的药物选择应包括顺铂。

第三节 宫颈癌

一、概述

(一)组织解剖学

宫颈为子宫的下 1/3,大致呈圆柱形,突向阴道上端前壁,通过宫颈外口与阴道相通。宫颈暴露于阴道的部分称为外宫颈或宫颈阴道部,表层黏膜为复层鳞状上皮;宫颈管长 2~3cm,被覆黏膜为可分泌黏液的柱状上皮。两种上皮交界处常随体内激素变化影响而发生位置转移,称为转化带,是最易发生鳞状上皮癌的部位。在学龄前期、妊娠或口服避孕药时,柱状上皮可从宫颈管内延伸至外宫颈,称为外翻。绝经后,转化带通常完全退至宫颈管内。

1.原发部位

宫颈癌可起源于宫颈阴道部表面,也可来自宫颈管内。宫颈癌早期在局部生长,可向宫旁组织和盆腔脏器扩展、蔓延,经淋巴管到区域淋巴结,晚期可出现远处脏器的转移。鳞状细胞癌和腺癌是最常见的组织类型。

2.淋巴引流

外阴和阴道下端引流至腹股沟浅、深淋巴结,有时直接引流至髂淋巴结(沿阴蒂背侧静脉)和对侧。宫颈和阴道上段向外侧引流至宫旁、闭孔和髂外淋巴结,向后沿宫骶韧带引流至骶淋巴结。这些初级淋巴结群和来自卵巢、输卵管的淋巴一样,沿骨盆漏斗韧带引流至主动脉旁淋巴结。宫体下段的引流方式与宫颈相似,在极少数情况下,淋巴液沿圆韧带引流至腹股沟淋巴结。

盆腔淋巴结一般沿着盆腔大血管的走行成群或成串分布,并根据所伴行的血管而命名。位于脏器附近的小淋巴结通常以器官命名。盆腔淋巴结的数量及确切位置变异较大,但有些淋巴结位置相对恒定。

(1)闭孔淋巴结位于闭孔内,靠近闭孔血管和神经。

(2)髂内和髂外静脉交汇处的淋巴结。

(3)阔韧带内的输尿管淋巴结靠近宫颈,子宫动脉在此处越过输尿管。

(4)Cloquet 或 Rosenmuller 淋巴结是腹股沟深淋巴结中最高的一组,位于股管的开口处。

宫旁、髂内、闭孔、髂外、骶前及髂总淋巴结为宫颈癌的第一站淋巴结组。腹主动脉旁淋巴结为第二站淋巴结组，若受累则认为是转移。由于盆腔淋巴管和淋巴结之间存在广泛的相互交通，使得淋巴引流途径通常不止一条，淋巴液可引流向对侧或交叉引流，有时甚至可以越过整群淋巴结而引流至更近端的淋巴管。区域淋巴结有无转移是制定宫颈癌后续治疗方案和判断预后的重要因素之一，盆腔淋巴清扫则是宫颈癌手术治疗的重要组成部分。

3.转移部位

最常见的远处扩散部位包括腹主动脉旁淋巴结和纵隔淋巴结、肺及骨骼等组织器官。

（二）病因学

近年来研究发现，宫颈癌的发生发展与人乳头瘤病毒（HPV）感染密切相关。Munoz综合世界卫生组织（WHO）和国际癌症研究中心（IARC）的最新研究结果显示，HPV的检出率与子宫颈癌发病率相一致，99.7%的宫颈癌中都可以检测到HPV DNA，其中约80%为HPV16、18，而且各国间无显著差异。这是迄今所报道人类肿瘤致病因素中的最高检出百分数，同时表明HPV感染与宫颈癌的相关性具有普遍意义，提示HPV可能是子宫颈癌发生的必需病因。WHO和IARC已将HPV确定为是宫颈癌的主要病因。2001年9月，欧洲妇产科传染病协会将HPV的检测作为宫颈涂片的替代项目进行宫颈癌普查；并用于对宫颈涂片细胞学检查结果为轻度异常的患者的随诊及宫颈癌前病变治疗后的随访检查。

HPV基因组是双链环状DNA，以共价闭合的超螺旋结构、开放的环状结构、线性分子3种形式存在。基因组的一个共同特点为所有的开放读码框架（ORF）均位于同一条DNA链上，即只有1条DNA链可作为模板。HPV基因组编码为9个开放读码框架，分为3个功能区即早期蛋白编码区（ER）、晚期蛋白编码区（LR）和长控制区（LCR）或上游调控区（URR）。早期转录区又称为E区，由4500个碱基对组成，分别编码为E1、E2、E3、E4、E5、E6、E7、E8等8个早期蛋白，具有参与病毒DNA的复制、转录、翻译调控和诱导宿主细胞发生转化等功能。E1涉及病毒DNA复制，主要存在于非感染期或病毒诱导的转化细胞中，在病毒开始复制中起关键作用。E2是一种特异性的DNA束缚蛋白，可以调节病毒mRNA的转录和DNA的复制，并有减量调节E6、E7表达的作用，还可以通过结合病毒启动子附近的基因序列而抑制转录起始。是一种反式激活蛋白，涉及病毒DNA转录的反式激活。E3功能不清。E4与病毒成熟胞质蛋白有关，仅在病毒感染期表达，而且在病毒的复制和突变中起重要作用。E5蛋白是一种最小的转化蛋白，与细胞转化有关；也是一种细胞膜或内膜整合蛋白，由2个功能域组成：一个是氨基端疏水域，与E5蛋白在转化细胞膜或内膜上的插入位置有关；另一个是羧基端的亲水域，若将羧基端部分注射休止细胞中，能够诱导细胞DNA合成；此外，E5蛋白可能是对人细胞永生化和转化的潜在介质，但其本身不能使人细胞永生化。E5蛋白还能诱导多种癌基因的表达。E6和E7主要与病毒细胞转化功能及致癌性有关。E6蛋白是一种多功能蛋白，在HPV感染的细胞中，E6蛋白定位于核基质及非核膜片段上；体外表达的E6蛋白，含有151个氨基酸；E6蛋白的主要结构特征是2个锌指结构，每个锌指结构的基础是两个cys-x-x-cys，这种结构是所有HPV E6所共有，其结构根据功能不同可分为5个区，分别是：①C端，1～29个氨基酸；②锌指1区，30～66个氨基酸；③中央区（连接区），67～102个氨基酸；④锌指2区，103～139个氨基酸；⑤C端，140～151个氨基酸。E7蛋白是HPV的主要转化蛋白质，是一种仅有98个氨基酸小的酸性蛋白，定位于核内或附着于核基质上。E7蛋白分为：1区，1～15个氨基酸；2区，16～37个氨基酸；3区，38～98个氨基酸；锌指及C端区。E6和E7蛋白可影响细胞周期的调控等，被认为在细胞转化及在肿瘤形成中起着关键作用。E6还能激活端粒酶，使细胞不能正常凋亡。E6和E7蛋白不仅具有转化和致癌作用，而且还具有对病毒基因和细胞基因转录的反式激活活性。晚期转录区又称为L区，由2500个碱基对组成，编码2个衣壳蛋白即主要衣壳蛋白L1和次要衣壳蛋白L2，组成病毒的衣壳，存在于病毒复制引起后即增殖性感染的细胞中，其主要功能组装和稳定病毒颗粒，且与病毒的增殖有关。非转录区又称为上游调节区、非编码区或长调控区，由1000个碱基对组成，位于E8和L1之间，为最不稳定区，与病毒基因起始表达和复制有关，也与潜伏感染有关。该区含有HPV基因组DNA的复制起点和HPV基因表达所必需的调控元件，以调控病毒的转录与复制。

HPV阳性妇女能否进展到宫颈上皮内高度病变和癌症，与HPV的型别有很大联系，已鉴定80种以上的HPV型别，大约35种型别可感染妇女生殖道，仅约13种亚型与肿瘤相关，称高危型(hrHPV)。Munoz总结了IARC病例对照研究的结果。不同亚型HPV的OR分别为150(16)，182(18)，60(31)，78(33)，35(35)，151(45)，43(51)，146(52)，79(58)，347(59)。除16和18外，HPV31、33、35、45、51、52、58和59也是新近被认为主要高危亚型。

虽然hrHPV是子宫颈癌发生的主要因子，但多数hrHPV感染是一过性的，80%的初次感染者可通过机体自身免疫力清除病毒，只有持续感染才会造成宫颈病变。年轻妇女中HPV阳性平均持续时间为8个月，1年后30%、2年后9%持续感染，仅约3%感染HPV的妇女在她们的一生中会发展为宫颈癌，平均潜伏期为20～50年。此外，近年的病因学研究表明HPV DNA整合到宿主基因组中也是致癌的一个主要步骤。因此，若仅仅因为hrHPV检测阳性即给予干预，易造成过度治疗。

子宫颈HPV急性感染后可有3种临床过程。①隐匿感染：病毒基因组呈稳定状态，不整合入上皮但仍寄宿于宿主细胞，子宫颈鳞状上皮无临床和形态学可见的改变。无临床和形态学的感染证据，但DNA技术显示有HPV的感染。②活性感染：表现为HPV的持续复制使鳞状上皮增生成为良性肿瘤。③致癌基因病毒HPV：HPV基因整合入宿主基因组，干扰控制增生的癌基因和抑癌基因的表达，临床上表现为高分级病变，即CIN-Ⅱ以上病变。

已有的研究显示，hrHPV通过与宿主染色体的整合不仅可以使致癌基因得以长期存在，而且病毒编码蛋白还可与宿主蛋白的相互作用引发细胞转化。从HPV16阳性的人肿瘤细胞分离出来的DNA片段，含有HPV16 E6启动子、E6、E7、E1基因以及部分宿主细胞DNA序列，该序列可以完全转化NIH_3T_3细胞，而且在转化细胞内检测到大量E6、E7转录产物。但是从人肿瘤细胞基因组中分离出来的HPV E6、E7只有当连接到宿主细胞DNA序列中才具有转化细胞的潜力。来源于整合型病毒癌基因转录产物的编码E6、E7蛋白的cDNA可以表达比来源于游离型者更强的转化原始细胞的能力，其原因可能是整合型HPV DNA转录产物3′端序列融合导致转录产物半衰期延长。

HPV DNA整合到宿主基因组中是致癌的一个主要步骤。研究发现HPV DNA这种整合是随机克隆性整合，常常以单拷贝、多拷贝形式被整合到宿主的染色体脆弱区中，并且这种整合具有相同的位点，也相当固定。HPV的DNA链通常在E1或E2的开放读码框内断裂，造成 E1 和(或)E2 基因删除或断裂。E2 基因产物在正常转录中起抑制 E6/E7 表达的作用，E2 的正常调控作用缺损，导致 E6 和 E7 过度表达。高危型 HPV E6/E7 已被证实为转化基因，其编码的 E6，E7 蛋白与细胞转化和病毒复制的调控有关，在宫颈癌细胞系和组织内持续表达，在维持转化组织恶性表型的过程中起至关重要的作用。E6 蛋白能与细胞内 E6 相关蛋白(E6-AP)形成复合物，特异性地结合抑癌基因 p53 的产物，使 p53 降解失活，野生型 p53 是一种核蛋白，负向调节细胞的生长和分化，p53 的降解失活阻碍细胞对 DNA 损伤的反应，由此导致遗传性状改变的累积，进而产生恶变的基因型，导致细胞周期失控；作为一种多功能蛋白，它还可通过激活端粒酶使正常细胞永生化；新近研究发现 E6 的功能与其他蛋白(如靶蛋白 1、干扰素调控因子 3、p21 等)的相互作用和凋亡有关。E7 蛋白是 HPV 的主要转化蛋白，与肿瘤抑制蛋白视网膜母细胞瘤蛋白(Rb1)亲和力极高，Rb 是重要的抑癌基因，直接参与细胞周期的调控。高危型 HPV(如 HPV16)的 E7 蛋白与 pRB 结合后导致 Rb 蛋白功能失活降解，改变了细胞生长周期的调控机制，使细胞周期失控而发生永生化对恶性变的防御进一步受到影响。E6 和 E7 还具有促进和维持整合状态的功能。因此，E6、E7 基因片段的表达活性与肿瘤细胞的恶性增殖能力密切相关，将 E6/E7 蛋白视作肿瘤特异性标志物，是目前研究开发高特异性新筛查方法的热点之一。

多项研究显示，感染 HPV 高病毒载量(VL)的患者患宫颈癌的风险增加。有观点认为位于一个细胞内或一个解剖学位置的致癌 HPV 类型的拷贝数与 HPV 相关的疾病形成之间可能有直接的关系，不过对于病毒载量的研究目前尚缺乏临床研究验证。对 hrHPV 感染状态、病毒载量和基因整合状态进行连续的综合检测，有望揭示 hrHPV 对宫颈上皮细胞恶性转化的进程，寻找高特异性的筛查指标，预测向高度病变或宫颈癌的转变趋势，提高可发展为癌的高危人群的检出率。HPV 的检测不仅有利于指导细胞学检查的进一步处理，还可能对宫颈癌的预后有预测作用。有研究指出 HPV DNA 检测阴性的宫颈癌，其累计无瘤生存率为 100%；HPV DNA 阳性者仅 56%。HPV 是否阳性及其 HPV 类型还与宫颈癌盆腔淋巴结转移相关，HPV 阳性及 HPV18 型者更多见盆腔淋巴结转移。

(三)流行病学

世界范围内，宫颈癌是仅次于乳腺癌导致女性发病和死亡最常见的恶性肿瘤。超过 80% 新诊断病例发生在经济情况比较差的妇女。宫颈癌的平均发病年龄是 47 岁，病例呈双峰分布，分别在 35～39 岁和60～64 岁两个年龄段。

宫颈癌的发生有很多危险因素，包括初次性交年龄小(<16 岁)、多个性伴侣、吸烟、种族、多产以及社会经济条件低下等。有学者认为使用口服避孕药有可能会增加宫颈腺癌发生的风险，但是该假说还没有得到公认。上述危险因素中，大多数都和性行为以及性传播疾病的暴露相关联。曾经认为疱疹病毒感染是导致宫颈癌发病的初始事件，但现在普遍认为人乳头瘤病毒(HPV)感染才是宫颈癌发病的致病原，疱疹病毒和沙眼衣原体很可能起协同作用。目前认为人类免疫缺陷病毒(HIV)在宫颈癌发病过程中通过免疫抑制起作用。美国疾病预防和控制中心把宫颈癌定义为一种获得性免疫缺陷综合征(AIDS)，后者是 HIV 感染患者所发生的疾病。

（四）宫颈癌筛查

20世纪40年代George Papanicolau首先提出子宫颈和阴道细胞学检查，多年实践证明，宫颈癌普查是降低发病率及死亡率的有效方法，具有明显的社会效应和经济效应。但传统的巴氏涂片筛检的敏感性为58%，特异性为69%，假阴性率为20%，其中62%是由于标本原因，这在发展中国家尤为明显。近年已有一些进展以改善单独巴氏涂片的临床价值，如新的子宫颈涂片报告系统-Bethesda系统的应用、子宫颈拍摄、计算机辅助的阴道镜检和自动细胞学检查系统等。尚存在的问题是宫颈细胞学检查常常得出以下的诊断结果：未明确诊断意义的非典型鳞状细胞（ASCUS）或非典型腺细胞（AGUS）、低度鳞状上皮内病变（LSIL）和高度鳞状上皮内病变（HSIL），但是ASCUS或LSIL患者中仅5%～20%经活检证实为CIN，且CINⅠ-Ⅱ可以自然转归为正常上皮。临床上遇到上述诊断时应当如何处理，常常困惑着医生和患者。因此，尚待进一步研究开发出更为特异、直接、易操作的新筛查手段。

由于仅在高危型HPV持续感染，且HPV DNA整合到宿主基因组内的人群才发展为子宫颈癌，目前对高危型HPV感染和基因整合状态的综合检测已成为最受瞩目的研究热点。HPV的分型检测有利于指导细胞学检查的进一步处理，可以利用HPV检测筛查ASCUS或CINⅠ的妇女中的高危患者，如果HPV检测为高危型，则应进行进一步的检查治疗，如阴道镜检查和活检，必要时行阴道镜下电环切等。

HPV迄今尚不能在组织细胞中培养，不能通过分离病毒来确定HPV的型别，目前HPV分型主要是依靠克隆基因的DNA杂交试验即核酸杂交及酶谱分析等方法来确定。原位杂交（ISH）、多链酶聚反应（PCR）和杂交捕获系统（HCS）是3种目前临床和基础研究中最常使用的核酸水平的HPV及其亚型的检测方法。但这些方法分别存在着特异性低（入选范围过大须进一步筛选）、工作强度大、成本高、操作复杂不易大规模推广应用等问题。

现代分子生物学技术的进步为建立特异性高、经济、简便、易操作的宫颈癌高危人群的新筛查方法提供了可能。高危型HPV E6/E7已被证实为转化基因，其编码的E6、E7蛋白与细胞转化和病毒复制的调控有关，在宫颈癌细胞系和组织内持续表达，在维持转化组织恶性表型的过程中起至关重要的作用。因此，将E6、E7蛋白视作肿瘤特异性标志物是研究开发高特异性新筛查方法的新方向。

1.筛查注意事项

（1）筛查原则

①宫颈细胞学筛查计划的目的是降低宫颈癌的发病率和病死率。

②宫颈癌筛查应该覆盖大部分的人群（目的是至少覆盖80%以上的人群）。

③宫颈涂片细胞学检查是最常用的筛查手段。

（2）筛查起止年龄及间隔：根据宫颈癌病因学及宫颈癌发病规律，一般建议年轻女性开始性生活后3年开始筛查，1～2年筛查1次，70岁后可以终止筛查。

（3）掌握筛查流程：宫颈癌筛查涉及众多诊断方法，包括细胞学涂片检查、HPV测定、阴道镜检查、宫颈活检甚至宫颈锥切等，应科学地分级实施，原则上由无创到有创，由简单到复杂。

2.细胞病理学分类系统比较

半个多世纪以来，传统的巴氏涂片和分级系统对宫颈癌的筛查、早期诊断及治疗后随访做出了重要贡献。为进一步提高细胞病理学筛查的敏感性和特异性，近年来细胞病理学家不断改进宫颈细胞学涂片技术及宫颈细胞病理学分级诊断系统。目前，液基涂片逐步替代传统的巴氏涂片，巴氏分级法已由 Bethesda 系统取代。

3.Bethesda 系统

1988 年美国国立癌症研究所（NCI）在 Bethesda 制定了全新的阴道细胞学描述性诊断系统，称为 Bethesda 系统或 TBS。

4.宫颈细胞学涂片检查后处理方案

细胞学涂片检查正常的人群，按常规时间进行下次筛查。涂片细胞不够者，3 个月后复查涂片。轻度核异常或交界性核改变，6 个月后复查涂片或 HPV 检查。3 次涂片轻度核异常或交界性核改变，推荐阴道镜检查。

二、诊断

1.临床表现

（1）症状

①阴道出血：早期多为接触性出血；晚期为不规则出血。出血量根据病灶大小、侵及间质内血管情况而不同，若侵及大血管可引起大出血。年轻患者也可表现为经期延长、经量增多；老年患者常为绝经后不规则阴道出血。一般外生性癌出血较早，量多；内生性癌出血较晚。

②阴道排液：多数患者阴道有白色或血性排液、稀薄如水样或米泔样，有腥臭味。晚期患者因癌组织坏死伴感染，可有大量米汤样或脓性恶臭白带。

③晚期症状：根据癌灶累及范围出现不同的继发性症状。如尿频、尿急、便秘、下肢肿痛等；癌肿压迫或累及输尿管时，可引起输尿管梗阻、肾盂积水及尿毒症；晚期可有贫血、恶病质等全身衰竭症状。

（2）体征：原位癌及微小浸润癌无明显病灶，肉眼病灶可呈菜花样、溃疡样、阴道壁受累时可见赘生物或阴道壁变硬，宫旁组织受累时双合诊或三合诊时可扪及宫颈旁组织增厚，结节状，质硬或形成冰冻盆腔状。

2.辅助检查

宫颈癌在出现典型症状和体征后，一般已为浸润癌，诊断多无困难，活组织病理检查可确诊。早期宫颈癌往往无症状，体征也不明显，确诊需进行三阶梯诊断。

（1）宫颈细胞学检查：传统的防癌涂片川巴氏染色结果分为三级，Ⅰ级正常，Ⅱ级炎症，Ⅲ级可疑癌，Ⅳ级高度可疑癌，Ⅴ级为癌。Ⅱ级又常分为Ⅱa 和Ⅱb 级，Ⅱa 级细胞为炎症变化，Ⅱb 级个别细胞有核异质，但又不支持恶性。

近年来，利用电脑系统软件对涂片进行自动分析、读片、自动筛查，最后由细胞学专职人员做出最后诊断的电脑细胞扫描（CCT）和薄层液基细胞学（TCT）等检查。其报告结果采用 TBS 分类法：①无上皮内病变或恶性病变，包括感染、炎性反应性和修复性改变；②异常鳞状细胞；③腺上皮细胞异常。

（2）阴道镜检查：阴道镜检查同时进行醋白试验和碘试验，根据检查所见确定活组织检查部位，以提高活检的正确率。

(3)宫颈和颈管活组织检查：多点活检，必要时搔刮宫颈管或分段诊刮，送病理检查。病理学诊断是宫颈癌诊断的金标准。

3.临床分期

FIGO：宫颈癌分期(2018)

(1)Ⅰ期：肿瘤局限于宫颈(忽略扩散至宫体)

ⅠA期：镜下浸润癌，间质浸润深度<5mm

ⅠA1期：间质浸润深度<3mm

ⅠA2期：3mm≤间质浸润深度<5mm

ⅠB期：肿瘤局限于宫颈，镜下最大浸润深度≥5mm

ⅠB1期：浸润深度≥5mm，肿瘤最大径线<2cm

ⅠB2期：2cm≤肿瘤最大径线<4cm

ⅠB3期：肿瘤最大径线≥4cm

(2)Ⅱ期：肿瘤超越子宫，但未达阴道下1/3或未达骨盆壁

ⅡA期：累及阴道上2/3，无宫旁浸润

ⅡA1期：肿瘤最大径线<4cm

ⅡA2期：肿瘤最大径线≥4cm

ⅡB期：有宫旁浸润，未达骨盆壁

(3)Ⅲ期：肿瘤累及阴道下1/3和(或)扩展到骨盆壁，和(或)引起肾盂积水或肾无功能，和(或)累及盆腔淋巴结，和(或)主动脉旁淋巴结

ⅢA期：累及阴道下1/3，没有扩展到骨盆壁

ⅢB期：扩展到骨盆壁和(或)引起肾盂积水或肾无功能

ⅢC期：累及盆腔淋巴结和(或)主动脉旁淋巴结[注明r(影像学)或p(病理)证据]，不论肿瘤大小和扩散程度

ⅢC1期：仅累及盆腔淋巴结

ⅢC2期：主动脉旁淋巴结转移

(4)Ⅳ期：肿瘤侵犯膀胱黏膜或直肠黏膜(活检证实)和(或)超出真骨盆(泡状水肿不分为Ⅳ期)

ⅣA期：侵犯盆腔邻近器官

ⅣB期：转移至远处器官

三、鉴别诊断

主要依据宫颈活组织病理检查，与有临床类似症状或体征的各种宫颈病变鉴别。

1.宫颈良性疾病

宫颈柱状上皮异位、宫颈息肉、宫颈子宫内膜异位症和宫颈结核性溃疡等。

2.宫颈良性肿瘤

宫颈黏膜下肌瘤、宫颈管肌瘤、宫颈乳头瘤等。

3.宫颈恶性肿瘤

原发性恶性黑色素瘤、肉瘤及淋巴瘤、转移性癌等。

四、治疗

(一)手术治疗

1.手术治疗原则

手术仅限早期病例，Ⅰb1～Ⅱa1 期(≤4cm)，但近年来由于宫颈癌的年轻化、腺癌比例的增加及提高治疗后生活质量的要求，也有建议可以对中青年局部晚期、大癌灶(Ⅰb2～Ⅱb，>4cm)患者给予新辅助化疗(NACT)后手术治疗。新辅助化疗是指对宫颈癌患者先行数个疗程化疗后再行手术或放疗，以增加手术满意率，提高疗效，但这种治疗方式仍存在争议。Ⅰb2～Ⅱb 期宫颈癌患者在新辅助化疗缩小病灶后手术可以保留卵巢和阴道功能，对于阴道切除>3cm 时可酌情做阴道延长术。目前主要有两种方法延长阴道，即腹膜返折阴道延长术和乙状结肠阴道延长术，其术式主要来自于先天性无阴道治疗中以腹膜代阴道成形术的一些成功经验，前者较简单，后者复杂但效果较好。由于宫颈腺癌对放疗不敏感，因此只要患者能耐受手术且估计病灶尚能切除者，无论期别如何，均应尽量争取手术。

2.手术范围

宫颈癌的临床分期是以宫颈原发癌灶对宫旁主、骶韧带和阴道的侵犯而确定的，因此，宫颈癌广泛手术是以切除对宫旁主、骶韧带和阴道的宽度来确定的。手术范围包括子宫、宫颈及骶、主韧带，部分阴道和盆腔淋巴结，一般不包括输卵管和卵巢。盆腔淋巴结清扫手术范围包括双侧髂总、髂外、髂内、深腹股沟、闭孔深、浅组淋巴结，不包括腹主动脉旁淋巴结。如果髂总淋巴结阳性，应取样甚至清扫到腹主动脉旁淋巴结。

3.手术类型

共分为 5 种类型。Ⅰ型：扩大的子宫切除即筋膜外子宫切除术；Ⅱ型：次广泛子宫切除术，切除 1/2 骶、主韧带和部分阴道；Ⅲ型：广泛性子宫切除术，靠盆壁起切除骶、主韧带和上 1/3 阴道；Ⅳ型：超广泛子宫切除术：从骶、主韧带的盆壁部切除全部骶、主韧带和阴道 1/2～2/3；Ⅴ型：盆腔脏器廓清术(可包括前盆、后盆、全盆)。

4.宫颈癌根治术的手术方式

(1)经腹的子宫颈癌根治术：最为经典，由 Werthiem 奠定，几十年来，在手术操作的某些环节做了改良，目的在于术时少出血，术野清晰、干净，减少副损伤和缩短手术时间，目前已成为早期子宫颈浸润癌的主要治疗手段之一。

(2)经阴道广泛全子宫切除术和经腹膜外盆腔淋巴结切除术：经阴道广泛全子宫切除术为 Schauta 创立，可避免进腹腔对胃肠道的干扰，术后患者恢复快。但经阴道手术术野小，暴露困难，遇到宫颈癌灶较大时，切除主韧带和宫骶韧带的宽度受限，且还需改变体位行腹膜外盆腔淋巴切除，手术时间长，故仅建议在早期浸润癌不需行盆腔淋巴结切除者应用。

(3)腹腔镜手术

①开展子宫颈癌腹腔镜手术的循证医学研究证据：大部分研究结果都类似，认为在子宫颈

癌腹腔镜与开腹手术远期肿瘤学预后相当，而且腹腔镜手术具有住院时间短、出血量少、恢复时间快、术后并发症少的优点。我们看到子宫颈癌腹腔镜手术的循证医学证据，主要来源于子宫颈癌腹腔镜及开腹手术的回顾性研究结果，而缺乏一个严谨的子宫颈癌 LRH/ARH 的 RCT 研究。

②再开展子宫颈癌腹腔镜及开腹手术肿瘤学 RCT 研究的医学伦理可能性：一项益生菌治疗重症急性胰腺炎的事件，表明对重症急性胰腺炎患者，应禁止使用益生菌治疗。以后虽然益生菌的研究有了更多新的进展，但是益生菌应用于重症急性胰腺炎治疗的 RCT 研究再没有获得伦理上的批准，因为高级别的研究已经证实了益生菌对重症急性胰腺炎患者的危害性，再进行类似实验，违反伦理。因此，再做相同的子宫颈癌腹腔镜及开腹手术长期肿瘤学结局对比的 RCT 试验，在伦理上是难以通过的。

③腹腔镜技术是否能够继续应用于子宫颈癌手术治疗的关键问题：研究表明：腹腔镜技术能否继续应用于子宫颈癌手术治疗的关键问题有二：a.寻找子宫颈癌腹腔镜手术的适应证，越来越多的证据表明腹腔镜手术可能可以应用于肿瘤直径＜2cm 或者≤2cm 的 Ⅰ B1 期子宫颈癌患者（2009 年 FIGO 分期），但遗憾的是这些证据都是回顾性的，而且大部分是单中心的，没有 RCT 研究结果。b.寻找导致子宫颈癌腹腔镜手术治疗肿瘤学预后差的原因。而这些都需要进一步的临床试验研究，而这种临床试验研究我们要在不违反伦理的情况下选择合适的研究方向，同样我们也需要漫长的研究过程和等待。

④子宫颈癌腹腔镜手术治疗的前途和未来：与会专家还就子宫颈癌腹腔镜手术的适应证进行了探讨，越来越多的证据证实肿瘤直径＜2cm 的 Ⅰ B1 期子宫颈癌（2009 年 FIGO 分期）腹腔镜手术肿瘤学预后等效于开腹；1538 项目其中一项研究为 Ⅰ B1 期肿瘤直径≤2cm 子宫颈癌腹腔镜与开腹广泛性子宫切除术肿瘤学结局的对比，对比 1634 例开腹手术与 963 例腹腔镜手术的长期肿瘤学结局，结果是 Ⅰ B1 期子宫颈鳞癌肿瘤直径≤2cm 时，腹腔镜及开腹有相似的 5 年总体生存率及无病生存率；但 Ⅰ B1 期子宫颈腺癌或腺鳞癌肿瘤直径≤2cm 时，腹腔镜与开腹具有相似的 5 年总体生存率及更低的无病生存率。最后郎景和院士指出，子宫颈癌腹腔镜手术在中国有广泛的基础，中国医生在子宫颈癌腹腔镜手术方面具有丰富的经验，贸然全部停止子宫颈癌腹腔镜手术不一定十分符合中国的国情，但是我们必须高度重视 LACC 的研究结果，尊重 NCCN 指南的变更。但我们在今后行子宫颈癌腹腔镜手术治疗时应该遵守以下原则：a.重视 LACC 的研究结果。b.在术前严格掌握子宫颈癌的诊断、分期和预处理。c.按照子宫颈癌的国际治疗指南，不同期别采取不同的手术范围和手术方式，不能违反指南。d.子宫颈癌腹腔镜手术的实施应该在具有高度专业化的中心由训练有素的手术医生施行，术中要严格实施无瘤原则，并且应该把关于子宫颈癌腹腔镜手术与开腹手术的争议告诉患者，让患者有选择的权利。e.完成更大数据的中国经验或者以中国经验为主的临床研究，得出更加客观科学的结果。

自 2005 年美国 FDA 批准达芬奇手术系统在妇科手术的应用后，机器人辅助手术在妇科肿瘤方面的应用逐渐增多。机器人手术相比传统腹腔镜手术具有一定的优势，如三维立体视觉，更好的图像放大，采用可提高灵活性的手腕式器械，过滤手部震颤提高操作的准确性，减少手术医生的疲劳，对助手经验要求低等；当然也存在一定的局限，如高成本，缺乏触觉反馈以及需要比较严格的培训等。2019 年 2 月 28 日,FDA 发布了一份安全通讯,敦促肿瘤学界在使用机器人辅助手术设备改善妇女健康时(包括乳房切除术和其他癌症相关手术)应谨慎行事。因此,关于 RRH 手术的开展仍然需要谨慎,RRH 与 LRH 在中国的现状不完全相同。RRH 在中国刚刚开始,如果推广则需要较充分的循证医学证据支持,不能让子宫颈癌腹腔镜手术事件重演。

(4)保留神经功能的根治性子宫切除术:传统的根治性子宫切除术中因盆底支配膀胱、直肠的自主神经受损,影响其器官功能,如术后膀胱收缩功能降低、出现尿潴留,直肠功能降低、出现排便困难等,因此近年来,保留神经功能的宫颈癌根治术受到重视。宫颈癌根治术时,保留盆腔内脏神经、盆腔神经丛以及膀胱背侧神经支,对术后膀胱功能的恢复至关重要。日本的小林隆最早在宫颈癌开腹手术中提出保留膀胱神经,可以减少术后尿潴留的发生,主要方法是在切除主韧带时识别并推开盆腔交感神经,此后他又提出了保护盆内脏神经丛的手术步骤,这种保留神经的术式称为“东京术式”。在未保留神经的患者中,37%术后 1 个月有尿潴留;而保留了一侧或双侧神经的患者,尿潴留率仅为 10%。德国学者 Hockel 等则提出宫颈癌广泛子宫切除术中利用吸脂术保护神经的建议。虽然手术中保留膀胱神经有许多优点,但对保留神经与广泛手术之间是否存在矛盾,是否同时保留了较多的宫旁组织而增加宫颈癌的复发机会,尚存争议。

(5)根治性子宫颈切除术:根治性宫颈切除术是近年来兴起的一种新的术式,作为治疗早期宫颈癌保留生育功能的手术,适用于有强烈生育要求的、临床分期为Ⅰa 期、病灶直径<2cm,浸润深度<3mm,无脉管浸润、行腹腔镜淋巴活检后无淋巴结受累的早期浸润性宫颈癌的年轻患者。NCCN 将此手术的适应证扩大至病灶直径≤4cm 的Ⅰb1~Ⅱa1 期患者,对此我个人表示反对,因为肿瘤体积过大时往往肌层浸润深,淋巴转移的风险相对较高,且肿瘤过大时经阴道操作困难,宫颈旁、阴道旁组织难以切净,增加了复发的风险。首先开创根治性宫颈切除术的是 Dangent D,他在 1987 年进行了经阴道切除宫颈和宫旁组织(经阴道根治性宫颈切除术,VRT)以及上段阴道切除,在宫颈子宫结合处放置环扎带,以及腹腔镜下盆腔淋巴结切除术(LPL)。Plante 等报道了 72 名应用 VRT+LPL 术治疗的患者,中位年龄为 32 岁,74%未产,术后 31 名妇女共妊娠 50 次,早期和中期流产率为 16%和 40%,72%的妊娠达到了晚期,整体早产率为 16%~19%,总体复发率为 4%。Marchiole 等将病灶<2cm 的患者分别行 VRT+LPL 与根治性经阴道子宫切除术+LPL 进行了比较,结果显示,术中并发症相似(2.5% vs 5.8%),术后并发症(21.2% vs 19.4%),复发率也相似,分别为 5.2% vs 8.5%。该术式的术前评估包括:①复核病理切片,明确浸润深度、宽度、组织类型及细胞分化程度;②必要时进行 CT 或 MRI 检查,充分估计宫颈管长度,确定宫颈内口至病变的距离,除外宫旁、宫体浸润或扩散以及淋巴结转移;③应在手术前麻醉下再次进行认真窥视及三合诊,进行临床分期核对,了解阴道宽度及显露情况,为手术实施提供依据。

手术步骤分四步:①腹腔镜下盆腔淋巴结切除,并行第一次冷冻病理检查,淋巴结阴性则手术继续,若阳性则改为放疗或放、化疗;②根治性子宫颈切除,从切除标本或从残余宫颈上取组织,第二次冷冻病理检查,切缘阴性表明范围已够;③子宫颈内口环扎,以预防宫颈过短或内口松弛造成的功能不全而致晚期流产及早产;④缝接残余宫颈和阴道黏膜,形成新的宫颈。该手术的主要并发症为：宫颈内口松弛、宫颈管狭窄、流产、早产等。

(6)盆腔和腹主动脉淋巴结切除术：对于盆腔淋巴结无论影像学检查、腹腔镜评估及冷冻切片（前哨淋巴结和其他盆腔淋巴结冷冻切片）均未显示累及的患者，在根治性手术时是否需要腹主动脉旁淋巴结切除仍有争议。若盆腔淋巴结阴性，主动脉旁淋巴结累及的危险很小，则不推荐行腹主动脉旁淋巴结切除；如果在最初的腹腔镜分期中发现盆腔淋巴结受累，则应行腹主动脉旁淋巴结切除。淋巴结受累数目≤2 个根治性手术是合理的选择，如果受累淋巴结数＞2 个，应放弃根治性子宫切除术，改为同步放化疗是最好的选择。如果盆腔淋巴结累及在最终病理学检查时才被发现（非最初的冷冻切片或假阴性的冷冻切片），二次手术时应行腹主动脉旁淋巴结切除。

(二)放射治疗

1.放疗的原则与指征

(1)放疗的原则：宫颈癌的放疗根据目的不同主要分为根治性放疗、术后辅助性放疗及局部姑息性放疗。放疗方式主要有体外照射及经阴道腔内后装近距离放疗。腔内放射的目的是控制局部病灶，体外放射则用以治疗盆腔淋巴结及宫颈旁组织等处的病灶。早期病例多以腔内放疗为主，体外放疗为辅；中期病例内外各半；晚期病例则以体外放疗为主，腔内放疗为辅。之所以这样分配内、外照射的比例是因为：早期患者病灶局限，盆腔转移的概率极小，将主要放疗剂量集中于腔内近距离，有利于最大限度地杀灭肿瘤细胞，而对周围正常组织的损伤最小；对于晚期患者，整个盆腔甚至腹主动脉旁都可能有病灶累及，并且距离宫颈原发灶越远的转移灶其细胞活力可能越强，因此，加强外围照射，有效控制肿瘤的继续转移，可能要比控制宫颈原发灶的意义更大。目前标准的宫颈癌根治性放疗方案为盆腔体外照射加腔内近距离照射，同时应用铂类为基础的化疗。至于先体外后腔内、先腔内后体外还是二者同期进行应因人而异，临床上最常用的方法是体外、腔内同期进行。

目前宫颈癌根治性放疗的计划设计基本上还是基于妇科盆腔检查进行的，与其他部位肿瘤基于影像学表现有所区别。主要是因为：①目前的影像学技术（包括 PET-CT）还不能很好显示盆腔内妇科肿瘤病变。②靶区在盆腔，GTV（肿瘤区）、CTV（临床靶区）PTV（计划靶区）难区分。③影像学表现至今未被作为分期依据。因此，妇科检查对制定根治性放疗计划仍很重要。

(2)放疗的适应证：放射治疗是宫颈癌治疗的重要手段，各期宫颈癌均可采用放射治疗，但Ⅱa 期以前多以手术治疗为主，Ⅱb 期及以后则以放疗为主。早期患者根治术后如存在手术切缘不净、淋巴结转移、宫旁浸润等高危因素时需术后辅助同步放化疗；如有深层间质浸润、淋巴血管间隙受侵等应给予术后辅助性盆腔放疗。由于宫颈腺癌对放疗不敏感，只要患者能耐受手术且估计病灶尚能切除者，应尽量争取手术。

(3)放疗的禁忌证：骨髓抑制、周围血白细胞总数$<3\times10^9$/L，血小板$<70\times10^9$/L；肿瘤广泛转移、恶病质、尿毒症；急性或亚急性盆腔炎时；急性肝炎、精神病发作期、严重心血管疾病未获控制者；宫颈癌合并卵巢肿瘤，应先切除卵巢肿瘤后再行放疗。

(4)个性化放疗原则：患者的个体情况有所不同（如身体素质、以往病史、对射线的耐受性及解剖情况等），肿瘤的部位、形状、体积、放疗敏感性、瘤床情况及病理类型亦各异，因此设计治疗计划时必须具体考虑。在治疗过程中还要根据患者及肿瘤反应的具体情况调整治疗方案。多年来，在临床放疗过程中实施个体化治疗中积累了不少经验，如：①早期浸润癌仅单纯腔内放疗即可，如需体外照射可依据宫旁情况及患者体型将放射野的长度、宽度及形状适当调整；②宫颈局部体积大可增加局部剂量或先给予消瘤量，小宫颈者可减少局部剂量；③阴道侵犯多、阴道狭窄、宫颈呈空洞、合并炎症的可从全盆照射开始，并可增加全盆照射剂量，相应减少腔内治疗剂量；④阴道浸润严重及孤立转移者可附加阴道塞子或模子进行腔内放疗；⑤晚期宫颈癌（如冷冻骨盆）可考虑采用以体外为主的治疗方式；⑥小宫体或宫颈残端癌可增加体外剂量或增加阴道剂量，因为残端短无法行颈管放疗；⑦子宫偏位者，应调节体外剂量，以弥补远离子宫侧的宫旁剂量不足。

2.放疗与手术联合

适用于早期宫颈癌（Ⅰa～Ⅱa）病例，有 3 种方式。

（1）术前放疗：目的之一在于缩小肿瘤及减少手术时医源性播散，在广泛子宫切除术前给予部分剂量的放量，适用于：①Ⅰb2，Ⅱa2 期宫颈癌有较大的外生型肿瘤；②Ⅱa 期宫颈癌累及阴道较多；③病理细胞为差分化；④黏液腺癌、鳞腺癌；⑤桶状形宫颈癌。目的之二为不适合广泛性手术但全量放疗后子宫局部控制不佳而补充放疗后辅助性子宫切除术（AHPRT）。

（2）术中放疗：由于技术原因和防护问题等已较少应用。

（3）术后放疗：术后给予补充体外照射或腔内后装治疗，继续消除可疑残存病灶，控制病情发展，提高治疗效果。适用于：①盆腔及（或）腹主动脉旁淋巴结阳性；②切缘距病灶＜3mm；③深肌层浸润；④血管、淋巴管间隙受侵；⑤不良病理类型或癌组织分化差等。需要特别注意：常规放疗中，盆腔外照射总量 40～50Gy；腔内照射用单独阴道施源器，每次源旁 5～10mm 处 5～7Gy，共 3～4 次，总量一般不超过 24Gy。

有报道在Ⅰb～Ⅱa 期仅采用标准放疗的患者 5 年生存率Ⅰb 期为 85%～90%，Ⅱa 期为 65%～75%；而此期行根治性手术治疗后发现有宫旁累及、切缘阳性和（或）淋巴结阳性需要术后补充放疗的比率Ⅰb1 期为 54%(62/114)、Ⅰb2 期为 84%(40/55)，尽管生存率无差异，但术后补充放疗组发生严重并发症率明显高于直接放疗组（28% vs 12%，P＝0.0004），其原因可能为手术容易造成盆腔小肠粘连，使固定于盆腔的部分小肠接受较大的放疗剂量引起肠壁纤维化、肠坏死、甚至肠梗阻、肠瘘。因此有学者建议对Ⅰb～Ⅱa 期患者术前也需要仔细评估，对于术后极有可能需要补充放疗者最好放弃手术，选用一种方法（手术或放疗）治疗，而不是两种方法（手术＋放疗）治疗可能更好。术后有复发高危因素者采用同步放化疗（CCRT）可以改善生存率，化疗方案为氟尿嘧啶＋顺铂或单用顺铂，其他可选择的药物有异环磷酰胺、紫杉醇、拓扑替康、吉西他滨等。髂总或主动脉旁淋巴结阳性者，应考虑扩大野放疗。

辅助性术后盆腔放疗分为中危组（局部肿瘤大、间质浸润深、脉管浸润阳性）与高危组（盆腔淋巴结阳性、边缘靠近病灶或阳性、宫旁浸润）。回顾性和前瞻性分析显示，在完成根治性手术的中、高危组患者中，辅助性术后盆腔放疗明显改善骨盆控制率及无瘤生存率。在高风险的患者中加入化疗作用更明显。

①中危组（局部肿瘤大、间质浸润深、脉管浸润阳性）：荷兰的一项回顾性研究观察了 51 例中危组、淋巴结阴性的肿瘤患者，其中 34 例接受了放疗而 17 例未接受。结果放疗组 5 年无瘤生存率为 86%，对照组为 57%。GOG92 将 277 例术后淋巴结阴性的患者加或不加术后辅助

盆腔放疗进行比较，140 例未加放疗，137 例根治性子宫切除术后存在间质浸润＞1/3，LVSI（＋），肿瘤直径＞4cm，3 项中≥2 项的患者给予术后补放疗，全盆外照 46～50.4Gy，未使用近距离放疗，平均随访 5 年，结果显示，加用放疗组复发率显著下降（15％ vs 28％），Cox 模型分析表明，放疗组的复发风险降低了 44％。在附加的随访和数据成熟后，Rotman 等从 GOG92 中得出最后结论，与观察组相比，放疗组的复发危险性下降了 46％（P＝0.007），进展或死亡的风险也有所下降（P＝0.009）。尤其令人惊奇的是术后放疗对腺癌或腺鳞癌患者的作用，放疗组只有 8.8％的复发率，而对照组是 44％，放疗组有强烈的改善生存率的趋势，但尚未达到统计学意义（P＝0.074）。但有严重或威胁生命的不良反应在放疗组高达 7％，对照组仅为2.1％。即便如此，术后放疗作为手术后的有效补救措施，权衡利弊，仍推荐有中危因素者补充放疗。

②高危组（盆腔淋巴结阳性、边缘靠近病灶或阳性、宫旁浸润）：盆腔淋巴结转移可能与病灶大小、间质深度侵犯、毛细血管或脉管累及相关，属术后辅助盆腔放疗的指征。美国西南肿瘤协作组领导的一项 SWOG/GOG/RTOG 临床试验对手术后有盆腔淋巴结转移、宫旁累及、切缘阳性的Ⅰa2，Ⅰb 或Ⅱa 期患者加用或不加用 CCRT 进行了研究，127 例患者给予盆腔外照加氟尿嘧啶、顺铂同步化疗，116 例患者仅给予盆腔外照射治疗，中位随访时间为 43 个月。结果显示，放疗加同步顺铂、氟尿嘧啶化疗的 3 年生存率为 87％，而单独放疗组的 3 年生存率仅为 77％，差异有显著意义，PFS（P＝0.003），OS（P＝0.007）。化疗似乎可以减少盆腔和盆腔外的复发，但化疗组急性毒性反应更多见，权衡利弊，认为术后补充全盆照射＋含铂同步化疗＋/－阴道近距离放疗使患者明显获益，因此，NCCN 将手术后存在高危因素的患者术后补充放化疗作为 1 类推荐。Monk 等进一步分析了这项随机试验的数据，以评估患者在哪些分组的辅助治疗中更有好处，在中位随访时间为 5.2 年时，化放疗与单纯放疗组的存活率分别为 80％和 66％。单因素分析显示，化疗疗效最为显著的是肿瘤直径＞2cm 和 1 个以上淋巴结转移的患者。Kim 等提供了一系列接受术后放疗患者的详尽分析的数据发现，死亡和复发率随阳性淋巴结数目而增加，无阳性淋巴结者 5 年无瘤生存率为 89％，而有 1，2，3 或更多个淋巴结阳性的患者生存率则分别降低至 85％，74％，56％。

约 85％参与 SWOG/GOG/RTOG 分组研究的患者有盆腔淋巴结累及，但只有 5％的患者切缘阳性。手术切缘靠近病灶或者手术切缘阳性、宫旁累及被认为是高危因素，应行辅助性放化疗，但对一些仅有接近或阳性切缘的患者，仅采取术后放疗可能就已足够。Estape 等对 51 例行根治性子宫切除但切缘距病灶≤5mm 的患者进行了回顾性分析，23 例患者淋巴结阴性但病灶离切缘近，虽然接受放疗的 16 例患者有其他危险因素，但接受辅助盆腔放疗的患者复发率（12.5％）明显降低和 5 年生存率（81.3％）显著提高。Uno 等分析了 117 例有宫旁浸润接受辅助性放疗的患者，51 例淋巴结阴性患者中只有 6 例盆腔外复发，5 年总生存率和无复发生存率分别为 89％和 83％，相比之下，淋巴结阳性患者情况不佳。Kodama 等也发现，接受根治性子宫切除后，如果无淋巴结转移和阴道侵犯仅宫旁阳性的患者，给予辅助性放疗预后很好，5 年生存率为 90％。因此，同为高危组患者，若无淋巴结阳性，可能仅补充放疗也可以，一旦出现淋巴结阳性，加入 CCRT 可能是明智的选择。

3.放疗与化疗联合

适用于治疗中、晚期宫颈癌（Ⅱb～Ⅲb）及盆腔复发的病例，在消除局部巨大肿瘤、控制肿瘤蔓延及晚期复发、转移中均有一定作用，可以改善患者的生存率，联合化疗比单纯放疗疗效好。

(1)放疗后化疗：以往常用此种方式作为晚期肿瘤放疗后的补充治疗或姑息治疗。目前认为由于放疗后盆腔纤维化，小血管闭塞，对盆腔肿瘤的作用有限，故多不主张放疗后化疗，除非对有盆外转移或可疑潜在转移的癌使用。

(2)放疗前化疗：理论上对缩小局部肿瘤体积及减少全身潜在性转移有利。但是由于宫颈癌病灶大多较为局限且宫颈癌对放疗较为敏感，加之一些临床试验未证实放疗前辅助化疗可以提高宫颈癌放疗的疗效，因而并不提倡辅助化疗常规用于宫颈癌的放疗之前。一项对局部晚期宫颈癌(主要是Ⅲ期和Ⅳ期)的随机试验显示，与单独放疗治疗相比，放疗前化疗无论是在完全缓解率或生存率方面均无意义，先化疗再放疗组患者盆腔控制率差，甚至对生存率也有负面影响，并且还可出现严重并发症。其原因不清，有人认为可能化疗导致了细胞存活克隆加速再生，从而减弱了随后的放疗效果，也有认为可能是某些化疗药物和辐射之间产生了交叉耐药所致，学者认为可能还与先期化疗延误了放疗开始的时间有关。一项涵盖了 18 个随机临床试验 2074 名患者的 Meta 分析显示，先化疗再放疗与单独放疗相比，无论在无进展生存、局部无瘤生存、无转移生存或整体存活率方面，都没有显示出其优势。故放疗前化疗治疗局部晚期宫颈癌的方法不推崇。

对手术后需补充放疗的患者，在放疗开始前的无保护期时适当应用是可行的。ASCO 会议上(ABSTRACT 5005)介绍了一项 NOGGO-AGO 关于对高危宫颈癌术后辅助治疗的对照研究，将ⅠB～Ⅱb 期宫颈癌行全子宫切除术＋/－盆腔、腹主动脉旁淋巴结清扫后伴有一个以上高危因素的患者，分别给予联合顺铂周疗的同步放化疗 6 周或先给予紫杉醇＋卡铂 21 天 1 次，重复 4 次后序贯体外放疗 6 周的治疗，结果虽然生存获益不明显，但紫杉醇＋卡铂序贯体外放疗组在耐受性方面明显优于同步放化疗治疗组。

也有人尝试在适量放化疗后给予根治性手术的方法治疗中晚期宫颈癌。Houvenaegherl 等报道了对 35 例局部晚期宫颈癌患者术前放化疗后行根治性手术的长期结果。术前接受顺铂、氟尿嘧啶化疗联合 A 点 45Gy 的放疗，结果Ⅰb～Ⅱb 期的患者中有 12/20 例、Ⅲ～Ⅳa 期的患者中有 4/15 例获得完全组织学反应，盆腔控制率为 88.6%，10 年无瘤生存率为 66.4%，5 例患者术后出现严重并发症。

(3)同步化放疗：同步放化疗是指放疗的同时辅以化疗，一些化疗药物除具有化疗的作用外，还同时可以为放疗增敏，提高疗效，改善预后。同步化疗和放疗可分别作用于不同的细胞周期，化疗使肿瘤细胞与放疗敏感时期同步化并干扰肿瘤细胞亚致死损伤后的 DNA 修复、起到放疗增敏作用。同步放化疗较诱导化疗周期短，可最大限度地减少肿瘤细胞在放疗后期的加速再增殖和产生对治疗的交叉耐药性。随机对照试验结果显示，以铂类为基础的同步放化疗较单纯放疗能明显提高无瘤生存率及总生存率，与单纯放疗相比宫颈癌复发及死亡风险分别下降了 50%和 40%，虽然急性不良反应较重，但常为一过性，并不增加远期不良反应。因此，美国国立癌症研究所及 NCCN 指南均肯定了同步放化疗在治疗中、晚期宫颈癌中的疗效，并提出凡采用放射治疗的宫颈癌患者都应同时接受化疗，也是Ⅰb2 期以上宫颈癌治疗的标准模式。目前同步放化疗的适应证为：Ⅰb2(不宜手术)～Ⅳa 期的局部晚期宫颈癌；Ⅳb 和复发转移性宫颈癌。常用的化疗方案是单药顺铂(DDP)每周 30～40mg/m^2;或以顺铂为主的联合方案,如 PF(氟尿嘧啶 600mg/m^2,DDP 60～70mg/m^2,间隔 3～4 周重复,共 2～3 个疗程)方案、PVB 方案、PBM 方案及 BIP 方案等。目前放化疗同时应用的最佳搭配方案还未确定,应尽量选用对放疗有增敏作用的化疗药物,注意给药时间及剂量的合理性。同步放化疗的毒性反应高于单纯放疗或化疗,故对这种治疗也有争议,主要是考虑到化疗增加了单纯放疗的毒性、降低了患者对按时放疗的耐受性,尤其在年老体弱者,因此认为,并不应强调所有病例均使用同步化放疗,可以只对那些体质较好、晚期、不良病理类型的病例实施同步化放疗,同时应加强支持治疗,减轻毒性反应,保证患者的生活质量。

4.放疗增敏剂的使用

虽然放射治疗宫颈癌已取得了较大的进展,但仍有部分患者因对放疗不敏感而导致治疗失败。因此,在宫颈癌患者接受放疗前对其进行相关检测,并有针对性地选择增加放疗敏感性的治疗,成为提高放疗疗效的重要环节。研究发现,细胞周期、凋亡受阻、DNA 倍体、肿瘤组织中的乏氧细胞、缺氧诱导因子-1(HIF-1)等均与宫颈癌放射敏感性有关,其中肿瘤中的乏氧细胞对射线有抗拒性,其放射敏感性只有富氧细胞的 1/3,因此肿瘤内乏氧细胞量越多,对放疗的敏感性越差。HIF-1 是广泛存在于哺乳动物和人体内的一种转录因子,在人体及动物肿瘤中的过度表达影响着肿瘤的发生、发展及对放、化疗的敏感性,因此,检测 HIF-1 在宫颈癌中的表达水平可预测其放疗效果。所谓增敏,就是使处于不同细胞周期的细胞同步化,并尽可能动员 G_0 期细胞进入增殖周期,以便于放射线将其杀伤。增敏的方法可概括为物理增敏(如加温、超短微波等)和化学增敏(如 metronidazon 化学增敏剂)。为了增强放射敏感性,国内外学者进行大量的研究,在基因和分子靶向药物等方面也取得了一些进展。目前放射增敏剂主要分为 8 类,包括:乏氧细胞放射修饰剂如米索硝唑,非乏氧细胞增敏剂如 5-碘-2-嘧啶酮-2′-脱氧核苷(IPdR),细胞毒类药物包括顺铂、紫杉醇等,生物治疗药物如表皮生长因子受体阻断药 IMG-C225(西妥昔单抗),血管生成调节剂如 ZD6474 等,用基因治疗的方法增强放射敏感性,还有中药增敏剂如毛冬青提取物、地龙提取物等。肿瘤的微环境极其复杂,虽经数十年的研究合成了大量不同类型的化合物,但能在临床应用的放射增敏剂不多,因此寻找高效低毒的放射增敏剂,任务仍很艰巨。

5.国内常用的放疗技术

(1)体外照射:指射线经过一定的空间距离到达肿瘤组织进行治疗,一般均穿过皮肤后达到受照射肿瘤组织。目前体外照射多由加速器或^{60}钴体外照射机实施。放疗前首先应确定靶区,盆腔野一般应包括子宫、宫颈、宫旁和上 1/3 阴道(或距阴道受侵最低点 2cm),以及盆腔淋巴引流区如髂内、闭孔、髂外、髂总、骶前及腹股沟深淋巴结,Ⅲa 期患者包括全部阴道。其次应精确设定照射野。①盆腔前后野(矩形野):上界在 L_4～L_5 间隙;下界:闭孔下缘或肿瘤下界以下至少 2cm;侧界:真骨盆最宽处向外 1.5～2cm。同时,应用铅块或多叶光栅技术(MLC)遮挡正常组织。②四野箱式照射。③扩大野照射:髂总或主动脉旁淋巴结转移时,可从上述两种照射野上缘向上延伸至所需照射的部位,野宽 8cm。

(2)近距离放射治疗:指放射源在肿瘤附近或组织内进行放疗,后者又称组织间放疗,其放射源可在短距离内明显衰减。妇科近距离治疗最常用是腔内放疗,指放射源置于宫腔、阴道内进行治疗。治疗过程中，先用不带放射性模拟源模拟定位，再行源位置空间再建，经优化处理，得出合理的剂量分布，也可直接应用一些标准程序。

①剂量率：后装腔内治疗机根据其对“A”点放射剂量率的高低分为3类：低剂量率(0.667～3.33cGy/分钟)、中剂量率(3.33～20cGy/分钟)、高剂量率(在20cGy/分钟)。目前，国内多使用高剂量率腔内治疗。

②方法与剂量：高剂量率腔内治疗每周1次，每次A点剂量6～7Gy为宜，A点总剂量35～42Gy。

(3)调强放疗(IMRT)：该技术不是将单一的大束射线穿过机体，而是将射线分成数千段细小线束，每一线束均有不同的强度，从许多不同的方向进入机体。如此产生了一个聚焦的高剂量区，在这个高剂量区内有急剧升高或降低的剂量梯度，使复杂的不规则的临床靶体积被强烈照射而邻近正常组织仅接受了极低剂量的照射。IMRT可应用于盆腔淋巴结、阴道穹、宫颈旁组织和阴道旁组织某一病灶特殊剂量的照射，又可减少直肠、膀胱和小肠的受量。目前IMRT的应用还应慎重，因对初治宫颈癌或术后病人盆腔内器官位置改变，如膀胱或直肠充盈以及子宫转动的问题还没有解决。IMRT尽管可以做到局部超强度定位放疗，但是否可以代替腔内近距离放疗仍有争议，因为腔内治疗可在宫颈局部产生极强的剂量，在剂量学上拥有巨大的优越性。

(4)三维适形放射治疗(3D-CRT)：患者首先在CT或MRI模拟定位机下进行治疗区域的扫描，由放疗医师确定靶区及周围正常组织的范围、预期的照射剂量，然后将图像传输到逆向计划系统，由计划系统优化放射野参数以达到理想的临床目标。3D-CRT不仅能使射线束在三维空间形态上与靶区形状一致，而且在计划优化的条件下能实现靶区边缘被90%等剂量曲线包绕，很好地满足临床剂量等要求，符合肿瘤放疗生物学原则，不受病灶大小和形态的限制，适应证范围较广。3D-CRT在给予盆腔不同区域和淋巴结引流区足够剂量的同时，比常规放射野更有效地减少小肠、直肠和膀胱的受量，其优势在于：①定位精确：采用3～5mm CT模拟定位，能清楚显示原发病变和邻近组织器官的关系。②设计和治疗精确：采用非共面立体照射方式，保证了肿瘤组织获得比常规治疗更高的靶区剂量，且剂量分布与肿瘤在三维空间上形状一致即靶点精度更高，靶区内剂量均匀，肿瘤周围组织得到有效的保护，剂量分布更合理。3D-CRT精度高，放射反应小，治疗时间短，提高了肿瘤的局部控制率，改善了宫颈癌的治疗效果。③克服了传统盆腔四野加^{192}铱后治疗操作不易规范、容易造成机械损伤、腔内放射源定位不准确等造成剂量分布不均、剂量过量或不足的弊端。减少了近期反应和远期并发症，提高了患者的生存质量。④为复发癌的再治疗提供了更有效的治疗手段，解决了宫颈癌术后或放疗后盆腔内复发无法进行放射治疗的困难。目前3D-CRT临床上应用较多的包括大体可见的淋巴结受侵、肿瘤距切缘较近或切缘阳性或者那些不能进行近距离治疗的患者。

(三)化疗

化疗在宫颈癌中的作用已越来越受到重视，大量资料表明，以铂类为基础的化疗方案对宫颈癌的疗效肯定。手术及放疗仅能作用于局部，对于肿瘤已有扩散的晚期癌或有扩散倾向的早期癌而言，手术及放疗的作用十分有限，此时有效的化疗恰可弥补此不足。目前化疗主要用于以下几种情况。①晚期、复发及转移性宫颈癌的治疗。②宫颈癌的术前化疗，即新辅助化疗。③宫颈癌的同步放化疗。以铂类为主的同步放化疗已成为治疗局部晚期宫颈癌的标准治疗方案之一。常用于宫颈癌化疗的药物有:顺铂、紫杉醇、拓扑替康、异环磷酰胺、多柔比星、表柔比星和长春瑞滨等,顺铂以外的单药反应率为20%左右,若与顺铂联合用药反应率可增加1倍,无进展期生存率也有提高,但与顺铂单药相比,没有改善总生存率。>2种药的联合化疗不提倡,既增加毒性,又没有改善总生存率。

1.新辅助化疗

新辅助化疗(NACT)是指在宫颈癌患者手术或放疗前先给予化疗后再做手术或放疗的一种治疗,其优点在于可使患者的肿瘤体积缩小、有效控制亚临床转移,以利于局部的进一步治疗。手术前肿瘤血供尚未被破坏,与手术后子宫旁血管多被结扎相比,术前化疗具有药物更容易进入瘤体的优势。临床上术前NACT主要用于肿瘤不易控制、易发生淋巴或远处转移、局部肿瘤直径≥4cm的Ⅰb2~Ⅲa期局部晚期宫颈癌患者,给药途径可静脉、动脉或超选择介入治疗,各种途径疗效相近。宫颈癌的NACT采用顺铂为基础的联合方案,如PF方案(顺铂、氟尿嘧啶)、BIP方案(顺铂、博来霉素、异环磷酰胺、美司钠)、PVB方案(顺铂、长春新碱、博来霉素),一般<3个疗程,肿瘤缩小即可手术。在美国ASCO会议上,报道了和美新+顺铂周疗作为NACT治疗局部晚期宫颈癌的Ⅱ期临床研究(n=22),具体用法为:托泊替康2mg/m^2+顺铂40mg/m^2每周1次,共6次,化疗有效和疾病稳定者行根治手术,疾病进展者全量放疗。结果显示,91%的患者完成了6个疗程的化疗(82%的疗程为足量、定时化疗),临床应答率为82%,病理学缓解率为95%,5%的患者出现3~4级骨髓毒性,3例患者输血,3例使用粒细胞集落刺激因子,1例使用促红细胞生成素,无患者死亡,认为托泊替康+顺铂周疗作为新辅助化疗治疗局部晚期宫颈癌疗效肯定,耐受性良好。NACT最大的缺点是如果化疗不敏感,有可能延误治疗时机。有报道指出,通过检测化疗前宫颈癌肿瘤组织中环氧化酶-2(COX-2)的表达、有丝分裂指数(MI)、Ki-67等可以协助判断肿瘤对于化疗药物的敏感性。NACT的疗效除通过妇科检查判断外,还可通过检测化疗前后肿瘤组织的细胞凋亡指数(AI)、微血管密度(MVD)、SCCA水平的变化进行评估。

许多非随机研究报道了NACT后进行手术的情况,认为取得了较好的治疗效果,因此有逐渐得到认可的趋势。包括5个随机临床试验872例患者的Meta分析,对NACT后手术±放疗与单独放疗进行了比较,结果显示,NACT行手术组在无进展期生存,局部无瘤生存、无转移生存和整体存活方面都有显著改善;NACT最好的用药是顺铂剂量强度每周>25mg/m^2,剂量密度与治疗间隔少于14天;顺铂为基础的方案耐受性好,可以诱发高反应率(尤其是在早期),且没有或很少对手术产生并发症;NACT可以降低包括淋巴结累及、毛细管间隙累及、深层浸润,未确诊的宫旁疾病的发生率;降低复发率。

2.术后辅助化疗

一些非随机研究显示了根治术后有复发高风险患者术后辅助化疗可能有用。两个小样本量的随机试验试图评估根治术后有高风险的宫颈癌患者行辅助化疗的疗效。第一项研究共71例(均有淋巴结转移),将术后放疗与术后3个周期的PVB(顺铂、长春新碱、博来霉素)方案化疗后辅以放疗进行比较。在第二项研究中,76例患者[盆腔淋巴结转移和(或)血管侵犯]随机分别接受辅助化疗(卡铂+博来霉素,每4周1次,共6次)、标准放疗或无进一步治疗。结果这 2 项研究在复发率、复发或生存模式方面均无明显差异。故术后单纯补充化疗多不推崇。

3.晚期、复发及转移性宫颈癌的治疗

晚期、复发及转移性宫颈癌的治疗已不是手术、放疗这些针对局部治疗的方法所能顾及的，某种程度上，尽管化疗的效果可能不如手术及放疗，但仍不失为晚期宫颈癌的治疗手段，尤其铂问世以来。GOG179 试验比较了拓扑替康＋顺铂（n＝147）与单药顺铂（n＝146）用于不能手术的Ⅳ期、复发或持续存在的宫颈癌患者，用药剂量：拓扑替康 0.75mg/m^2/（第 1～3 天）＋顺铂 50mg/m^2（第 1 天，每 3 周 1 次），单药顺铂 50mg/m^2，第 1 天，每 3 周 1 次，结果显示拓扑替康＋顺铂是第一个总生存超过单药顺铂的方案，明显提高了生存时间，血液学毒性高于单药顺铂，非血液学毒性和顺铂接近，没有降低患者的生活质量，所以美国 FDA 批准拓扑替康 0.75mg/m^2，第 1～3 天，顺铂 50mg/m^2，第 1 天，每 3 周重复疗程用于复发及不可手术的子宫颈癌。GOG169 试验比较了紫杉醇＋顺铂与顺铂对Ⅳ期、复发性、难治性宫颈癌（n＝264）的治疗效果，用药剂量：顺铂 50mg/m^2，紫杉醇 135mg/m^2＋顺铂 50mg/m^2，结果显示，联合用药在总反应率、无进展生存率方面均有优势，尽管总生存优势不明显，但血液学毒性低，患者生存质量好，因此，也被推荐用于晚期不可手术患者的治疗。目前用于一线化疗的联合方案主要有：顺铂＋紫杉醇，顺铂＋拓扑替康，顺铂＋吉西他滨及单药如：顺铂、卡铂、奈达铂、紫杉醇、拓扑替康、吉西他滨等；二线化疗有：贝伐单抗、多西他赛、表柔比星、氟尿嘧啶、异环磷酰胺、伊立替康、丝裂霉素、培美曲塞、长春瑞滨等。

（四）热疗在宫颈癌中的应用

热疗是最近 10 年兴起的一种肿瘤治疗方法，有学者认为，高温和放疗的作用相仿，能直接杀伤癌细胞，其原理是利用各种人工加热的物理能量在人体组织中所产生的热效应使肿瘤细胞升温到一定程度，并维持一定时间，达到杀灭癌细胞避免正常细胞遭受损伤的目的。热疗在临床上分为：局部热疗（包括浅表热疗、腔内加热和插植热疗技术），区域热疗（主要指深部肿瘤加热及各种灌注技术）和全身热疗（WBH）。单独使用热疗治疗肿瘤的完全缓解率是 13％，当热疗联合其他传统方式治疗肿瘤时疗效明显增加，体内研究表明，热疗可增加放疗疗效 1.5～5 倍，因此热疗被称为目前最有潜力的放射增敏剂之一。其放疗增敏原理为：①高温有助于杀伤对放射线抗拒的乏氧细胞；②加温可以阻碍放射损伤的修复。在亚洲报道的 5 项热疗联合放疗治疗宫颈癌的随机对照试验中 3 项显示出更好的完全缓解率、局部控制率及无病生存率，1 项显示了更好的局部控制率趋势，1 项未显示出优势，认为热疗联合标准放疗，对局部中晚期宫颈癌可以获得更好的疗效。Franckena 等采用顺铂周疗联合局部区域热疗治疗 47 例放射区域复发性宫颈癌，结果 55％的患者对治疗有反应，74％的患者达到姑息目的，19％获得手术机会，36％出现 3～4 级血液系统毒性，最大肾毒性为 2 级，因此认为，热疗联合化疗治疗可获得高的反应率并且毒性可接受。热疗联合生物治疗宫颈癌也取得了初步进展，Takeda 等报道采用树突状细胞（DC）联合热疗治疗 41 例癌症患者，其中 1 例宫颈癌患者伴颈部及腹主动脉旁淋巴结转移，通过瘤内注射 DC 细胞联合颈部热疗，患者获得完全缓解，颈部及腹主动脉旁肿大淋巴结均消失。放疗加热疗的具体做法是：患者在接受腔内放射治疗后数十分钟内给予加热治疗，选择功率 40W，加热温度 43℃，加温时间 40 分钟，热辐射器尽量接触瘤床。近期临床疗效明显，尤其对复发、未控、晚期病例，瘤灶缩小，局部情况改善，患者症状减轻。关于放、化、热疗的远期疗效及是否提高治愈率，有待进一步研究总结。

（五）基因治疗与宫颈癌

随着对恶性肿瘤的研究在分子水平上取得的突破性进展，恶性肿瘤的基因治疗已成为当前研究的热点。用基因工程技术研究开发的药物也取得了不少成绩，如目前应用较广泛的干扰素（IFN）、白细胞介素-2（IL-2）及细胞集落刺激因子（C-CSF）等。基因治疗的方法主要包括抑癌基因治疗、癌基因治疗、免疫基因治疗及自杀基因治疗等。抑癌基因治疗的方法有反义寡核苷酸、核酶以及 RNA 干扰（RNAi）。反义寡核苷酸包括反义 DNA 和反义 RNA，通过 Watson-Crick 碱基互补的原则，寡核苷酸与目的基因的 mRNA 特异位点结合和杂交，封闭靶基因，抑制基因的翻译表达。Marquez-Gutierrez 等发现，联合使用针对 HPV16E6/E7mRNA 的反义寡核苷酸，能够有效抑制宫颈癌细胞在体内和体外的生长，并且这种联合治疗有可能对 HPV16 的多种变异体有效。Hamada 等构建的携带 HPV16E6/E7 的反义 RNA 的重组腺病毒，对细胞内 E6/E7 蛋白的抑制持续时间可达 3 天，并且能够完全抑制癌细胞在裸鼠体内的成瘤性。核酶是具有催化活性的 RNA，主要参与 RNA 的加工与成熟，催化结构域在目标 RNA 的特定位点切割，从而抑制特定基因的表达，有研究表明特异性 HPV16 的核酶能够抑制细胞生长和促进细胞凋亡，并且能够抑制裸鼠体内成瘤。免疫基因治疗就是通过转染某些细胞因子基因或共刺激分子基因进入肿瘤细胞或体细胞，使其在体内表达来刺激机体免疫系统对癌细胞的攻击能力。目前研究较多的是 IFN 及白介素、肿瘤坏死因子和 CSF。基因治疗为宫颈癌的生物学治疗提供了一种崭新的治疗手段，其疗效已在体内外实验中得到了一定的证实，但宫颈癌的基因治疗尚处于探索阶段，真正成为新的临床治疗手段还需要更多的研究和摸索。

（六）复发性宫颈癌的治疗

在规范的手术治疗后 1 年、放射治疗后 3 个月出现新的肿瘤病灶称之为复发，短于上述时间的称之为肿瘤未控，宫颈癌的主要死亡原因是肿瘤未控。影响复发治疗的因素主要有：治疗方案的选择、初始治疗方式、复发程度、复发部位、无瘤间隔、体质状况和有否并发症等。局部复发应通过活检证实，活检是复发诊断的金标准，然后通过体检和影像学进一步评估区域和远处转移的情况，PET 扫描可能是最准确的评估转移的方法，代谢显像在检测盆腔外转移部位时有 100％的敏感性和 73％的特异性。累及侧盆壁的复发常伴有坐骨神经痛、下肢水肿、肾积水等。一般来说，患者单纯手术后盆腔或局部复发可予以放疗或化疗，复发时放疗通常采用近距离放疗，对化疗有反应的患者可能获得缓解，一部分复发局限于盆腔的肿瘤患者，经过再次手术或放疗后仍有潜在治愈的可能性。

1.根治性放疗后的挽救性治疗

（1）先前放疗区域的宫颈癌复发：处理较为棘手。若采用挽救性手术，通常是脏器廓清术，即使年龄和一般状况允许，应用的患者也很有限，且放疗后的根治性手术容易产生许多严重的并发症，甚至永久性的结构和功能丧失，因此该手术通常受到医患双方的接受程度以及临床情况的限制，即便患者满足严格的术前标准，仍有约 1/4 的患者放弃手术。接受过放疗的组织尤其是大野外照过的组织，对再次创伤的耐受性差，愈合能力低，因此常会有严重的术后并发症。此时选择再次照射治疗与脏器廓清术相比，其急性耐受性相对较好，死亡率低，往往能保留盆腔器官的结构和功能，可能医患双方更容易接受。近来有证据表明，在一部分小体积中央性复发的肿瘤患者，尤其是在诊断早、治疗后无瘤间隔时间长的患者中，经过重新放疗可能治愈。此时多采用永久或临时性的组织间插置重新照射（IRI），剂量通常为30～55Gy，鳞癌患者的预后显著好于腺癌患者，肿瘤越小、置入的放疗剂量越高预后也越好，严重并发症率达25%，其中12%为瘘。除组织间插置放疗外，调强放疗也可应用于重新照射，常用于因复发灶大小、部位或其他因素不能进行近距离放疗的盆腔复发时。再次照射时要仔细分析初步治疗所用的技术（光束能量、流量、外照射和腔内照射的剂量），放疗间隔时间也应考虑。由于放疗后再化疗的作用有限，因此，再次照射可能是患者的唯一可行的治疗。患者的选择和仔细的近距离放疗对再次照射的成功至关重要。

（2）腹主动脉旁淋巴结复发：虽然少见，但仍然有初次手术或放疗后复发局限于腹主动脉旁淋巴结的报道。一项包括20例患者的根治性放疗后腹主动脉旁淋巴结复发的报道显示，初次诊断至复发的中位时间为12个月，全部患者在复发的2年内死亡，其中再次放疗剂量＞45Gy或有＞24个月无瘤间隔的患者中位存活时间延长。Singh等随后报道，如果复发仅由影像学随访发现且为孤立的主动脉旁复发，并接受了＞45Gy的放疗联合化疗，患者可以得到100%的挽救。Hong等也提出了一系列令人鼓舞的结果，他们报道了46例孤立的主动脉旁复发患者，其中35例（76%）接受了挽救性的放化疗，3年和5年生存率分别为34%和27%。

（3）挽救性手术

①盆腔脏器廓清术：随着围术期处理及盆腔泌尿、肠道重建技术的发展，目前盆腔脏器廓清术有了很大的进步，患者生活质量明显提高，存活率也从20%上升至约60%，5年生存率平均为40%～50%。尽管如此，盆腔脏器廓清术仍是一个高死亡率的手术，死亡率达5%～7%，近期和晚期并发症高达50%～60%。放化疗仍是复发治疗的首选，手术仅适用于盆腔放疗后盆腔中央性复发的部分Ⅳa期患者。接受脏器廓清术的患者手术切缘状况十分重要，如切缘为阴性，5年生存率为55%，反之，生存率仅为10%，因此应仔细选择合适的患者确保没有疾病远处转移并能做到切缘阴性。无瘤间期＜1年、复发灶＞3cm及有淋巴扩散、宫旁、盆壁累及等均影响预后。淋巴结阳性的患者存活率≤20%，应被视为脏器廓清术的禁忌。Husain等在进行廓清术之前评估了PET扫描对识别转移的作用，发现PET扫描对盆腔以外的转移有100%的敏感性和73%的特异性，认为可能是术前最准确的影像学判断方法。有报道，腹腔镜检查对确认适合做廓清术的病例选择也有帮助。Berek等报道了对75例45岁以上的患者行廓清术的情况，手术时间平均7.76小时，平均失血2.5L，平均住院时间23天。术后并发症包括15%肠瘘，8%尿瘘，11%早期肠梗阻，22%晚期肠梗阻。Goldberg等报道了103例患者16年并发症的情况，输尿管吻合口瘘14%，输尿管狭窄5%，结肠袋瘘3%，结肠袋结石2%，伤口并发症17%，胃肠道瘘11%。其他包括46%的低位直肠重新吻合患者盆腔复发，54%肠道功能欠佳，以及为盆底重建而增加的感染率和瘘发生率，总死亡率低于1%。复发性宫颈癌患者总的5年生存率为48%。

②根治性子宫切除术：放疗后中央性复发病灶＜2cm的患者可考虑行根治性子宫切除术。Maneo等对符合要求的34名持续性或复发性肿瘤患者进行了根治性子宫切除术，总体5年生存率为49%，复发率为59%，平均复发时间为37个月，重度并发症率44%，其中5名发展为

瘘，肿瘤小、无宫旁及阴道累及的患者结局更好。另外一项包括 50 名患者的报道显示，有淋巴结阳性的患者 13 个月内全部死亡，42%有严重并发症，28%有胃肠道瘘，22%有输尿管损伤，20%有严重的长期膀胱功能紊乱，5 年和 10 年的存活率为 72%和 60%，肿瘤直径<2cm 者生存率更高，整体复发率为 48%。认为对于持续性或中央型肿瘤复发<2cm及无宫旁或阴道浸润的患者，选择根治性子宫切除术是相对合理的选择。

③术中放疗：挽救性手术后显微镜下切缘阳性或病灶靠近切缘的患者预后较差，此时应用术中放疗(IORT)可以在大块肿瘤被切除后尽可能消灭残余病灶。术中放疗可直接照射靶区，避开了对周围正常组织的损伤，但因受以往放疗剂量、邻近正常组织的影响，单次放疗不可能达到满意的消瘤剂量。有限的可得到的数据显示，术中放疗尽管可行，但并不能明显改善预后，因此，术中放疗仅作为行盆腔脏器廓清术时发现有局部复发的不利预后因素(如切缘阳性、脉管浸润等)的一种补充，术中组织间永久性插植放疗也可能有益。

2.根治性手术后的挽救性治疗

(1)根治性放疗或放化疗：Ito 等报道了 90 例根治手术后宫颈癌中央性复发的患者，应用高剂量率的腔内近距离放射加或不加体外照射的方法治疗，总体 10 年生存率为 52%，他们发现肿瘤大小明显影响生存率，难以扪及的小肿瘤、中等(<3cm)、大的(>3cm)的肿瘤其 10 年生存率分别为 72%，48%和 0，放疗后获得完全反应的患者 10 年存活率为 63%，而放疗后仍有残余病灶者为 10%。同步放化疗被证实在局部复发的中晚期宫颈癌中是有用的，一项回顾性研究报道，未接受过放疗的 22 名子宫切除术后宫颈癌盆腔复发的患者，接受了同步氟尿嘧啶加顺铂的放化疗，其 10 年的总体生存率为 35%，急性毒性反应可控，但一些幸存者中晚期毒性明显，使得学者推荐考虑其他的化疗方案或单独放疗。

(2)化疗：顺铂目前被认为是单个最有效的细胞毒性药物，可用于转移或复发性的宫颈癌治疗，一般剂量为 50～100mg/m^2，每 3 周静脉给予。在 Memorial Sloan-Kettering 肿瘤中心尝试应用 200mg/m^2 的顺铂(同时硫代硫酸钠保护肾)，结果显示，应用更高剂量的顺铂反应率无明显增高，反而毒性难以接受。在个案报道中联合化疗的反应率相差极大，累积数据显示，在经过很好选择的患者中反应率约为 40%。随机临床试验将联合化疗方案与单一顺铂进行对比，显示客观反应率和无进展生存有所改善，而整体生存无改善。采用第 1～3 天拓扑替康(0.75mg/m^2)加上第 1 天顺铂(50mg/m^2)，每 21 天重复的随机临床试验显示，联合化疗比单一顺铂方案有整体生存优势，在客观反应率上有明显的改善(27% vs 13%)，无进展生存和整体生存时间均有所延长，对于既往无铂类接触史的患者无进展生存和整体生存的数据更支持联合化疗。对于复发性宫颈癌 2010 年 NCCN 指南推荐的一线联合化疗方案为：卡铂/紫杉醇、顺铂/紫杉醇、顺铂/托泊替康、顺铂/吉西他滨；可供选择的一线单药有：顺铂、卡铂、紫杉醇、托泊替康、吉西他滨。二线治疗药物有多西紫杉醇、异环磷酰胺、长春瑞滨、伊立替康、比柔比星、丝裂霉素、氟尿嘧啶、贝伐单抗、脂质体多柔比星、培美曲塞。但化疗均无治愈性，仅对延长生存可能有帮助。

产科篇

第六章　出生缺陷的预防与诊断

第一节　孕前孕期咨询

一、孕前咨询

“孕前咨询”是一个针对性强的专业范畴，为育龄妇女提供健康促进、预防服务，就有关妊娠的各项事宜，包括工作、生活环境等方面出现的问题提供意见，有针对性地对咨询者进行孕前检查和心理辅导。尤其对于曾出现死胎、流产、畸形儿现象，患有遗传病、自身免疫性疾病、传染病等高危人群，通过孕前咨询进行特定的检查，在确定自身状况良好的前提下规划怀孕可以减少影响妊娠结局的危险因素。

（一）孕前咨询模式

目前孕前咨询主要采用 ACI 模式：评估、咨询、干预。评估其年龄、家族史、既往生育史、慢性疾病、患病用药史、感染性疾病、工作和生活环境风险、不良生活方式和行为，并进行营养咨询和干预。

（二）一般人群评估内容

1.详细询问病史

排除传染病、遗传病。

2.夫妇常规检查项目

血尿常规、肝肾功能、电解质、肝炎抗体检查（乙肝三系、DNA）、STD、心电图、X 线胸片及口腔检查等。

3.妇科检查

妇科体检、白带常规、宫颈细胞学检查、B 超。

4.特殊检查

支原体、衣原体、TORCH：男方精液检查。TOR，CH，T 是弓形虫，R 是风疹病毒，C 是巨细胞，H 即是单纯疱疹Ⅰ/Ⅱ型。

（三）一般人群咨询建议

（1）加强自我保健，调整好心理状态，做好充足的妊娠心理准备，积极防治焦虑症。

（2）形成良好的生活方式。生活规律，适当户外运动，摒弃不良生活方式。

（3）科学饮食。保证充足的优质蛋白（来自鸡蛋、鱼等）、维生素（维生素 A、维生素 D 等）、矿物质（钙、磷、铁、锌）及叶酸的摄入。可服用孕妇专用复合维生素。

(4)工作压力过大的妇女,在未妥善处理好工作与妊娠之间关系之前不宜怀孕。

(四)高危人群咨询项目及意义

1.年龄

(1)高龄孕妇:排卵功能随年龄而衰退,卵子质量下降,不孕症、流产率均会增加,唐氏综合征、染色体异常、神经管缺损的发生率上升,合并糖尿病、高血压的概率增加,其新生儿预后较差。

(2)高龄父亲:研究结果表明,父亲年龄大是产前筛查的指征,男方受到生物学或环境因素诱导易使得配子发生突变。

2.家族史

对遗传病和出生缺陷家族史进行相应的实验室检测,评估子女可能的再发风险。

3.既往生育史

(1)曾有妊娠期高血压疾病(HDCP)史:<30岁;非过度肥胖者;前次生产为初产妇;晚发型轻度HDCP再次发生概率较低。前次为重度子痫前期,再发的机会20%~30%,越严重者再次发生的概率越高。

(2)复发性流产

①遗传缺陷:建议夫妇染色体检查。

②子宫因素:原因包括子宫畸形、子宫纵隔、子宫肌瘤、Asherman综合征、宫颈内口松弛等,建议查明原因后针对性治疗。

③免疫因素:占复发性流产病因的50%~60%,包括自身免疫及同种免疫异常。根据情况检查自身抗体、抗卵巢抗体、抗子宫内膜抗体、抗磷脂抗体、抗精子抗体、封闭抗体等。

④内分泌因素:包括甲状腺功能异常、黄体功能不良、高催乳素血症、雄激素相对过多症、糖尿病等,建议查明原因后针对性治疗。

对于复发性流产须根据病史最可能的原因制订预防及矫治的步骤,并根据非侵犯性及经济效益等次序来进行。

(3)前次早产:对于高危人群强调要早期开始产检,教导自行注意早产迹象,及早抑制早产的发生。

(4)前次胎儿生长受限:建议增加营养,改善生活方式,加强疾病治疗,定期做产前检查,定期胎儿监护。对病情严重,导致重度生长迟缓儿的个案应建议其不宜再怀孕。

4.内科疾病

包括糖尿病、慢性高血压及其他重大内科疾病(包括心脏病、系统性红斑狼疮、肾脏病、肾移植术、血液系统疾病及感染性疾病)。

根据病情分为绝对禁忌妊娠、疾病尚未恶化时完成生育、疾病缓解时怀孕、疾病矫治后再怀孕。合并内科疾病患者必要时需内科医师协同诊治。

5.患病用药史

根据药物的分类分析对孕妇及胎儿的影响,并分析所用药物说明书、剂量、用药时间,与孕妇、哺乳相关说明等。药物分类依据美国FDA,根据动物实验和临床实践经验及对胎儿的不良影响,将药物分为A、B、C、D、X类。选择既可治疗孕妇疾病、又最大限度不影响胎儿健康的药物。

6.感染性疾病

(1)性接触感染:淋菌、披衣菌、阴道鞭毛滴虫等在受孕前先予治疗。

梅毒:对高危人群需孕前诊断,充分治疗,减少孕期血清试验阳性带来的困扰。

尖锐湿疣:孕前以激光或切除病灶为最佳。

AIDS相关的孕前及孕期咨询的对象:①AIDS的患者、HIV携带者、静脉注射药物成瘾者、从事色情行业者、配偶为携带者或为有双性恋行为者等。②咨询的内容:怀孕会增加携带者发病的概率、发病的征兆、AIDS垂直感染胎儿的概率(20%~25%)、避孕及防止感染他人或被感染的方法。③对高危险群应立即提供筛检,已怀孕的患者及携带者则要追踪是否有伺机感染的发生,是否考虑中止妊娠等。

(2)支原体、衣原体:感染后可能发生早产、胎膜早破、自然流产、死产、产后发热婴儿感染(结膜炎、肺炎)。

(3)TORCH:弓形虫(T)导致的畸形主要为神经系统、眼部。风疹病毒(R)孕期初次感染可能造成胎儿损害、畸形(全身各个器官)、FGR、流产、死胎、死产。巨细胞病毒(C)初次感染对胎儿的影响与再次感染不同,后者明显好于前者。单纯疱疹病毒(H)生殖道首次感染会因病毒经胎盘导致胎儿损害,生产时的阴部活动性病灶会感染新生儿,除非生产当日有活动的病灶,不必做剖宫产术。

7.工作和生活环境风险

物理因素:X线、微波、噪声、超声(3~5MHz)。金属类:铝、铅、汞、锌等。化学物:装修中的甲醛、生产中接触苯。

8.不良生活方式和行为

吸烟、流产、早产、低出生体重、酗酒、胎儿酒精综合征、嗜咖啡等自然流产的比例会增加。

9.营养

孕前营养状况评估,1~3天饮食调查,了解维生素D、维生素A、钙、铁和叶酸的摄入,必要时可通过各项血液检测指标评估的各种营养素水平,建议孕前3个月补充叶酸,预防神经管畸形。

二、遗传咨询

(一)定义

遗传咨询是从事医学遗传学的专业人员或咨询医师,对咨询者就其提出的家庭中遗传性疾病的发病原因、遗传方式、诊断、预后、复发风险率、防治等问题予以解答,并就咨询者提出的婚育问题提出医学建议。

其目的是及时确定遗传性疾病患者和携带者,并对其生育患病后代的发生风险进行预测,商讨应采取的预防措施,从而减少遗传病儿的出生率,降低遗传性疾病的发生率,提高人群遗传素质和人口质量。遗传咨询是预防遗传性疾病中十分重要的环节。

(二)适应证

(1)妊娠前优生咨询或检查。

(2)妊娠期用药。

(3)高龄(35岁以上)孕妇。

(4)唐氏综合征筛查高风险的孕妇。

(5)地中海贫血等遗传病基因携带者。

(6)妊娠期感染。

(7)胎儿超声结构异常。

(8)不良生育史(包括自然流产、死胎、死产、曾育畸形或发育异常儿)。

(9)智力低下、生长发育迟缓或第二性征发育异常。

(10)家族中存在已知或可疑的遗传病。

(11)双胎或多胎妊娠。

(12)有致畸因素接触史的孕妇。

(13)近亲婚配者。

(三)遗传咨询程序

(1)医生首先询问先证者病史。先证者又称索引病例,是指家族中第一个就诊或确诊的遗传病患者。详细询问先证者自觉症状、发病年龄、发病原因、有害因素接触史及父母双方的血缘关系、父母的职业。母亲妊娠期,特别是怀孕前3个月有无接触有害因素,如射线、农药、有害化学物质、有毒气体;有无慢性病史,如肝炎、糖尿病、肾病、高血压等;有无病毒感染史;有无缺氧、高热及用药史,如催眠药、四环素、氯霉素、烷化剂等。孕妇生育史,如是否生过畸形儿、遗传病儿、有无自然流产史等。

(2)询问家族史并绘制系谱图。询问家族史时,应从患者的同胞开始问起,然后再分别沿父系和母系追问,尤其不要遗漏先证者的Ⅰ级(Ⅰ级亲属是指父母、子女、同胞兄妹)、Ⅱ级亲属,将上述情况绘制成系谱图。系谱是指一个人的家谱,它反映一个人与祖宗、同胞、子孙之间的血缘关系与成员构成情况。系谱图就是将上述关系和情况按国际通用的方式绘成的图解。系谱图中不仅要包括患病个体,也要包括全部的家族成员。

(3)临床检查。按一般临床要求进行检查,但要注意肤纹的检查。

(4)实验室检查,根据需要确定检查项目。如染色体核型分析,分子生物学诊断,绒毛、羊水、脐血的产前诊断,生化、内分泌、免疫学检查及各种必要的物理检查等。

(5)确定是否为遗传病。从家谱调查出发,结合患者的病史、体征及实验室检查,包括染色体分析、生化检查结果等,做出明确诊断。

诊断的正确性至关重要。但有时较难做到这一点,因为许多遗传病病种患病率极低,临床上很罕见,对其认识还很不足,因此,争取临床科室的支援,甚至外院专家的会诊,会很有益处。

(6)确定疾病的类型。是遗传病,还是先天性疾病。是单基因病、多基因病,还是染色体病。

(7)确定遗传方式,推算再发风险率。所谓的再发风险率是指已经出生了一个遗传性疾病的患儿,以后再出生的每个子女发病的可能性。如常染色体隐性遗传病,再发风险率为25%;如已有一个病儿,其第二胎的再发风险率为25%;如已有了两个病儿,其第三、四胎的再发风险率仍各为25%。所以说再发风险率没有记忆能力。

(8)提出处理意见和建议,登记建卡,便于以后的查询。

(9)资料整理存档及电脑管理。

(四)常见遗传病再发风险估计和优生原则

人类的遗传病可分为三大类,即单基因遗传、多基因遗传及染色体病。临床医师在进行产前咨询时，必须牢固掌握常见的遗传病及其特点，以便正确推算再发风险率。

1.常染色体显性遗传病

（1）常见病种：软骨发育不全、成骨不全、腓骨肌萎缩，马方综合征、先天性球形红细胞增多症、视网膜母细胞瘤、无虹膜、节结性硬化症、原发性癫痫等。

（2）再发风险率：①患者为杂合子时，他们的子女患病危险率为50%。如果患者为纯合子，其子女再发风险为100%。②患者健康的同胞及其子女一般不发病。③患儿双亲正常时，经过家系调查分析，有两种可能性，一是患儿双亲之一带有致病基因，而未完全外显；其二是由于基因突变产生的，如为基因突变再发风险很低。

2.常染色体隐性遗传病

（1）常见病种：先天聋哑、白化病、苯丙酮尿症、半乳糖血症，小头畸形、肾上腺生殖综合征、散发性呆小症、糖原累积病、黏多糖病、恶性近视、视网膜色素变性、先天性青光眼、先天性全色盲、先天性肌弛缓、婴儿型进行性肌萎缩、早老病、多囊肾等。

（2）再发风险率：①患者双亲表型正常，但为隐性致病基因携带者，其后代有23%的发病概率。②患者与正常人婚配后生子女一般不发病，但都是此致病基因携带者。③患者的健康同胞中约有2/3的可能携带者，但其子女一般不发病，如为近亲婚配时，发病危险性增加。因血缘越近，患病率越高。

3.X性连锁显性遗传病

（1）常见病种：抗维生素D性佝偻病、遗传性肾炎等。

（2）再发风险率：①男性患者与正常女性婚配后，所生子女中，女性都发病，男性都正常。②女性患者与正常男性婚配后所生子女中50%发病。

4.X性连锁隐性遗传病

（1）常见病种：假性肥大型进行性肌营养不良、血友病、无丙种球蛋白血症、导水管阻塞性脑积水、视网膜色素变性、血小板过少性免疫缺陷、肾性糖尿病、黏多糖病Ⅱ型、眼脑肾综合征（Lowe综合征）、慢性肉芽肿等。

（2）再发风险率：①女性患者所生男孩全部发病，女孩1/2为携带者。②男性患者子女中一般都不发病，女孩都是携带者。③女性携带者所生男孩1/2发病，女孩1/2携带者。

5.多基因遗传病

（1）常见病种：先天性心脏病、重症肌无力，少年型糖尿病、哮喘、原发性癫痫、精神分裂症、先天性髋关节脱位、先天性巨结肠、脊椎裂、无脑儿、唇裂、腭裂等。

（2）再发风险率：多基因遗传是由于效果小的多种基因相累积的结果，环境因素占有重要位置，其再发风险率多根据经验来推测，其特点如下。

①一般人群中的频率比单基因遗传病明显增加，约占0.1%以上。

②异常家族中出现频率高，患者Ⅰ级亲属再发风险率为一般群体患病率的平方根，如唇裂，群体中的患病率为0.17%，其遗传度为76%，患者Ⅰ级亲属的患病率为4%。故一般患者Ⅰ级亲属中患病率比群体高3～15倍。

③单卵双胎儿的一致性为双卵胎的5～10倍。

④近亲婚配再发风险明显增高。

⑤因多基因遗传受环境因素影响较大，用遗传度来表示遗传因素和环境因素的相互作用，

遗传度小则表示遗传作用少，当遗传度＞60％，则认为该病的遗传作用大，如无脑儿、脊椎裂为60％，先天性心脏病为35％，哮喘为80％。

⑥一个家庭中如果有两个小孩受累，则以后再发畸形的危险率明显增加，或达12％～15％，而且畸形越严重，再发畸形的危险率越高。

⑦先天性畸形有性别之差，无脑儿70％见于女性，幽门狭窄80％见于男性。

三、植入前胚胎遗传学诊断

染色体异常包括染色体的数目异常和结构异常两种类型。染色体数目异常是指染色体数目的增减，约占全部染色体异常的55％，临床上常见的染色体数目异常主要涉及13、18、21、X和Y染色体的非整倍体，这5条染色体的数目异常占全部数目异常的95％以上。染色体结构异常是指染色体或染色单体经过断裂-重换或互换机制可产生染色体畸变及染色单体畸变。

在有丝分裂中期，细胞遗传学观察可区分的染色体型畸变有：①缺失，即染色体的断片未与断裂端连接；②重复，断片与同源染色体连接；③倒位，断片经180°旋转后再连接到断端上；④互换（易位），2条非同源染色体同时发生断裂，2个断片交换位置后与断端相接，畸变仅涉及一个染色体的称为内互换，涉及2个染色体的互换，称为间互换。染色单体畸变仅涉及染色单体，类型与染色体畸变相似，但更为复杂。男性染色体异常可以导致少精或无精。女性可导致原发或者继发闭经，还可以导致妊娠妇女发生反复自然流产。

遗传学诊断主要有常规的染色体核型分析，必要时进行高分辨染色体分析。少数在特殊情况下，结合荧光原位杂交技术、PCR技术进行确诊。该方法需结合IVF-ET才能取得诊断所需胚胎。

对于非平衡的染色体病结构异常没有有效的治疗方法，主要是通过产前诊断预防这类病患儿的出生。针对平衡的染色体结构异常，其本身并没有异常表型，治疗时一般只针对生育问题治疗。有些染色体易位或者倒位携带者，有生育能力，但有生育遗传病患儿的高风险，可以考虑产前诊断的方式生育正常孩子，但最好的途径是直接进行植入前胚胎遗传学诊断，避免产前诊断后发现胎儿异常时需要进行选择性流产给患者带来的身心痛苦。对于生育能力下降的携带者，如夫妻中男方为平衡易位或者罗氏易位，且表现为少精子症，可以采用卵胞质内单精子注射结合植入前胚胎遗传学诊断帮助其生育健康孩子。

（一）适应证

（1）染色体数目或结构异常的患者。

（2）植入前胚胎的染色体非整倍体筛查，常用于高龄、反复种植失败、反复流产患者。

（3）夫妻一方为性连锁遗传病的携带者（如血友病，DMD）。

（4）可进行基因诊断的单基因病患者或者携带者。

（5）用于解决骨髓移植供体来源困难时的HLA配型。

（二）禁忌证

（1）患有《母婴保健法》规定的不宜生育的疾病。

（2）目前无法进行PGD的遗传性疾病（例如多基因病和大多数单基因病）；复发率＜10％的遗传病。

（3）其他有IVF-ET禁忌证的夫妇。

（三）注意事项

（1）携带者的检出需要通过核型分析。

（2）查出染色体结构异常时，需要进行遗传咨询。建议在遗传学专家指导下进行治疗。

（3）启动周期前必须经过遗传学专家同意，即已经进行过相应的预试验。

（4）完善所有的临床检查，包括男女双方全面体格检查、男方精液检测、女方内分泌检测等有关 IVF-ET 的所有检测项目、相应的遗传学实验室检查等。

（5）咨询与知情同意，进入 PGD 程序前遗传学专家应接受患者咨询，与患者进行知情谈话，让患者详细了解治疗的全过程、可能发生的并发症及其治疗方法，需要配合的各个方面以及治疗费用等。

（6）因为 PGD 技术只对所标示的染色体片断进行检测，也存在一定的假阴性率，所以孕中期仍需进行羊水穿刺，进一步明确产前诊断。

（四）基本步骤

（1）患者签署知情同意书后，选择合适的促排卵方案，进入 PGD 周期。前期处理和一般的 IVF-ET 无差别。

（2）待卵泡发育成熟后进行取卵。

（3）卵细胞质内单精子注射。

（4）胚胎活检，选择合适的方法进行胚胎活检，目前国际上应用最广的方法是在受精后第 3 天，应用酸、PZD、激光打孔等方法活检获得单卵裂球。

（5）遗传学诊断，标本处理后，应用 FISH 或者 PCR 技术进行诊断。FISH 主要针对染色体异常，PCR 主要针对单基因遗传病。

（6）找到正常胚胎，进行宫腔内胚胎移植。

（7）妊娠中期仍需进行羊水穿刺，进一步明确产前诊断。

第二节 产前筛查

产前筛查是指通过经济、简便和无创伤的检测方法，从孕妇人群中发现怀某些先天缺陷胎儿的高风险者，从而采取进一步措施——产前诊断，从而最大限度减少异常胎儿的出生。如何根据具体情况，选择合适的筛查方案或筛查模式，提高对胎儿染色体三体综合征的检出率，降低筛查的假阳性率从而提高筛查的效率，是目前产科面临的一个现实问题。

一、产前筛查时间和内容

1.妊娠早期筛查（11～13^{+6}周）

（1）血清学筛查：常用指标有 β-hCG 和妊娠相关血浆蛋白 A（PAPP-A）。

（2）超声检查：常用指标有胎儿颈项透明层和胎儿鼻骨。

2.妊娠中期筛查（15～20^{+6}周）

（1）三联法血清学筛查：根据甲胎蛋白（AFP）、绒毛膜促性腺激素（hCG）和游离雌三醇（E_3）三者的变化，结合孕妇年龄、孕龄等情况，计算出唐氏综合征的风险度。

(2)其他改良方法:如应用 AFP 和 hCG 两项指标,称为二联法;应用 β-hCG 取代 hCG;应用抑制素作为第 4 个指标等。

3.高通量基因测序技术(12～26^{+6}周)

通过高通量测序技术分析母体外周血胎儿游离 DNA,从而对胎儿染色体非整倍体进行无创产前检测,其适用的目标疾病为常见胎儿染色体非整倍体异常(即 21-三体综合征、18-三体综合征、13-三体综合征)。

二、治疗方案及选择

各方案选择必须充分知情选择,签署知情同意书。

(一)孕早期筛查

单独的孕妇血清指标或 B 超指标应用于临床,检出率不是很高,而且有一定的假阳性和假阴性,所以早孕期筛查研究较多的是联合指标,目前公认最常用、最有效的方案是 PAPP-A、游离 β-hCG 血清和 B 超 NT 值联合筛查。

(二)孕中期筛查

妊娠 15～20 周是孕中期唐氏综合征筛查的最佳时期,是在此期间进行的血液检查基础上进行,筛查是为了评估你血液中各种不同的指标,包括:人绒毛膜促性腺激素(hCG)、甲胎蛋白(AFP)、雌三醇(μE_3)、抑制素 A。如为 18-三体胎儿,母血中的人绒毛膜促性腺激素和抑制素 A 的水平会较高,而甲胎蛋白和雌三醇的水平则较低。筛查包含的内容会有以下不同:两联筛查:评估 2 个指标,人绒毛膜促性腺激素和甲胎蛋白;三联筛查:评估 3 个指标,人绒毛膜促性腺激素、甲胎蛋白和雌三醇;四联筛查:评估 4 个指标,人绒毛膜促性腺激素、甲胎蛋白、雌三醇和抑制素 A。中期筛查的优点是血液取样容易,大多数实验室都能分析血液,缺点为唐氏儿筛查的准确性不如孕早期。两联筛查的检出率约为 59%,四联筛查的检出率约为 76%。

(三)孕早中期联合筛查

1.孕早期和孕中期整合筛查方案

孕早期进行 NT＋PAPP-A 或 PAPP-A＋β-hCG检测,孕中期进行 AFP＋β-hCG(或＋μE_3＋inhibinmA)检测。孕妇妊娠早期的血清学检查结果在早期检查结束后不告诉孕妇,直到妊娠中期,在孕早期结果基础上结合孕中期指标统一分析,得出风险比,再告之检测结果。

优点:检出率高,假阳性率低。

缺点:妊娠早期即发现为高危患者,要等到妊娠中期才能进行确定诊断,从而错过了早期诊断时机。另外,部分妊娠早期筛查为唐氏综合征危险很低的患者,在妊娠中期筛查时仍为低危,事实上这部分患者没有必要进行妊娠中期筛查,带来了不必要的担忧。

2.孕早、中期序贯筛查方案

(1)独立性序贯筛查方案:孕早期和孕中期均进行筛查,是否进行下一步确定诊断分别根据孕早期筛查结果和孕中期结果独立进行,这样提高了检出率(98%),但同时也增加了假阳性率(17%)。

(2)阶段性序贯筛查方案:孕早期筛查结果通知患者,但暂不进行绒毛取样。在孕早期结果基础上结合孕中期指标统一分析,得出风险比值,高危患者进行羊水染色体核型分析。阶段性序贯筛查方案的检出率为 71.8%。性价比最高但进行起来较困难,因为孕早期筛查结果通知患者后，很多高危患者不愿继续等待到孕中期而直接选择了介入性诊断；而部分低危患者也不愿意在中孕期继续进行唐氏筛查。

（3）酌情序贯筛查方案：使用三个截断值，即早孕筛查高值、早孕筛查低值和最终截断值。首先，所有孕妇均参加早孕筛查，计算早孕风险值，并根据风险对孕妇进行分组。风险高于早孕高值的孕妇将在早孕期抽取绒毛进行产前诊断，不必等待孕中期筛查结果；风险低于早孕低值的孕妇将终止筛查程序，不再接受孕中期筛查；只有部分中间风险的孕妇将继续接受孕中期筛查，最后结合孕早、中的结果计算综合风险值，并用最终截断值来判断是否需要进行确诊检查。与整合筛查相比，在相同的检出率（85%）下，酌情序贯筛查的假阳性率仅增高了0.1%，但只有25%的孕妇需要继续接受孕中期筛查。

三、病情判定

多采用超声筛查指标。

1.一般NT异常指标

妊娠10周≥1.8mm，11周≥1.9mm，12周≥2.1mm，13周≥2.2mm，11～13周≥2.5mm。

2.胎儿鼻骨发育迟缓或缺失

有研究表明，73%（43/59）的唐氏综合征胎儿存在鼻骨缺失，而在正常胎儿中仅为0.5%（3/603）。

3.其他B超筛查指标

如三尖瓣回流缺失，Falcon等用脉冲波多普勒超声仪做胎儿心脏超声发现77例确诊有唐氏综合征胎儿中57例（74%）三尖瓣回流缺失。异常导管静脉血流（缺损或逆流）也是早孕期筛查的一项指标，但是这项研究目前还较少。

四、评价

目前，国际上临床中广泛使用的产前筛查策略还是以中孕联合筛查或早孕联合筛查为主，但是序贯筛查和早孕筛查将是未来的主要发展方向。国内目前主要是中孕双联或三联筛查，部分地区开展了早孕联合筛查。应结合自己单位的实际情况，指导患者选择适合的筛查方案，对筛查高危患者进行合理的诊断措施，从而减少唐氏综合征患儿的出生。

第七章　产科并发症

第一节　妊娠剧吐

孕妇在妊娠早期出现食欲缺乏、轻度恶心呕吐、头晕、倦怠等症状，称为早孕反应。早孕反应一般停经 6 周左右出现，正常情况下不会影响工作和生活，无须特殊治疗，妊娠 12 周前后自行消失。少数孕妇早孕反应严重，恶心呕吐频繁，进食即吐，影响工作和健康，甚而威胁生命，临床称妊娠剧吐。妊娠剧吐患者由于严重呕吐、长期饥饿，引起水电解质紊乱，脂肪代谢的中间产物酮体积聚，尿中出现酮体，导致代谢性酸中毒。如不及时治疗或治疗不当，可导致 Wernick 脑病、电解质紊乱引起心律失常，以致死亡。

一、发病率

早孕反应是妊娠特有的常见症状，占妊娠妇女的 50%～90%，其中 70%在妊娠 4～7 周时症状最明显，绝大多数于妊娠 16 周时停止呕吐。严重的恶心、呕吐，并伴有孕妇体重下降、酮血症、酮尿症、电解质紊乱等为妊娠剧吐，发病率为 0.3%～2%，一般认为约 0.5%。

二、病因

目前对于妊娠剧吐的确切病因尚不清楚，研究证实该病与许多因素有关：如孕期的激素水平、上消化道运动异常、社会心理因素、肝功能异常、甲状腺毒症、自主神经系统功能紊乱、营养不良和幽门螺杆菌感染等。

1.内分泌因素

目前认为妊娠剧吐与孕妇血中绒促性素（HCG）水平急剧上升有关：妊娠剧吐在多胎、滋养细胞疾病的妇女中发病率明显升高，提示 HCG 及雌激素、17-羟孕酮作用于该病的发生。近年来许多学者在对孕妇的年龄、体重和孕龄进行匹配后，发现妊娠剧吐组孕妇血清 HCG 高于正常孕妇，提示 HCG 升高呕吐加剧。

2.精神及社会因素

心理和精神因素与妊娠剧吐密切相关，在精神压力大、情绪紧张、对妊娠恐惧或厌烦、情绪不稳定、生活不安定、社会地位低下和经济条件差的孕妇中该病的发病率高。可能与大脑皮质及皮质下中枢功能失调，致使下丘脑自主神经系统功能紊乱有关。妊娠剧吐常见于心理未成熟、依赖性强、癔症、沮丧、焦虑的孕妇。剧吐是孕妇抵制妊娠的一种保护性反应，是心理斗争的结果。妊娠剧吐的消失和复发往往与患者脱离和重新回到家庭环境有关，并可通过暗示等方式使症状得以缓解，因此心理因素是妊娠剧吐的重要原因。

3.神经因素

妊娠早期大脑皮质的兴奋性升高而皮质下中枢的抑制性降低，从而使丘脑下部的自主神经功能紊乱。自主神经系统功能紊乱与孕妇体内的生理变化有关，包括血容量、体温、心率、血管阻力的改变。EGG 异常多与交感神经肾上腺素功能异常有关。由于妊娠期蛋白代谢改变，磷酸吡哆胺辅酶的需要量增加，导致孕妇交感神经作用下，粒细胞、自然杀伤细胞和胸腺外细胞的活化对妊娠的维持非常重要。免疫系统过度活跃导致自主神经系统功能紊乱，如剧吐孕妇血、尿中 NK 和(或)胸腺外 T 细胞水平升高。目前认为微量元素的缺乏可能是妊娠剧吐的原因之一。而妊娠剧吐妇女与正常孕妇体内的锌、铜、镁无明显差异。

4.维生素缺乏

主要是维生素 B_1 缺乏。

5.其他

近年研究发现，妊娠剧吐可能与感染幽门螺杆菌有关，认为 HPSA 在诊断剧吐孕妇 HP 感染方面更有效、更可靠、更实用。胃镜下，妊娠剧吐的主要表现为全胃炎、胃内反流，这些均与 HP 感染密切相关，组织学检测证实呕吐症状轻重与 HP 数量相关。

三、临床症状

多见于初产妇，停经 6 周左右出现早孕反应，早孕反应一般于停经 6 周左右出现，正常情况下不会影响工作和生活，无须特殊治疗。如早孕反应逐渐加重直至频繁恶心呕吐，进食即吐，呕吐物内有胆汁或咖啡样物。严重呕吐引起失水及电解质紊乱，动用体内脂肪，脂肪代谢的中间产物酮体积聚，尿中出现酮体，导致代谢性酸中毒。患者体重明显减轻，面色苍白，皮肤干燥，脉搏细数，尿量减少，严重者出现血压下降，引起肾前性急性肾衰竭。维生素 B_1 缺乏，可导致 Wernick 脑病，临床表现眼球震颤、视力障碍、共济失调、急性期言语增多，以后精神逐渐迟钝、嗜睡，个别发生木僵或昏迷。电解质紊乱引起心律失常，如不及时治疗或治疗不当，死亡率高达 50%，维生素 K 缺乏，可导致凝血功能障碍，常伴血浆蛋白及纤维蛋白减少，孕妇出血倾向增加，可发生鼻出血、骨膜下出血，甚至视网膜出血。

四、诊断思路及原则

(1)停经后恶心、呕吐剧烈，尿酮体阳性。

(2)B 超诊断为宫内孕。

(3)排除肝炎、糖尿病酮症、胃肠疾病、胆道疾病、胰腺炎或脑炎、脑肿瘤等。

(4)血常规、血黏度、血生化、心电图、神经系统检查、眼底检查，判断疾病严重程度和并发症。

五、鉴别诊断

应与葡萄胎及可能引起呕吐的疾病如肝炎、胃肠炎等相鉴别。

六、对母儿的影响

妊娠剧吐孕妇由于严重呕吐、长期饥饿，引起水电解质紊乱，心律失常，导致代谢性酸中毒。如不及时治疗或治疗不当，可导致 Wernick 脑病、出现黄疸、肝肾功能受损，甚至死亡。

七、治疗

妊娠剧吐的常规治疗包括静脉补液、纠正水、电解质平衡紊乱、补充维生素、止吐、激素和中医中药治疗等。经上述治疗后，患者症状仍无好转，应尽早及时给予营养支持治疗。

1.饮食治疗

解除思想顾虑，给予精神安慰，指导饮食方法，鼓励适当饮食。一般主张少量多餐，饮食宜清淡、富含维生素及热量，可选择一天当中恶心呕吐较轻时进食，恶心呕吐重时可暂禁饮食。进食后最好卧床休息，以减少呕吐的发生。

2.治疗

(1)应用镇静及止吐药：维生素 B_6 50mg 口服，2 次/天；或维生素 B_6 100～200mg 加入液体中静脉滴注。维生素 B_6 参与氨基酸和脂肪代谢，且用量较大时有止吐作用。地西泮 2.5mg 口服，3 次/天；或地西泮 10mg 肌内注射，1 次/天；或苯巴比妥 0.03g 口服，2 次/天，能消除精神紧张并有止呕作用。异丙嗪 25mg 口服，每天于 10:00，14:00，20:00 时服用，共服 2 周。

(2)静脉补液：妊娠剧吐患者由于进食量少且反复呕吐，除并发酮症及酸中毒外，常伴有脱水及电解质紊乱，表现为低血钾、低血钠、低血氯及二氧化碳结合力降低等，故应予补液。

①补液：每日补充液体总量应为 2500～3000mL。可给予 10%葡萄糖注射液 500～1000mL，5%葡萄糖氯化钠注射液 1000mL，林格液 1000mL，加入 2g 维生素 C 静脉滴注。

②纠正电解质紊乱：补液同时应积极纠正电解质紊乱，补钾常用剂量是 3g/d，一般用 10%氯化钾 10～20mL 加入 500mL 液体中缓慢滴注，或用门冬酸钾镁 40～60mL 静脉滴注，根据病情调整补钾量。

③纠正酸中毒：严重酸中毒者，根据二氧化碳结合力，可选择乳酸钠或碳酸氢钠静脉滴注。但补充碱性液体时，由于机体有较强的酸碱平衡调节能力，而且随着补液量的增加，酸中毒程度也可缓解，故补充碱性液体量宜少。

(3)激素治疗：甲泼尼龙 16mg 口服，3 次/天，每 3 日剂量减半，共服 2 周停药。

(4)全胃肠外营养治疗：采用静脉营养药物，选用“脂肪乳剂＋葡萄糖＋氨基酸”标准液系统，在这些标准液中再加入水溶性维生素、脂溶性维生素、多种微量元素及电解质制成混合液，输入妊娠剧吐患者体内，维持内环境的相对稳定，使患者在不能进食的状态下获得良好的营养，同时可使胃肠道充分休息，胃液分泌量减少 50%～70%，使呕吐等症状迅速好转，使酮体等物理化学因素对胃肠道及呕吐中枢的刺激减少至最低限度。

(5)维生素 B_1 配合胞二磷胆碱：在补液、补钾、纠正酸中毒的同时，用维生素 B_1 100mg 肌内注射，1 次/天；胞二胆碱钠 500mg 加入 100g/L 葡萄糖液中静脉滴注。维生素 B_1 可减轻神经系统、消化系统症状，达到止吐目的。胞二磷胆碱主要作用是营养神经细胞，与维生素 B_1 协同治疗妊娠剧吐，无不良反应。

(6)葡醛内酯(肝泰乐):在补液前后分别给予葡醛内酯注射剂0.399g+25%葡萄糖注射液40mL静脉推注。现代医学认为,妊娠剧吐与HCG水平增高关系密切,葡醛内酯在肝与HCG结合为葡萄糖醛酸结合物,在体内代谢和排泄加速,水平降低而达到治疗目的。

(7)拟胆碱药山莨菪碱:用5%葡萄糖盐水注射液500mL加入山莨菪碱10mg静脉滴注,1次/天,止吐后继续应用1~2天,能抑制内脏神经对呕吐中枢的刺激,解除胃肠平滑肌痉挛以止吐。

3.心理治疗

使育龄妇女孕前做好生理和心理准备,对妊娠过程有充分的了解。通过心理测试的方法较快了解其个性心理特征,根据不同的情况给予心理咨询和心理治疗。妊娠剧吐患者往往都深信妊娠必然有反应,这是以往社会因素影响的结果,要让患者改变这一认知,使其对妊娠反应有科学的认识。

4.终止妊娠的指征

妊娠剧吐患者经积极治疗3~4周,仍有下列情况出现者,应终止妊娠:a.症状未见好转,尿酮体持续强阳性;b.伴有发热,体温38℃以上,脉率增快,>120/分钟;c.出现黄疸、肝肾功能受损;d.长期低血钾、酸中毒不能纠正;e.并发妊娠期Wernick脑病;f.眼底出血或视网膜炎。

八、预防

随着医学模式向生物心理-社会医学模式的转变,多数学者认为妊娠剧吐是生理和心理因素共同作用的结果。心理和精神因素与妊娠剧吐密切相关,在精神压力大、情绪紧张、对妊娠恐惧或厌烦、情绪不稳定、生活不安定、社会地位低下和经济条件差的孕妇中该病的发病率高。因此,从生物、心理、社会等方面来考虑妊娠剧吐疾病的预防和治疗有重要意义。可能与大脑皮质及皮质下中枢功能失调,致使下丘脑自主神经系统功能紊乱有关。妊娠剧吐常见于心理未成熟、依赖性强、癔症、沮丧、焦虑的孕妇,是孕妇抵制妊娠的一种保护性反应,是心理斗争的结果。妊娠剧吐的消失和复发往往与患者脱离和重新回到家庭环境有关,并可通过暗示等方式使症状得以缓解。

第二节　自然流产

一、定义与发病率

1.我国流产的定义

妊娠28周前(胎儿体重不足1000g)自然终止者称为流产。如在妊娠12周前自然终止者称早期流产,在妊娠13~27周自然终止者为晚期流产。国内:孕周<28周,胎儿体重<1000g。国外:孕周<24/22/20周,胎重<500g。

2.发病率

在临床明确诊断的妊娠中,流产占15%~20%,而隐性流产率则占30%~40%,甚至超过

50%,有报道认为,流产的发生与年龄有关,20～30 岁发生率约 12%,34～41 岁为 31%。流产发生的次数:一次者 15%,二次者 4%,三次者 3%,连续三次者 0.34%～1%。

二、病因

1.胚胎因素

(1)染色体异常:是流产的主要原因。早期自然流产中有 50%～60%的妊娠物有染色体异常,夫妇任何一方有染色体异常,可传至子代,或导致流产或反复流产。

数量异常

①三体:除 1 号染色体外,均有报道出现数量异常导致流产。其中以 13、16、18、21、22 号染色体最常见,母亲的年龄越大,该类异常的发生率越高。

②单体 X(45X):染色体异常中,发生率仅次于三体,如存活,出生后即为特纳综合征。

③三倍体:常与胎盘的水泡样变性共存,发生流产较早。

④四倍体:绝大多数极早即流产。

(2)结构异常:利用分带技术,可以发现各种异位、缺失等染色体异常。染色体正常的流产,发生时间晚于非整倍体流产;3/4 非整倍体流产发生在妊娠 8 周以前;染色体为整倍体的流产,发生高峰期在妊娠 13 周。

(3)基因突变:目前无法作遗传学统计,比例不明。

2.母体因素

(1)感染因素(约占 0.5%)

①支原体:引起子宫内膜炎、绒毛膜炎和胚胎死亡。

②衣原体:引起绒毛膜炎和胎盘损伤。

③细菌:李斯特杆菌、淋病奈瑟菌、B 族链球菌等,可导致孕妇菌血症波及胎儿胎盘而引起流产。

④病毒:CMV、HSV、RV、HBV、HIV、腮腺炎病毒、微小病毒 B_{19} 等。

⑤原虫:弓形体、梅毒螺旋体(存在争议)。

(2)内分泌异常

①黄体功能不足。

②多囊卵巢综合征。

③甲状腺功能异常(导致细胞氧化过程异常)。

④严重糖尿病未控制(早孕血糖控制不佳,流产率 15%～30%)。

⑤子宫内膜异位症(盆腔粘连、黄素化未破裂卵泡综合征)。

⑥高催乳素血症等。

(3)免疫功能异常

①父母的人类白细胞抗原/组织相容性抗原(HLA)过分相似,引起母体-胚胎间免疫排斥反应,可导致反复流产。

②滋养层细胞抗原。

③血型抗原系统:ABO 血型与 Rh 血型不合。

④抗磷脂抗体(APA):引起血管收缩、血栓形成,导致胎盘灌注不足、梗死(多引起 10 周

或以上的流产）。

⑤抗核抗体（ANA）：作用机制与 APA 相似。

⑥抗精子抗体存在。

⑦封闭抗体的缺乏：抗配偶淋巴细胞的特异性 IgG 缺乏。

⑧其他自身免疫性疾病：系统性红斑狼疮、硬皮病、鱼鳞病、进行性全身硬化症等。

（4）母体全身性疾病：心血管疾病、肾脏疾病、血液系统疾病、重度营养不良、结核、恶性肿瘤等全身性疾病，有可能引起胎盘功能不全、胎盘血栓形成、胚胎发育不良等而导致流产。

（5）不良习惯：过量吸烟（每天吸烟＞10 支）、酗酒、过量饮用咖啡、毒品等。

（6）子宫缺陷

①先天性子宫畸形（12%～15%）：子宫过小、双角子宫、单角子宫、子宫纵隔、子宫不完全纵隔、鞍状子宫等。

②宫颈功能不全（0.3%～0.5%）：先天性、局部创伤、胚胎时期接触己烯雌酚，宫颈重度裂伤、宫颈内口松弛、宫颈过短等。

③子宫肿瘤：子宫黏膜下肌瘤等。

④宫腔粘连（Asherman 综合征）。

⑤子宫动脉异常：2 条上行支影响子宫内膜蜕膜化和胎盘形成、发育。

（7）遗传性血栓形成倾向：如 C 蛋白、S 蛋白、抗凝因子Ⅲ的缺陷，Ⅴ因子突变、高胱氨酸等。

（8）创伤

①直接创伤：挤压或撞击腹部、子宫手术、开腹手术、性交过度等。

②间接创伤：严重休克。

③精神创伤：过度恐惧、焦虑、忧伤、愤怒等。

3.环境因素

（1）过量接触砷、铅、汞、甲醛、苯、氯丁二烯、氧化乙烯等化学物质，长期接触麻醉气体（如笑气）。

（2）放射线的过量暴露、严重的噪音污染和震动、过重的体力劳动等。

4.存在争议的因素

（1）宫内节育器的放置。

（2）多次人工流产。

（3）自然流产史。

三、病理

1.妊娠 8 周前流产病理

无胚胎、结节状胚、圆柱状胚、发育阻滞胚、肢体畸形、神经管缺陷等。

2.妊娠 8 周后流产病理

血肿样或肉样胎块、结节性胎块、微囊腺型胎盘，胎盘梗死、胎盘后血肿、胎膜绿染、部分水泡状胎块、绒毛发育不良/炎症性改变，压缩胎儿、纸样胎儿、浸软胎儿、脐带扭曲、脐带缠绕、脐带打结等。

四、临床表现

1.临床表现

主要症状是停经后腹痛和阴道流血。

(1)早期流产:先阴道流血,再腹痛。

(2)晚期流产:先腹痛,再阴道流血。

2.临床类型

(1)根据自然流产发展的不同阶段,分为以下临床类型:

①先兆流产:停经后出现少量阴道流血,常为暗红色或血性分泌物,无妊娠物排出,可出现轻微下腹痛或腰骶部胀痛。妇科检查:宫颈口未开,子宫大小与停经时间相符。

②难免流产:流产已不可避免。阴道流血量增多,下腹疼痛加剧,呈阵发性。妇科检查:宫颈口已扩张,有时可见胎囊膨出,或流产组织堵塞宫颈口;胎膜破裂后可见阴道流液;子宫大小与停经月份相符或略小于停经月份。

③不全流产:妊娠产物部分排出,部分仍残留在子宫腔内。腹痛、阴道流血不止。有时表现为反复间歇性阴道流血或者大量阴道流血,甚至发生失血性休克。妇科检查子宫颈口扩张,有时可见妊娠物堵塞子宫颈口,子宫多小于停经周数。

④完全流产:胚胎组织完全排出,阴道流血很少或已停止,腹痛逐渐缓解。子宫颈口关闭,子宫接近正常大小。

(2)流产的特殊情况

①稽留流产:指宫内胚胎或胎儿死亡后未及时排出者。多数患者曾有先兆流产症状,阴道流血时有时无妇科检查宫口未开,子宫小于停经月份,未闻及胎心。

②复发性流产:同一性伴侣连续发生 3 次或 3 次以上的自然流产。多为早期流产,流产经过与一般流产相同。早期流产的原因常为染色体异常、免疫功能异常、黄体功能不全、甲状腺功能减退等。晚期流产的原因则为子宫解剖异常、自身免疫异常、血栓前状态等。

③流产合并感染:流产过程中,若阴道流血时间长,有组织残留于宫腔内或非法堕胎等,有可能引起宫腔感染,严重时可扩展到盆腔、腹腔甚至全身,并发盆腔炎、腹膜炎、败血症及感染性休克等。

五、诊断

根据病史、临床表现,多数可确诊,有些病例需要结合辅助检查。流产的类型涉及相应的处理,诊断时应该予以确定。

1.病史

询问有无停经史、早孕反应及出现时间,阴道流血量、持续时间、与腹痛的关系,腹痛的部位、性质,有无妊娠物的排出。了解有无发热、阴道分泌物有无臭味,可以协助了解流产合并感染,询问反复流产史有助于诊断习惯性流产。一般身体状况,月经、生育史,孕期毒物、射线接触、环境因素,不良生活习惯,既往诊疗史也有帮助。

2.体格检查

测量体温、脉搏、呼吸、血压,有无贫血及急性感染征象,外阴消毒后妇科检查了解子宫颈是否扩张、有无妊娠物堵塞或羊膜囊膨出;子宫有无压痛、与停经时间是否相符,双附件是否压痛、增厚或包块。疑为先兆流产者,操作应轻柔。还需注意是否有生殖道感染、生殖道畸形。

3.辅助检查

(1)B型超声检查:测定妊娠囊的大小、形态、胎心搏动,有助于诊断流产类型,如妊娠囊形态异常,提示妊娠预后不良。宫腔和附件检查有助于稽留流产、不全流产以及异位妊娠的鉴别诊断。

(2)妊娠试验:连续测定血β-HCG的动态变化,对妊娠的诊断和判断预后有帮助。妊娠6～8周时,血β-HCG是以每日66%的速度增加,正常2～3天翻倍,如果血β-HCG每48小时增加不到66%,则提示妊娠预后不良。

(3)孕激素:血孕激素低于10ng/mL,先兆流产中83%胚胎死亡。血孕激素低于5ng/mL,几乎可以肯定妊娠物死亡(无论宫内还是宫外)。

(4)感染源检测:支原体、衣原体、β-溶血链球菌、李斯特杆菌等检查,但TORCH检测意义不大,除非有慢性感染的病史。

(5)免疫检测:血型(ABO、Rh)、抗精子抗体、抗核抗体、抗磷脂抗体、封闭抗原、HLA抗原等。

(6)遗传学检查:系谱调查,夫妻双方或反复流产者胚胎的染色体检查,基因检测(目前仅可诊断单基因病)。

(7)其他检查:孕激素、HPL的连续测定有助于判断预后;习惯性流产患者可行妊娠物及夫妇双方的染色体检查。

六、鉴别诊断

首先鉴别流产类型,同时需要与异位妊娠、葡萄胎、功能失调性子宫出血、盆腔炎症以及急性阑尾炎进行鉴别。

七、治疗

根据自然流产不同类型进行处理。

1.先兆流产

保胎的前提是宫内妊娠,活胎。注意多休息,不建议绝对卧床,禁止性生活。无反复流产史,无黄体功能不全证据者,不主张常规使用孕激素治疗。黄体功能不足者可给予黄体酮治疗;甲状腺功能减退者可给予小剂量甲状腺素片。如阴道流血停止,B 型超声检查证实胚胎存活,可继续妊娠。若症状加重,B 型超声检查发现胚胎发育不良,表明流产不可避免,应终止妊娠。

2.难免流产

一旦确诊,应尽快清除胚胎组织。早期流产,应予清宫术,晚期流产,子宫较大,出血较多,予缩宫素 10U 静滴,必要时刮宫,术后予抗生素预防感染。

3.不全流产

一旦确诊,无合并感染者应立即清宫。出血多并伴休克者,应在抗休克的同时行清宫术。

4.完全流产

无特殊情况可不处理。

5.稽留流产

处理前应先行凝血功能检查。若凝血功能正常,刮宫前可行口服雌激素,以提高子宫肌对缩宫素的敏感性。亦可口服米非司酮加米索前列醇,促使胎儿及胎盘排除,再行清宫。如凝血功能障碍,应尽早纠正凝血功能后,再行刮宫或引产。

6.复发性流产

在孕前应进行卵巢功能及生殖道检查、夫妇双方染色体检查、血型鉴定及丈夫的精液检查。了解有无肿瘤、宫腔粘连,并做子宫输卵管造影及宫腔镜检查,以确定子宫有无畸形与病变,有无宫颈功能不全等。染色体异常夫妇应于孕前行遗传咨询,确认是否可以妊娠。宫颈功能不全者应孕 14~18 周行宫颈内口环扎术,术后定期随诊。黄体功能不全者及甲状腺功能减退者分别补充黄体酮和甲状腺素。

7.流产合并感染

控制感染同时尽快清除宫腔内残留物。有感染症状而出血不多者,先控制感染,再行刮宫。合并感染又有大量阴道流血者应在输血和应用抗生素的同时,用卵圆钳将宫腔内残留组织夹出,暂时起到止血作用,忌用刮匙全面搔刮,待感染控制后再全面刮宫。感染严重或腹、盆腔脓肿形成时应手术引流,必要时切除子宫。

第三节　复发性流产

复发性流产无论对患者还是医师都是非常棘手的问题。对于患者,无法得到一个明确的诊断,四处求医;对于医师,面临帮助患者找到病因、因病施治,但又缺乏相关的循证医学证据的困境。流产的相关定义不同国家或地区存在差异,从而使循证医学研究开展困难。因此,明确复发性流产的定义及流行病学特征,对研究其诊断和治疗方案有重要的意义。

一、定义

(一)流产

流产是指胎儿能存活前妊娠自然终止。妊娠不足 24 周出生的胎儿很难存活,但不同国家对于“胎儿存活”的孕周界定有差异，如挪威是16周，美国及澳大利亚是20周，英国是24周，意大利和西班牙是26周，中国是28周并附加胎儿体重大于100g。流产分为临床妊娠流产和生化妊娠流产。临床妊娠指可以通过超声或组织学找到妊娠证据；生化妊娠指早期仅发现β-hCG升高，但尚未经超声证实。因为在妊娠早期不会常规检测β-hCG，所以生化流产的发生率往往被低估，据报道其发生率约为60%：为区别于复发性流产，偶发性流产是指单次流产，其发生率约为15%。

（二）复发性流产

目前国际上尚无对复发性流产的统一定义，主要的分歧存在于流产的次数及孕周。但对于临床研究，这一定义却非常重要，因为不同定义下纳入的患者队列的病因、致病机制、治疗方案及预后都有可能不同。

1.流产的次数

美国生殖医学学会采用2次或以上，并指明为临床妊娠。而欧洲人类生殖与胚胎协会采用3次或以上作为复发性流产的标准，但未明确是否包括生化妊娠。同样，国内现定义为与同一性伴侣连续发生3次及以上自然流产但未指明是否计算生化妊娠，而临床上连续发生2次流产（包括生化妊娠）已予以重视及评估。

2.流产的孕周

对于复发性流产其诊断纳入孕周的起止尚未达成共识。首先，生化流产是否纳入流产次数评估？临床上遇到生化流产就诊的患者逐渐增多，特别是急于妊娠的妇女，通过hCG试纸自测发现妊娠或流产后也会就医。据估计，有20%的育龄期妇女可能有3次或以上的生化流产。但多数学者认为流产应该只考虑超声或组织学能证实的临床妊娠，例如美国生殖医学会指南建议计算流产次数时不考虑生化流产在内。因为生化流产的发生率非常高，在正常育龄妇女中的发生率可能被低估，而且其与临床流产的发生机制可能不同，且预后通常良好无需特殊处理。其次，由于流产的定义不同，晚期流产所包含孕周的范围也不同。

3.妊娠年龄

现行的复发性流产的定义尚未将妇女妊娠的年龄纳入评估，但妊娠年龄是一项重要的独立决定因素。因为女性妊娠年龄与卵细胞或胚胎非整倍体的发生率成正相关。据估算，育龄期妇女发生两次流产的概率，在25岁时为1/70，35岁时为1/16，45岁时为1/2。

二、流行病学特征

复发性流产的发病率较难估计和比较，主要有以下两方面原因：首先，由于定义不统一，不同国家和地区报道的数据无可比性。例如，有研究可能纳入了生化流产，而有的研究未纳入。其次，在复发性流产的患者中生化流产的发生率更高，可能是因为报告偏倚，即这部分患者更关心自己是否妊娠，能及时发现生化流产，而对于无生育计划或已生育的妇女，生化流产则易被忽略。如果所有的生化流产都能被发现并计人流产次数，复发性流产的发病率将会大大增加，因为生化流产在育龄期妇女中的发生率可达60%，并由此推算出连续3次发生生化流产的概率为20%。虽然存在统计的缺陷性，目前国际公认的复发性流产的发病率为1%，其余报道的发生率波动于0.4%～3%，这一范围也可能与研究纳入的患者年龄组成有差异相关，目前暂无各年龄组特异的复发性流产的发病率报道。

通过偶发性流产的发病率可推算出复发性流产的发生概率。例如，偶发性流产的发病率为μ，复发性流产的发生概率就为$\mu3$(以3次为复发性流产)。运用这一方法，可推算出复发性流产的发生概率随妇女年龄增加而显著升高(表7-3-1)，即与20岁组相比较，40岁组妇女发生流产的可能性高近百倍。按1%的发病率计，复发性流产中有1/2无明确病因，即不明原因复发性流产的发生率为0.5%。若30～34岁组复发性流产的发生概率为0.34%，则大部分(0.34/0.5＝68%)妇女发生复发性流产无法明确病因。

表7-3-1　偶发性流产的发病率、复发性流产的发生概率及已知的复发性流产发病率

年龄(岁)	偶发性流产发病率	复发性流产发病几率	复发性流产发病率
12～19	13%	0.22%	—
20～24	11%	0.13%	—
25～29	12%	0.17%	～0.4%
30～34	15%	0.34%	～1%
35～39	25%	1.56%	～3%
40～44	51%	13.3%	—
＞45	93%	80.4%	—

此外，发生流产的风险与前次妊娠的结局相关。因此，发生复发性流产的概率会随着流产的次数增加而增加，并非每次发生的概率完全独立。同时，某些原因明确的复发性流产，经过治疗可显著降低流产的发生概率。例如，抗磷脂综合征患者，治疗组复发性流产发生率显著低于未治疗组。对于不明原因的复发性流产也并非完全符合这一推算的发生概率，因为越来越多的研究显示，用常规检测手段暂时无法找到病因的患者，可能存在子宫内膜功能、子宫自然杀伤细胞和染色体微重复微缺失等异常。虽然，这一概率模型可为背景风险的计算提供依据，但复发性流产的真实发病率还需要通过更详细的分类和更统一的定义来完善。

以上分析，对复发性流产的临床治疗方案和卫生经济学健康计划的制订都有重要意义。第一，复发性流产的发生概率与妇女的年龄、流产的定义及既往流产的次数密切相关。此外，不明原因的复发性流产可能属于统计学上的偶发事件，而非病理性的。虽然这一观点还有待进一步论证，但至少说明不应盲目采取无循证医学证据的处理方案，否则可能弊大于利。例如，近期一项临床随机研究显示，阿司匹林和肝素联合治疗不明原因的复发性流产，不仅对活产率无改善，还增加了妇女出血、水肿、皮肤瘙痒等风险。第二，随着年龄增长，妇女出现复发性流产的概率增加。临床上，对于年轻妇女，更应详细排查可能存在的病因。所以，复发性流产的诊断上可考虑纳入30岁以下连续两次发生自然流产的妇女。虽然，理论上年轻女性有更多可生育的机会，并且这个年龄阶段偶发性流产的发生率是很低的，但诊断和治疗上不应过于保守。第三，在临床研究开展方面，由于定义的不统一，很难实施多中心的随机对照研究。目前，可以着力于用新技术、新方法发掘“不明原因”复发性流产患者的病因，同时商讨并制定统一的定义及标准以便于开展多中心大样本的研究。

三、病因及发病机制

引起复发性流产的原因较复杂，且常为多因素共同作用所致。目前，仅有约50%的复发性流产的患者可以找到病因。比较明确的病因有：①遗传因素，占复发性流产的4.5%～25%；②内分泌因素，占13%～20%；③生殖器官异常，占12%～15%；④感染因素，占2%。除此之外，还有40%～50%的复发性流产原因不明。但至少35%有3次流产史的患者单纯是由于纯粹的流产概率造成或是继发于偶发的胚胎染色体异常，这样的患者有75%的机会在下次妊娠时不出现流产。

（一）遗传因素

1.胚胎的染色体异常

胚胎的染色体异常是最常见的流产原因，至少有50%～60%的流产与胚胎的遗传基因缺陷相关。染色体异常包括数量上的异常及结构上的异常。数量上的异常可分为非整倍体及多倍体。结构上的异常有缺失、易位、倒置及重叠4类。平衡易位无遗传物质丢失，一般不影响胚胎发育。不平衡易位导致部分三体或单体，易致胚胎死亡或流产。最常见的异常是常染色体三体和多倍体，其次是X染色体单体。大部分非整倍体异常都是源于卵子第一次减数分裂出现错误。

2.复发性流产夫妇染色体异常

约有4%的复发性流产患者存在染色体异常，这一比率高于正常人群中0.2%染色体异常的发生率。在反复流产史夫妇染色体核型异常中，文献报道女性多于男性，因为女性的卵子没有自然选择的机会，而男性精子有优先受精的自然选择。

染色体平衡易位携带者在生殖减数分裂的过程中，可发生染色体的缺失或重复，与正常配子结合后，子代可完全或部分形成三体或单体，多数不能存活，从而导致流产、畸形、死胎等。复发性流产患者中最常见的染色体结构异常是平衡易位，包括平衡互补易位和Robertsonian易位（两个近端着丝粒染色体着丝粒融合）。通常平衡互补易位携带者的表型正常，但减数分裂时的分离异常导致50%～70%的配子和胚胎出现非平衡易位。

复发性流产患者也出现染色体数目的异常。通常所见的染色体数目异常为13、14、15、16、21和22号常染色体三体以及X单体。研究发现，约90%以上的复发性流产患者存在X染色体失活。而X染色体失活通常由X染色体和常染色体平衡易位及X染色体微缺失、突变造成。也有报道复发性流产患者的精子染色体异常。但是仅有7%的胚胎染色体异常源自父系的减数分裂异常。研究发现有复发性流产病史的患者，在体外受精中，有更多异常的胚胎出现。

（二）解剖因素

导致复发性流产的解剖因素可分为苗勒管发育所致的先天性子宫畸形和包括宫腔粘连、宫颈功能不全、息肉、子宫肌瘤在内的后天性子宫异常。

1.先天性子宫异常

普通女性先天性子宫解剖学异常的发病率为0.1%，复发性流产的女性为3%。Salim等运用三维超声发现6.9%的反复流产的女性主要是子宫先天性发育异常，而无子宫先天性异常病史的女性有1.7%的风险率。各种先天性子宫畸形中，双角子宫和纵隔子宫与复发性流产关系密切。纵隔子宫的自然流产率达65%，Raziel等检查和分析了106个复发性流产患者的子宫情况。子宫输卵管碘油造影结果显示，43.6%的患者子宫正常，17.9%的患者为纵隔子宫，38.7%的患者子宫充盈缺损或宫腔不规则。进一步宫腔镜检查发现，53%的患者宫腔正常，21.7%有子宫纵隔，23.6%有宫腔粘连，1%有子宫内膜息肉。纵隔子宫流产的机制目前尚不十分清楚。多认为子宫纵隔的隔膜血管形成差，纤维组织较多，覆盖纵隔组织的内膜发育不良，且对类固醇激素敏感性低，影响孕卵的蜕膜和胎盘的发育而导致流产。

2.后天性子宫病变

子宫肌瘤有可能影响胚胎着床，增加流产的危险。黏膜下子宫肌瘤可能影响妊娠结果，而壁间和浆膜下子宫肌瘤对妊娠结果的影响较小。

宫腔操作容易引起宫腔粘连或纤维变性，宫腔粘连致使子宫腔体积缩小，子宫内膜对甾体激素的反应性下降，从而干扰正常的胎盘形成而导致流产。

子宫内膜异位症患者反复流产发生率显著增加，平均为33%。机制可能为：①子宫内膜异位症患者前列腺素合成及代谢异常，影响孕卵植入及早期胚胎发育；②黄体功能不全：45%～67%的子宫内膜异位症患者合并黄体功能不全；③全身免疫反应：子宫内膜异位症腹腔液巨噬细胞增加，分泌大量细胞因子，影响植入及胚胎发育。

3.子宫颈功能不全

子宫颈功能不全通常是晚期复发性流产的重要原因。

(1)后天性宫颈功能不全：其病因大部分是由于子宫颈锥切术、终止妊娠或产科的操作创伤所致。也可继发于宫颈或宫颈下段的解剖结构改变，如宫颈肌瘤等。

(2)先天性发育不良：①可合并先天性子宫异常，如纵隔子宫、单角和双角子宫；②先天性宫颈发育不良、过短或缺损；③组织学因素：先天性胶原纤维发育不良或过少，括约作用能力低，即表现为宫颈功能不全。

有产科宫颈功能不全病史女性，多采用阴道超声评价宫颈长度及宫颈管内口宽度，胎囊是否突入宫颈管以确定诊断，目前仍然没有客观和可靠的检查技术在非孕期诊断子宫颈功能不全。

(三)免疫因素

近20年来，关于自然流产尤其是RSA的发生与免疫学因素的关系备受人们关注，随着相关研究的不断深入，学者们逐渐认为免疫因素异常是导致既往认为是不明原因流产的重要原因。根据流产的发病机制，目前将与免疫有关的RSA分为自身免疫型(约占1/3)和同种免疫型(约占2/3)两大类。

1.自身免疫型

自身免疫是指机体免疫系统针对自身抗原和(或)自身致敏性淋巴细胞所产生的免疫反应。健康人群中存在适量的自身抗体和自身致敏淋巴细胞，可以清除和降解自身抗原和受损衰老细胞等，从而维持机体的自身稳定，此为生理性自身免疫。若自身抗体或自身致敏性淋巴细胞攻击自身组织细胞导致其产生病理改变和功能障碍时即为病理性自身免疫，形成自身免疫病。临床上,人们很早就发现一些患有自身免疫性疾病的女性如系统性红斑狼疮(SLE)、皮肌炎、混合性结缔组织病、干燥综合征等,其 RSA 的发生率明显增加。随后的研究发现 RSA 患者体内存在自身抗体,且检出率较对照组明显增加。Gleicher 和 ElRoeiy 于 1988 年首次提出自身免疫性生殖失败综合征(RAFS)的概念,即为一组临床表现为不孕或流产或子宫内膜异位症,同时血清中存在一种或一种以上的自身抗体综合征。目前一致认为这类 RSA 患者的本质即是一种自身免疫病。目前关于自身免疫异常导致 RSA 的病理机制及其诊断与治疗已取得了显著进展。

已知与 RSA 有关的自身抗体主要有非器官特异性抗体如抗磷脂抗体(APA)、抗核抗体(ANA)、抗可提取核抗原抗体,包括抗 Smith 抗体、抗核糖蛋白(RNP)抗体、抗干燥综合征(SS-A)抗体和抗 SS-B 抗体、抗线粒体抗体(AMA)、抗双链脱氧核糖核酸抗体(抗 ds-DNA 抗体)和器官特异性抗体如抗平滑肌抗体(ASMA)、抗甲状腺抗体(ATA)、抗心肌抗体(AMA)等。其中与 RSA 关系较为密切的自身抗体是 APA。当与 APA 相关的血栓形成、血小板减少以及 RSA 发生时,则统称为抗磷脂抗体综合征(APS)。

(1)APA 与 RSA 的关系:APA 是一组针对各种带有负电荷的磷脂及其结合蛋白成分而产生的自身抗体,结合蛋白主要有 β_2 糖蛋白-Ⅰ(β_2GP-Ⅰ)、凝血酶原、蛋白 C、AnnexinV(胎盘抗凝蛋白)以及血小板和内皮细胞抗原。目前已发现的 APA 有 20 余种,主要是根据磷脂成分命名的。主要有抗心磷脂抗体(ACA)和狼疮抗凝因子(LAC),还有抗磷脂酰丝氨酸抗体(APSA)、抗磷脂酰肌醇抗体(APIA)、抗磷脂酰乙醇胺抗体(APEA)和抗磷脂酰酸抗体(APAA)等。

其中以 ACA 和 LAC 最有代表性和临床相关性。ACA 是针对血管内皮细胞膜和血小板上的心磷脂产生的自身抗体,1982 年由 Harris 首先发现并提出,有 IgG、IgA、IgM 三种类型,以 IgG 类 ACA 最具临床意义。LAC 是于 1952 年由 Conley 和 Hartmann 首次在 SLE 患者体内发现,因此称为狼疮抗凝因子。35%的 LAC 阳性者可表现出 SLE 或相似的临床症状,而 SLE 患者中亦有 34%的 LAC 阳性,44%呈 ACA 阳性。Alper C 报道了一个家庭,包括一个母亲和 3 个女儿,她们在不同的时间被诊断为 SLE,临床症状也各不相同,但在这三个家庭成员中都检测到 LAC 阳性和高滴度的 APA,且既往都有 RSA 病史。

APA 在正常人群中的检出率较低,小于 3%,正常孕妇的阳性率一般低于 7%。Lockwood 等检测了 737 例低危险妊娠妇女,ACA 和 LAC 的阳性率分别为 2.2%和 0.27%。El-RoeiyA 等测定了 43 例健康孕妇的 APA,发现 LAC 均为阴性,ACA 也多在正常范围。Harris 等测定了 1449 例健康妇女的 ACA,结果发现即使 ACA 阳性,也多为低滴度,且与妊娠并发症及妊娠结局无关。有学者采用 ELISA 方法检测了 104 例正常妇女外周血 ACA,阳性率为 6.37%,明显低于流产组。众多研究证实 APA 阳性的妇女 RSA 的发病风险明显增加。ACA 多发现于 SLE 患者中,ACA 阳性,尤其是高滴度(大于 10units)者常伴发易栓症、血小板减少和复发性流产。原因不明复发性流产(URSA)患者的 ACA 阳性率与 SLE 患者一样处于高水平,大多数患者的 ACA 水平长时间保持不变,且不受疾病活动度和治疗的影响。另一方面,很多持续高滴度 ACA 患者的 APTT 延长,经泼尼松和阿司匹林治疗即可恢复正常,这似乎有助于妊娠成功。ELISA 方法显示吸收血清中抗心磷脂和其他负电荷磷脂可消除 ACA

活性。

APA 导致流产的发病机制主要是通过以下 4 条途径：

①血栓栓塞。

②干扰前列腺环素和血栓环素的平衡。

③改变滋养层细胞成分之间黏附分子的变化。

④激活补体：抗磷脂抗体的这些作用会导致母胎血液呈高凝状态，血栓形成，引起胎盘栓塞，螺旋动脉病变，从而使胎盘血供不足，宫内缺氧，羊水过少，最终导致胎儿窘迫、早产或流产。

(2)SLE 相关抗体与 RSA：在 RSA 患者自身抗体检测中，常见的是 APA，其次是 SLE 相关的自身抗体，如抗核抗体(ANA)，包括抗单链 DNA(ssDNA)抗体、抗双链 DNA(dsDNA)抗体、抗组蛋白抗体、抗着丝点抗体、抗核仁抗体以及抗 ENA 抗体(包括抗 SM 抗体，抗 ss-A 抗体，抗 ss-B 抗体)和 ACA。

在 RSA 的人群中 ANA 阳性者为 5%～50%。既往有流产史的患者 ANA 阳性率较正常妊娠妇女高很多倍。有学者的统计资料显示 RSA 患者的 ANA 阳性率为 6.9%，2 次流产和 3 次或 3 次以上流产者之间 ANA 的阳性率无显著差异；抗 ENA 抗体阳性率为 2.9%，且均出现在 SLE 患者中。Gleicher 等报道 RSA 患者抗 ds-DNA 阳性率为 29.2%。

ANA 与 RSA 是否相关现尚无统一的结论，问题在于一般情况下，ANA 阳性只是表示机体当时自身免疫比较活跃，但这种自身免疫的异常不一定导致流产，与胎儿安危的关系不大，因此，ANA 并非 RSA 较理想的筛查指标。但是，当 ANA(特别是抗 ENA)上升至反映 SLE 病情处于活跃期水平时，它不仅与妊娠结局有关，也与 SLE 母亲的病率和死亡率有关。多数情况下，SLE 与 RSA 的关系不仅涉及 ANA 水平，更重要的是否合并 APA 阳性或 APS。

(3)其他抗体与 RSA

①抗甲状腺抗体(ATA)：ATA 是一种器官特异性自身性抗体，出现于正常人群中，更常见于育龄期妇女，而 SLE 妇女 ATA 阳性率高达 45%。Singh 等发现 ATA 阳性患者的流产率为 32%，而 ATA 阴性患者流产率为 16%，并提出 ATA 可能作为预测流产的敏感指标。Pratt 等研究显示，在 RSA 伴 ATA 阳性的病例中 ACA 阳性率并不增加，ATA 可作为预测 RSA 的一个独立指标。2011 年的一项 meta 分析纳入 12126 名研究对象，提供更充分的证据表明 ATA 与 RSA 密切相关，添加左旋甲状腺激素可以降低 RSA 风险。

②抗平滑肌抗体(ASMA)：该抗体在正常人群的阳性率为 2%～20%。Taylor 等证实该抗体在不明原因不孕的患者中其阳性率为 49%，而正常妊娠女性为 17%。关于该抗体与 RSA 的研究较少。少数报道显示在自然流产患者中该抗体阳性率有所增加，持续的病毒感染是产生该抗体的原因。

③抗精子抗体：Witkin SS 等检测了 44 例不明原因复发性流产(URSA)患者，36.4%可检测到抗精子抗体，616 例不孕患者中，14.6%可检测到抗精子抗体；抗精子头部 IgG 抗体和 IgA、IgM 抗体在 URSA 与不孕症患者之间无明显差异，而抗精子尾部 IgG 抗体水平与 URSA 之间存在着明显的关联性。WitkinSS 等认为对精子敏感的孕妇在被精子激活母体免疫系统后产生了针对胚胎的抗原，从而诱导流产的发生。

④抗滋养细胞和子宫内膜抗体：Tedesco F 发现在 URSA 患者中存在针对滋养细胞和子宫内膜的自身抗体的高阳性率，这些自身抗体具有促进炎症反应和促凝作用，从而导致流产。

⑤抗 H-Y 特异性抗体：已分娩男婴的妇女可被 H-Y 特异性抗体免疫，H-Y 免疫可引起干细胞移植后的移植物抗宿主反应。NielsenHS 等发现 H-Y 特异性抗体在继发性 URSA 患者中呈高阳性率（46%），而在正常妇女和原发性 URSA 患者中分别为 19%和 8%；且 H-Y 特异性抗体与子代低男/女出生比存在相关性，认为母体中针对 H-Y 抗原产生的自身抗体可能参与流产的发生，母体异常的 H-Y 免疫反应可能是继发性 URSA 发生病因之一。

2.同种免疫因素

妊娠是一个极其复杂的生理过程。胚胎所携带的基因有 1/2 来自父方，所表达的抗原对于母体来说是外来抗原。因此，从免疫学和移植角度讲，妊娠是一种半同种移植过程，这种特殊的现象早就引起人们的关注。随着研究的不断深入，现代免疫学观点认为正常妊娠时携带有外来抗原的胚胎之所以能够获得“免疫逃逸”，在母体内得以进一步生长发育直至出生是由于母体免疫系统对胚胎之父系抗原识别所产生的反应是免疫营养和免疫防护而非免疫攻击，是一种特殊类型的外周免疫耐受即妊娠免疫耐受。这种耐受状态的形成机制十分复杂，涉及体液免疫、细胞免疫、免疫遗传、子宫免疫防护等方方面面。如母胎间存在解剖和免疫屏障、胚胎抗原的免疫学特性、胚胎滋养细胞表面人白细胞抗原（HLA）的表达模式如滋养细胞缺乏经典的 HLA-Ⅰ、HLA-Ⅱ类分子的表达，而有非经典的 HLA-G 分子表达、孕妇外周血出现特异或非特异的免疫抑制因子、Th1/Th2 细胞因子的平衡等。母胎界面的免疫活化与抑制之间的平衡调控对胚胎及胎儿的生长发育起着至关重要的作用。各种免疫因素通过有机协调形成网络，达到母胎间免疫关系的平衡，从而使妊娠得以维持。如果这种免疫平衡遭到破坏，则胚胎将遭受免疫攻击而流产。临床上经病因筛查，严格地排除染色体异常、解剖结构异常、内分泌失调、生殖道感染、自身免疫疾病等病因的 RSA，以往称为不明原因 RSA。根据现代生殖免疫观点，可认为不明原因 RSA 与同种免疫有关，称同种免疫型 RSA。目前认为它是一种同种免疫病。近 20 年来，对其发病机制及治疗研究取得了显著进展。

（1）HLA 与同种免疫型 RSA：HLA 是迄今为止发现最具多态性的抗原系统。Dausset 发现并提供了人类白细胞血型的证据：Rood 和 Vanleeuwen 通过计算机分析复杂的血型抗体，首次提出 HLA 系统等位基因的概念。现已明确编码 HLA 的基因位于人类第六号染色体的短臂上（6p21.3），全长 4000kh，约占人类全部信息的 1/1000。根据 WHO 的命名分为Ⅰ、Ⅱ、Ⅲ个区域。Ⅰ类区域有 HLA-A、B、C、E、F、G、H 和 J 等 8 个位点，其中 HLA-A、HLA-B、HLA-G 为经典基因，HLA-E、F、C、H、J 等为非经典基因，编码 HLA-Ⅰ类抗原。Ⅱ类区域有 HLA-DR、DP、DQ 等 3 个位点。Ⅲ类区域位于 HLA-B 和 HLA-DR 位点之间，主要编码补体系统。HLA-Ⅰ类抗原分布广泛，见于所有有核细胞的表面，以淋巴细胞表面最为丰富。HLA-Ⅱ类抗原分布较为局限，主要在树突状细胞、单核细胞、B 细胞和一些吞噬细胞。T 淋巴细胞一般不表达Ⅱ类抗原，但受到特异性抗原或某些因子刺激时也可表达一定数量的Ⅱ类抗原。肿瘤细胞可表达Ⅱ类抗原，但相对应的正常细胞则无Ⅱ类抗原的表达。HLA 基因不仅是人类遗传标志中最具多态性的系统，并且每个位点的抗原之间存在自然选择作用下产生的显著连锁不平衡，从而赋予了人类的生存优势。

近代研究证明HLA具有复杂的生物学及免疫学功能,主要有以下几个方面:

①向抗原特异性T细胞受体传递信息,参与抗原识别、免疫应答,增强人体的抗感染能力。

②参与机体细胞之间的相互识别,维护机体自身稳定。

③HLA连锁基因间相互作用赋予了人类多种免疫能力,包括抵御各种疾病的能力。

④HLA是一种移植抗原,在宿主和移植物之间排斥反应的免疫识别中起重要作用。

20世纪70年代末以来,随着HLA实验技术不断取得进展,HLA在生殖医学领域的不断渗透,它在维持人类正常妊娠和导致病理妊娠如RSA、妊娠高血压综合征、胎儿生长受限疾病中的作用也逐渐被人们认识。HLA导致RSA的作用机制主要涉及以下三个方面:

①夫妻HLA共容性与RSA:即是否存在夫妇间HLA位点共容性增大,导致母体免疫系统对胚胎抗原无法识别。Komlos最早提出HLA位点共容性与RSA的发生有关,当时Komlos发现RSA患者夫妇间HLA-A、HLA-B位点的共容性显著增大。随后众多学者对此进行了大量研究。Ober等发现RSA HLA-DQA1位点的共容性显著增大,并提出夫妇间HLA-DQA1共容性增大可能是RSA的风险标志。印度学者Kishore等研究发现RSA夫妇间HLA-A、HLA-DR位点的共容性较正常对照明显增加,同时还发现APCA及MLR(混合淋巴细胞反应)封闭因子阳性率较对照组明显降低,从而证明HLA共容与APCA和MLR呈负相关,证明夫妇间HLA共容性增大使母胎间适当的免疫反应降低而导致流产。Jin等采用一种新的共容等位基因实验研究了123对RSA夫妇和73对应用IVF治疗的不明原因不孕症夫妇间HLA的共容性,发现RSA患者HLA-DR共容性增大,而不孕症夫妇间HLA-DQ共容性增加,提示HLA-Ⅱ类区域不同的等位基因对生殖过程的不同影响。大部分研究认为HLA-Ⅱ类分子共容导致的流产主要发生在围着床期,使流产发生在6周以前甚至更早,以至于临床上难以确认。因此,这也可能是某些不孕症及生殖周期延长的原因之一。HLA-Ⅰ类分子共容性增大发生的流产较晚,多数能被临床确认。HLA共容性增大导致流产的机制,目前认为可能是HLA共容性增大使胚胎HLA的纯合性增加,母胎间HLA的差异缩小,使母胎的免疫识别免疫反应出现紊乱,对胎儿产生不利影响,另外,由于TLX抗原(滋养细胞淋巴细胞交叉反应抗原)基因与HLA基因位点密切连锁,HLA共容性增大导致夫妇间TLX的共容性也相应增大,导致母体产生封闭抗体不足,最终引起流产。

然而,尽管大多数学者的研究支持HLA共容性增加与RSA相关,但也有相反观点的报道:Caudle MR等检测了RSA患者夫妇之间的HLA共容性,发现50%的患者(12例中6例)夫妇之间没有共容抗原,仅有25%的患者(12例中3例)夫妇之间有一个抗原共容,8.3%的患者(12例中1例)有两个抗原共容,17%的患者(12例中2例)有三个抗原共容。在正常生育组,35.1%的夫妇(77例中27例)之间没有HLA抗原共容,42.8%的夫妇(77例中33例)有一个抗原共容,18.2%的夫妇(77例中14例)有两个抗原共容,2.6%的夫妇(77例中2例)有三个抗原共容,1.3%的夫妇(77例中1例)有四个抗原共容。研究发现夫妇之间的HLA共容性与子代的数量、自发性流产的发生概率以及不孕症之间不存在明显的相关性。后来复发性流产组中有6例患者在研究期间怀孕,其中3例顺利分娩活婴,其与HLA共容性无关联,而且也未接受免疫方面的治疗。因此,Caudle MR等认为HLA共容性与自发性流产之间不存在相关性，并且不能以此来预测妊娠结局。

根据以上文献报道，很显然对复发性流产是否存在夫妻间 HLA 抗原共容性增大是有争论的，无法得出统一的结论。目前另一种看法是关于连锁致死基因，可能因为与 HLA 密切连锁的隐性致死基因，由于连锁不平衡，导致致死基因的共容性增加，一旦夫妇间共容致死基因，则胚胎不可避免地发生死亡流产。总之，夫妇间 HLA 共容性增大是否与 RSA 有关联，有待今后进一步研究。

②易感基因单元型和易感基因与 RSA：即是否存在易感基因单元型和易感基因，这种易感基因或单元型可能存在于 HLA 复合体内或与其紧密连锁的基因组内；如果存在，则可导致母体对胚胎抗原反应不足或产生不适当的免疫反应。众多研究发现 RSA 患者存在易感基因和易感基因单元型，且不同种族之间的基因位点存在差异。

丹麦学者 Christiansen 等对 63 例 RSA 患者进行家谱分析，结果发现与患者共有全部 2 个单元型的姐妹流产率高达 59.1%，有一个单元型相同者流产率为 25%，而无相同单元型者流产率仅为 6.3%，因此推测 RSA 可能是由 HLA 基因决定的与免疫失调有关的遗传性疾病。Christiansen 等后来采用 RFLP 和 SSP 技术研究发现流产 4 次以上的 RSA 患者，DRw17、DQw2 单元频率显著增加，深入研究发现流产 4 次以上的 RSA 患者有 DRB1 * 0101，DQA1 * 0101，DQB1 * 0501；DRB1 * 0102，DQA1 * 0101，DQB1 * 0501；DRB1 * 0103，DQA1 * 0101，DQB1 * 0501；DRB1 * 0301，DQA1 * 0501，DQB1 * 201 等四种单元型频率增加，而这四种单元型出现频率在 3 次以下流产者当中无差异。进一步分析这些单元型发现 DQA1 * 0101、DQA1 * 0501、DQB1 * 0503 等 3 个等位基因频率增加，认为是该病的易感基因。目前认为 DQB1 等位基因作用较大，因为某些 DQB1 基因第二外显子(DQ 分子 beta 链 57 密码子)编码的产物不是天冬氨酸，从而增加了对疾病的易感性。

Christiansen 等又对 94 例接受了免疫治疗的丹麦 LRSA 患者进行了研究，发现 HLA-DR1、Br、HLA-DR3 阳性者再次妊娠时高达 62%的病例发生了流产，而阴性者再次妊娠时仅 29%发生了流产。Christiansen 随后的研究发现 HLA-DRl/Br、DR3、DR4、DR10 等基因型为 RSA 的易感基因，上述基因可能诱导母胎界面中 TNF-α 等特定的细胞因子分泌增多而导致流产发生的；而 HLA-G 等 HLA Ⅰ 类基因与流产未存在关联性。Imai T 等发现对 89 例 URSA 患者和 207 例普通人群的 HLA-A、-B 和-C 基因进行检测，发现患者 HLA-B35 频率明显降低，而 HLA-B35 可诱导体内 Th1/Th2 平衡倾向于 Th2 优势，推测 HLA-B35 频率降低，导致体内 Th2 反应减弱，引起流产的发生。KruseC 在 588 例复发性流产和 562 例正常妇女中，采用 PCR-SSP 方法检测 HLA-DRB1、-DQA1 和-DQB1，结果发现 HLA-DRBl * 03 是 RSA 的易感基因。我国学者采用 PCR-RFLP(聚合酶链反应-限制性片段长度多态性)方法对 32 例原因不明 RSA 患者和 54 例正常对照组的 HLA-DQA1、DQB1 基因型进行检测，发现流产组的 DQB1 * 0604、0605 等位基因频率显著增高，DQB1 * 0501、0502 等位基因频率显著降低；流产组 DQA1 * 01-DQB1 * 0604、0605 单元型频率显著增高，表明 HLA-DQB1 * 0604、0605 等位基因与 DQA1 * 01-DQB1 * 0604、0605 单元型可能是该病的易感基因和单元型，而 DQB1 * 0501、0502 等位基因可能是防止该病发生的保护因子。虽然各家报道的易感基因和单元型有差异，但这些易感基因和单元型均与 HLA-Ⅱ 区域中 DQB1 基因的第二外显子编码的57位氨基酸非天冬氨酸型有关。对HLA-Ⅱ分子进行立体构象分析发现DQB链57位Asp(带负电荷)位于抗原结合槽的侧面,其与相对位置上的α链79位精氨酸形成盐桥结构,当其他不带电荷的氨基酸取代β链的Asp后,原有的盐桥结构被破坏,影响了HLA-Ⅱ类分子α、β链结构的稳定性,并影响其与抗原的结合,最终导致T细胞抗原识别异常和免疫反应异常。

③胚胎滋养细胞HLA分子表达与RSA:即胚胎滋养细胞HLA分子表达模式是否与RSA有关。研究发现滋养细胞有独特的HLA表达模式,即合体滋养细胞和细胞滋养细胞表面都缺乏经典的HLA-Ⅰ、HLA-Ⅱ类分子的表达,但绒毛外滋养层有非经典的HLA-G分子表达,初步研究认为这种独特的HLA表达模式尤其是HLA-G的表达可能在维持正常妊娠和导致病理妊娠的机制中发挥重要作用。德国学者Pfeiffer等发现HLA-G01013、HLA-G0105N等位基因在RSA人群中出现频率显著增加,其阳性预测率高达70%。同年,美国学者Aldrich CL也发现HLA-G*0104和0105N是URSA的易感基因。Kanai等采用细胞共培养方法发现RSA患者妊娠期外周血单核细胞和表达HLA-G的细胞共同培养时IL-3的分泌没有变化,而IL-1β分泌上升,TNF-α分泌下降,而正常经产妇和未妊娠妇女外周血单核细胞和表达HLA-G的细胞共同培养时IL-3的分泌明显增加,而IL-1β分泌减少,TNF-α分泌下降。这一研究提示RSA患者识别滋养细胞HLA-G的母体淋巴细胞/巨噬细胞的细胞因子分泌模式发生改变,释放了抑制滋养细胞和具有胚胎毒性的细胞因子,从而引发流产。Varla-LeftheriotiM等研究发现RSA患者母胎界面NK细胞表达的抑制性KIRs(抑制性KIR受体)(2DL1,2DL2,2DL3)与滋养细胞表达的HLA-Gw之间的反应性降低;而该反应可向NK细胞传导抑制信号,具有保护胚胎的作用;该反应性降低意味着NK细胞接收的保护性抑制信号减弱,使流产容易发生。

(2)细胞免疫与同种免疫型RSA:大量研究证实众多免疫活性细胞,无论是存在于外周血中的细胞,还是子宫局部的免疫细胞,均与人类生殖密切有关。人类子宫内膜及蜕膜的免疫活性细胞,主要包括子宫自然杀伤细胞(uNK,也称大颗粒淋巴细胞LGL)、T细胞和巨噬细胞3种,它们的数量、表型及功能等与外周血有明显不同,且随着月经周期发生改变,在妊娠前后也会发生明显变化。这些免疫细胞的变化可能与妊娠免疫耐受的形成和流产的发生有关。

①NK细胞与同种免疫型RSA:NK细胞是一种骨髓源性细胞。子宫NK(uNK)细胞在月经周期及妊娠前后的变化最为显著,增生期uNK的数量与T细胞的数量相似,约占45%,而到分泌中期及妊娠早期uNK细胞的数量显著增加可达70%,但在孕20周后uNK细胞明显减少,至孕晚期完全消失。uNK细胞表面标志与外周血的有所不同,主要为$CD56^+$,但是缺乏经典的T细胞、NK细胞表面标志CD3、CD4、CD8、CD16、CD57。NK细胞通过其表面表达的细胞整合素和蜕膜血管壁相应的整合素配体相互作用而游走进入蜕膜。uNK细胞表面的白细胞分化抗原主要有CD56、CD16、CD11b、CD54,按其功能分为两种表型:一种表型为$CD56^+$(bright)$CD16^-$,约占90%,胞质内颗粒体积大,但体积小,对胚胎有营养和免疫防护作用,另一种表型为$CD56^+$(dim)$CD16^+$,系$CD56^+$(bright)$CD16^-$在IL-2的作用下转化而来,约占10%,胞质内颗粒多,体积大,具有细胞毒性和免疫排斥杀伤功能。研究表明正常妊娠蜕膜表型为$CD56^+$(hright)$CD16^-$的uNK细胞可通过以下机制维持正常妊娠机制:

a.免疫抑制。

b.分泌 CSF-1、GM-CSF、G-CSF、TGF-β、LIF 等起到免疫营养作用，促进滋养细胞生长和胚胎生长发育。

c.清除坏死和凋亡的滋养细胞。

d.防止母体病毒的垂直传播。

研究表明正常妊娠时外周血 NK 细胞的活性受到抑制，而在 RSA 患者孕前及孕期外周血 $CD56^+$ NK 细胞与正常者相比，数量及活性均明显增加。Aoki K 等研究发现未接受任何治疗的 URSA 患者，外周血 NK 细胞活性高者再次妊娠的流产率显著高于 NK 细胞活性正常者。Yamada H 等发现 RSA 患者外周血中 NK 细胞表面的 CD158a 表达水平显著下降，CD94、CD161、CD158b 和 CD244 表达水平与健康对照组无明显差异。与外周血相反，Yamamoto 和 Quack 等研究发现 RSA 患者蜕膜中 $CD56^+$ 的 NK 细胞数量显著下降，提示这可能降低了 NK 细胞的免疫营养功能。Clifford、Quenby 等采用免疫组织化学方法研究发现在有 RSA 病史的患者的子宫内膜中，$CD56^+$ NK 细胞含量低者较含量高者更易获得活婴。赵卫秀等采用双荧光流式细胞仪方法发现难免流产患者蜕膜中 $CD56^+$ $CD16^+$ NK 数量明显增加，而 $CD56^+$ $CD16^-$ NK 细胞数量明显减少，$CD56^+$ $CD16^+$ NK/$CD56^+$ $CD16^-$ NK 细胞比例明显上升，表明蜕膜 $CD56^+$ $CD16^+$ NK/$CD56^+$ $CD16^-$ NK 细胞比例失衡与 RSA 的关系密切。

国内外研究也表明 NK 细胞 KIR 表达异常和 RSA 密切相关。研究发现 URSA 患者的 NK 细胞 KIR2DS1 基因频率显著升高，KIR 基因活性显著增强，而且两个以上的 KIR 基因活化更加常见。组群研究显示 KIR2D51 基因频率升高、KIR2DL1(抑制性受体)基因频率降低的夫妇具有 RSA 易发倾向。KIR 位点的多态性会影响妊娠结局，在汉族人群中 KIR2D51 基因频率升高、KIR2DL1 基因频率降低，导致活化 NK 细胞阈值降低，诱导了 RSA 的发生。有学者采用 PCR-SSP 方法对 16 例 URSA 患者和 41 例正常妊娠妇女进行 KIR 基因检测，发现流产患者抑制性 KIR2DL2 表达频率明显增高，而其余抑制性 KIR2DL 和激活性 KIR2D51-5 基因与对照组无差异，两组间抑制性和激活性 KIR 基因数量也无明显差异，提示 KIR/HLA 配对结合在胚胎丢失病理过程的母胎界面中无重要作用。有学者对 21 例自然流产患者和 25 例正常早孕妇女蜕膜 NK 细胞进行检测，发现自然毒性受体 NKp44 和 NKp46 在自然流产患者 $CD56^+$ $CD16^-$ dNK 和 CD56-$CD16^+$ dNK 细胞中的表达均高于正常对照组中的 dNK 细胞亚群；并发现自然毒性受体的含量与 dNK 细胞毒性呈正相关。

②T 淋巴细胞与同种免疫型 RSA：研究发现正常增生期子宫内膜中 T 淋巴细胞占 45%，分泌期及妊娠早期由于 uNK 细胞数量的增加，T 细胞的含量相对减少，主要为 αβT 细胞，其次为 γδT 细胞，仅占 5%～10%。多数研究发现外周血和子宫内膜及蜕膜中 $CD3^+$ T 淋巴细胞的数量在正常者与流产者之间无显著差别，但它们的亚群比例存在差异。有学者研究报道 RSA 外周血 T 淋巴细胞亚群的变化，他们发现 $CD3^+$ T 细胞的数量与正常非孕妇比较差异无显著性，而 $CD8^+$ T 细胞的比例显著上升，$CD4^+$ T 细胞无明显变化，$CD4^+$/$CD8^+$ 比例显著上升，经主动免疫治疗后，$CD8^+$ T 细胞比例显著上升，$CD4^+$/$CD8^+$ 比例明显下降，接近正常孕妇。Yahata 和 Yamamoto 等研究发现在复发性流产的患者中无论是在外周血还是在蜕膜中，$CD3^+$ $CD56^+$ T 细胞的数量与正常者相比均有显著下降。研究发现妊娠早期蜕膜及外周血中

的 γδT 细胞显著增加，外周血优先表达 Vγ9Vδ2T 细胞亚群，而蜕膜以 Vγ1Vδ1T 细胞亚群为主，健康妇女 Vγ1Vδ1T 细胞显著多于 Vγ9Vδ2T 细胞，而复发性流产患者则相反，Vγ9Vδ2T 细胞显著多于 Vγ1Vδ1T 细胞。Clark 等研究发现 γδT 细胞尤其是 Vγ1.1δ6.3T 细胞可通过其产生的细胞因子 IL-10、TGF-β_2 预防小鼠胚胎丢失。

γδT 细胞维持妊娠和导致流产的机制主要为：

a.正常妊娠时，具有潜在毒性的 Vγ9Vδ2T 细胞通过其表面表达的杀伤抑制性受体 CD94 分子与滋养细胞表面的非经典 HLA-G、HLA-E 的结合途径，产生抑制性信号，但对胚胎不产生免疫排斥反应，而在病理情况下，由于滋养细胞非经典 HLA-G、HLA-E 表达欠缺，Vγ9Vδ2T 细胞的毒性作用方才显露出来，从而影响胚胎发育导致流产。

b.调节 Th1/Th2 型细胞因子的平衡，已经证实 Vγ9Vδ2T 细胞和 Vγ1Vδ1T 细胞亚群的性质截然不同，前者主要为 Th1 型，后者为 Th2 型，Th2 型细胞因子诱导母体产生免疫耐受，Th1 型细胞因子诱发流产。

c.$CD4^+CD25^+$ 调节性 T 细胞（$CD4^+CD25^+$ Tr）和 NKT 是近来新发现的两种 T 细胞亚群，与经典 T 细胞不同的是 NKT 细胞同时具有 NK 表面标志 NK1.1 及 TCRαβ、γδ，细胞毒作用速度快且无抗原特异性即具有类似 NK 的自然杀伤特性。蜕膜中 NKT 细胞的数量明显高于外周血，在早孕期高水平表达，孕晚期较低表达。研究证实自然流产小鼠蜕膜中 NKT 数量明显增加。NKT 通过其分泌的细胞因子参与 Th1/Th2 的平衡调节，而 $CD4^+CD25^+$ Tr 细胞不仅在防止自身免疫而且在调控肿瘤免疫和移植免疫耐受中起重要作用。

③Th1/Th2 细胞因子平衡与同种免疫 RSA：1986 年，Mosmann 等根据小鼠 Th 细胞分泌的细胞因子及生物学功能不同，将 Th 分为 Th1 和 Th2 型。Th1 细胞主要分泌 IL-2、TNF-α，和 IFN-γ 等细胞因子（Th1 型因子），介导细胞免疫，如激活巨噬细胞、参与急性超排反应、参与迟发性超敏反应和器官特异性自身免疫反应。Th2 细胞主要分泌 IL-4、IL-10 和 TNF-β 等细胞因子（Th2 型因子）促进体液免疫，介导同种排斥反应的免疫耐受，抑制 Th1 反应。正常情况下，Th1/Th2 处于一种动态平衡中，一旦平衡被打破，即会产生疾病，现称为疾病的 Th1/Th2 模式。已有证据表明 Th1 型因子，对胚胎着床、滋养细胞生长、胚胎发育和胎儿生长是有害的，而 Th2 型因子可促进胚胎的生长发育。体外实验证实 TNF-α 和 IFN-γ 协同作用可抑制胚胎生长发育，并可诱导滋养细胞凋亡，IL-2 可诱导 NK 细胞增殖，如与 TNF-α 协同作用可使 NK 细胞转化为具有细胞毒性的 LAK 细胞。利用 CBA/J 小鼠脾脏细胞分别与 CBA/J×DBA/2 和 CBA/J×BALB/c 的胎盘提取物反应，发现流产模型 CBA/J×DBA/2 胎盘反应上清液中含有大量的 Th1 型细胞因子 IL-2、TNF-α 和 IFN-γ。IL-2、TNF-α 和 IFN-γ 的浓度分别增加了 2.5、10 和 55 倍，而与无流产倾向的 CBA/J×BALB/c 孕鼠胎盘反应则无此结果，并且给流产孕鼠和正常孕鼠注射 Th1 型因子均可明显增加胚胎吸收率。在流产小鼠及人类外周血及蜕膜中 Th1/Th2 型因子的表达也呈现不同的模式，流产偏向 Th1，正常妊娠偏向 Th2。目前国内外关于这方面的研究结果和观点基本一致，即正常妊娠时，Th1/Th2 平衡变化向以 Th2 型因子为主的模式转化，当这一平衡偏向 Th1 时，则可能影响胚胎及胎儿的生长发育，严重时可导致流产，主动免疫治疗可促使 Th1/Th2 平衡从 Th1 向 Th2 转化，使妊娠获得成功。

Hill JA 等发现 URSA 患者血清上清液对胚胎有毒性作用并且上清液中含有多种 TH1

型细胞因子,244 例 URSA 患者中 125 例的血清上清液中检测到 IFN-γ,且与胚胎毒性存在关联性;进一步检测显示所有病例的上清液都是 TNF-α,阳性,17 例 TNF-β 阳性,2 例 IL-10 阳性,1 例 IL-4 阳性;而正常妊娠女性或健康男性血清上清液没有胚胎毒性,也不含有 TH1 型细胞因子,但含有 IL-10 和 IL-4 等 TH2 型细胞因子。Piccinni MP 等认为白血病抑制因子(LIF)对于胚胎植入是非常重要的,而 LIF 的生成与 TH2 型细胞因子有关;IL-4 和孕激素可增加 LIF 的生成,而 L-12、IFN-γ 和 IFN-α 可减少 LIF 的生成。与正常妊娠妇女相比较,URSA 患者的 T 细胞生成的 LIF、IL-4 和 IL-10 也减少,认为 LIF 和 TH2 型细胞因子缺失可能与 RSA 存在关联性。Raghupathy R 等通过使用自体的胎盘细胞或滋养层来源的绒毛细胞刺激外周血单核细胞,发现正常妊娠妇女以 IL-6 和 LI-10 等 TH2 型细胞因子生成为主,而 RSA 患者中以 Th1 型细胞因子 IFN-γ 生成为主。Michimata T 等研究发现正常妊娠时母胎界面中 Th2 型 T 细胞主要聚集于底蜕膜中,URSA 患者的底蜕膜中 Th2 型 T 细胞数量显著减少。Lee J 等发现 URSA 患者的外周血单核细胞(PBMCs)被滋养细胞刺激后,IFN-γ 水平升高,并且进一步使用该 PBMCs 的上清液与滋养细胞共培养,发现滋养细胞凋亡率上升。

最近有研究发现,调节性 T($CD4^+CD25^+$ Tr)细胞可调控 Th1/Th2 向 Th2 偏移。有学者研究发现正常非孕组和正常妊娠组比较,外周血 $CD4^+CD25^+$ Tr 细胞数量无明显差异,而流产妇女外周血 $CD4^+CD25^+$ Tr 细胞数量明显降低。有学者发现 $CD4^+CD25^+$ Tr 细胞数量在 URSA 患者的蜕膜中也明显降低,而接受主动免疫后妊娠成功者的外周血中 $CD4^+CD25^+$ Tr 细胞数量显著升高。有学者发现 URSA 患者的 $CD4^+CD25^+$ Tr 细胞免疫抑制功能减弱,与 DC 共培养后,分泌细胞因子倾向于 Th1 优势。有学者发现 URSA 患者蜕膜中 $CD4^+CD25^+$ Tr 细胞的水平和免疫抑制功能均明显下降,$CD4^+CD25^+$ Tr 细胞主要通过 IL-10 和 TNF-β 来抑制效应性 T 细胞的增殖。有学者发现 $CD4^+CD25^+$ Tr 细胞可抑制 IL-17 的表达,但 URSA 患者的 $CD4^+CD25^+$ Tr 细胞对 IL-17 的抑制功能受到了削弱,TNF-β 和 IL-10 也可以抑制 IL-17 的表达,同时有学者发现 URSA 患者的外周血和蜕膜中 Th17 细胞水平显著上升,且 Th17 细胞水平与 Treg 细胞水平存在逆相关性。此外,URSA 患者的外周血和蜕膜中 Th17 相关因子,如 IL-17、IL-23 和 RORC 的表达水平也显著上升,并认为体内高水平的促炎症细胞促进了 RSA 的发生,Treg/Th17 细胞之间的平衡失调在 URSA 的发生中发挥着重要作用。因此,Th1/Th2 体系已不足以解释为什么胎儿没有被母体免疫细胞排斥的发生机制。现在,Th1/Th2 体系已扩展到 Th1/Th2/Th17 以及调节性 T 细胞(Treg)体系。

④巨噬细胞与同种免疫型 RSA:研究表明增生期子宫内膜巨噬细胞比例约占 10%~15%,分泌期及妊娠早期受高水平激素的影响,巨噬细胞快速向蜕膜趋化与聚集,其数量增加约占 20%~25%,同时分泌多种细胞因子,包括 IL-1、IL-6、IL-10、TNF-β、TNF-α、CSF-1、PGE_2、NO、IDO(吲哚胺氧化酶)等,这些因子参与子宫局部细胞因子的网络形成,调节细胞尤其是滋养细胞的生长代谢和分化、抑制免疫反应、松弛子宫平滑肌,从而影响胚胎的着床及其后的生长发育。目前认为巨噬细胞在母胎界面的免疫耐受形成起中枢轴作用。巨噬细胞参与母胎界面免疫耐受的形成主要与其诱导蜕膜中 T 细胞凋亡、抗原递呈功能下降、调节 Th1/Th2、Th3 细胞因子比例以及吞噬凋亡细胞功能增强有关,而其表面表达的 FasL、共刺激信号 CD80/CD86 分子及 TSPS1-CD47-CD36 三元体结构等可能是调节巨噬细胞功能,维持妊娠免

疫耐受的关键因素。动物实验已经证实，巨噬细胞产生的细胞因子异常如 IDO 表达下调，或巨噬细胞的活性异常可导致流产的发生。

⑤共刺激途径异常与同种免疫型 RSA：T 细胞的活化不仅需要 Ag-TCR-HLA 分子组成的三元体刺激，还需要抗原呈递细胞（APC）提供的第二信号，也称共刺激信号。APC 表面的 B7 分子（CD80，CD86）和 T 细胞表面的受体 CD28 和 CTLA-4 是免疫反应中最重要的共刺激途径。研究发现 B7/CD28 可促使 Th1/Th2 平衡向以 Th2 为主转化，而 B7-CTLA-4 可诱导这一平衡向以 Th1 为主偏离。在动物试验中赵爱民等发现流产小鼠脾脏中表达 CD86 的 APC 细胞数量明显下降，而肠系膜淋巴结中表达 CD80 的 APC 细胞数量明显上升，有学者研究发现流产小鼠母胎界面 $CD80^{+}$ 的细胞检出率显著高于对照组。

⑥滋养细胞抗原、封闭抗体与同种免疫型 RSA：滋养细胞抗原是与母体直接接触的部分，除了独特的 HLA 表达模式外，其表面有大量的 TLX 即滋养细胞淋巴细胞交叉反应抗原表达。TLX 分为 TLXA1 和 TLXA2，前者诱导淋巴细胞毒反应，后者刺激母体产生封闭抗体（BA，抗 TLX 抗原封闭抗体）。除了针对 TLX 抗原外，还有其他类型的 BA，如非特异性 BA、特异性非细胞毒抗体、特异性细胞毒抗体、抗独特型抗体等。BA 可通过与母体反应性淋巴细胞结合，或直接与相应的抗原结合而阻断免疫反应。如果 BA 封闭了 TLX，使其不被母体免疫系统识别，妊娠得以维持。研究证实当夫妇间具有相同的 TLX 时则不能激发母体产生 BA，从而使滋养细胞 TLX 暴露，遭受母体免疫系统攻击而流产。主动免疫疗法刺激所产生的 BA 有部分是针对 TLX 的。但是 DaherS 等的检测数据显示封闭因子不是正常妊娠所必需的，不能成为 RSA 患者预测妊娠结局的参数。JablonowskaB 也发现封闭因子对 RSA 患者的妊娠结局无预测作用，而且 IVIG 治疗对封闭因子的生成无影响作用。此外，HillJA 的研究还发现 RSA 患者体内精子或滋养层抗原可激活外周血淋巴细胞分泌 18kd、不耐热的干扰素-γ，后者对胚胎和滋养细胞有毒性作用。

⑦补体系统与同种免疫 RSA：正常妊娠时，胚胎种植前后并不发生炎症反应，这与补体系统存在正常的调节机制有关。其中衰变加速因子（DAF）和膜辅助因子蛋白（MCP）在维持妊娠方面起到重要作用。在胎盘发育过程中，DAF 表达始终呈现上调趋势，且贯穿于妊娠全过程。在小鼠动物实验中发现，与人 DAF 相似的 Crry 基因表达下调，可导致自然流产的发生。

⑧黏附分子与同种免疫型 RSA：2000 年，TakeshitaT 等报道给流产孕鼠 CBA/J 注射细胞间黏附分子单克隆抗体，阻断细胞间黏附分子的相互作用，可显著减少胚胎丢失率。混合淋巴细胞反应和混合淋巴细胞-胎盘反应结果显示，注射这些单克隆抗体可使小鼠脾脏 NK 细胞活性下调，杀伤能力减弱，Th1 型细胞因子 IFN-γ，也呈现下调趋势，提示细胞间黏附分子与流产的发生有关，其机制可能是通过增加 NK 细胞的活性和上调 Th1 型细胞因子而诱发流产。

（四）内分泌紊乱

内分泌紊乱可能是造成复发性流产的另一个重要因素，与其可能相关的主要有多囊卵巢综合征（PCOS）、黄体功能不全、甲状腺功能障碍和糖尿病等。

1.PCOS

在复发性流产患者中，PCOS 的发病率约为 40%。PCOS 患者的主要内分泌特征是高雄激素血症及高 LH 血症。高雄激素水平抑制了子宫内膜功能因子 glycodelin A 的水平，从而影响胚胎着床。高LH血症与复发性流产的相关性报道不一致，以往的文献中，复发性流产的患者血清LH增高的发生率在0～37%波动，大部分研究所报道的高LH发生率在10%以下。近几年胰岛素抵抗与复发性流产的相关性受到关注。

2.黄体功能不全

复发性流产患者黄体功能不全的主要特征是子宫内膜的成熟缺陷和黄体功能障碍。孕激素是胚胎种植成功并维持早孕期蜕膜正常形态和功能的重要激素。如果孕激素分泌不足，必然导致子宫内膜发育迟缓，不能维持正常的分泌功能而导致流产。但近年一些研究认为，子宫内膜缺陷往往与孕激素水平无关，而有可能是雌孕激素受体在子宫内膜的表达异常所致。

3.甲状腺功能低下和糖尿病

以往认为，甲状腺功能低下和糖尿病可能是复发性流产的原因。但其在复发性流产中的作用及其机制仍不清楚。Stagnaro-Green观察到，甲状腺自身抗体阳性女性的流产率是17%，而阴性女性的流产率则是8.4%。在非胰岛素依赖型糖尿病中，血糖得到控制患者的流产率为15%，而血糖未得到满意控制患者的流产率则高达45%。实验研究也显示高血糖对胚胎有毒性作用。

（五）感染因素

与复发性流产有关的感染因素包括细菌、支原体、弓形虫、沙眼衣原体、梅毒螺旋体、单纯疱疹病毒及巨细胞病毒等。有研究显示细菌性阴道炎是中期妊娠流产和早产的危险因素，但是细菌性阴道炎是否与早期妊娠流产相关仍存在争议曾有研究显示复发性流产与高滴度衣原体IgG抗体相关，Summers综述了大量的文献后认为，生殖道感染可以是复发性流产的偶发原因，而感染引起的复发性流产少见。

（六）抗凝系统缺陷

近年来，国内外研究认为复发性自然流产的妇女具有血栓形成倾向，持续高血凝状态而导致的血栓形成倾向称为易栓症，也称血栓前状态。易栓症的发病因素分为遗传性和获得性两类。Raziel等的研究表明，复发性流产患者底蜕膜、胎盘绒毛及脐带血管内血栓形成，这些异常能直接导致胎盘组织出现血栓倾向，胎盘纤维沉着导致胎盘梗死灶，最终导致胚胎死亡，发生自然流产。凝血因子V和凝血酶原的基因突变与遗传性易栓症密切相关。目前认为，凝血因子V和凝血酶原基因突变可能与复发性流产相关。这一结论是基于最近发表的两个荟萃分析。Kovalevskv等分析了23个病例一对照研究，发现凝血因子V和凝血酶原基因突变的携带者发生复发性流产的风险比非携带者高2倍。Rey等分析了1975—2002年流产与易栓症关系的31个临床研究，结果显示，凝血因子V基因突变与早期和晚期的复发性流产相关，而凝血酶原基因突变则只影响早期复发性流产。

（七）全身性疾病

严重的心血管病、肾病、血液疾病以及某些性传播疾病（获得性免疫缺陷综合征、梅毒等），可导致孕妇流产；系统性红斑狼疮、硬皮病等自身免疫性疾病患者复发性流产的发生率明显升高。

（八）环境因素

环境中的不良因素，如有害化学物质的过多接触、放射线的过量暴露、严重的噪声和振动、过重的体力劳动、酗酒、吸烟、吸毒等不良嗜好亦可导致自然流产。

四、相关检查及诊断

复发性流产的检查和诊断过程包括病史询问、体格检查以及进行与流产病因相关的特殊检查,对原因不明的同种免疫型复发性流产本书将另行说明。

1.病史

详细询问夫妇双方的病史,初步判断引起 RSA 的原因,为进一步进行实验室诊断指明方向。如月经异常要考虑是否有内分泌功能异常,有遗传病家族史则提示遗传因素导致 RSA 的可能性大,胚胎畸形多伴有染色体异常。

(1)婚姻史:首先应了解患者结婚年限,以往是否有不孕症病史,是否再婚等。

(2)生育史:应详细按时间顺序记录每一次妊娠情况,包括:妊娠终止方式(人流、引产、足月分娩等),终止妊娠的周数,妊娠时 B 超或其他化验的情况,流产胚胎是否行染色体核型分析,有否畸形。尤其要注意妊娠中 B 超的情况,是否见胚芽,是否见到胎儿心管搏动。对反复中期流产的患者要注意每次流产前是否有腹痛情况。

(3)既往疾病史

①慢性消耗性疾病:结核和恶性肿瘤常导致早期流产,并威胁孕妇的生命;高热可导致子宫收缩;贫血和心脏病可引起胎儿胎盘单位缺氧;慢性肾炎、高血压可使胎盘发生梗死。

②营养不良:严重营养不良直接可导致流产。现在更强调各种营养素的平衡,如维生素 E 缺乏也可造成流产。

(4)家族史:了解双方家族的其他成员是否有复发性流产的病史,或其他遗传性疾病史。

(5)其他:应注意夫妇双方是否有烟酒嗜好、在妊娠前期或早期是否有服用孕期禁忌药物、接触放射线或化学毒物史等。近年来,育龄妇女吸烟、饮酒甚至吸毒的人数有所增加;这些因素都是流产的高危因素。孕期过多饮用咖啡也增加流产的危险性。此外,一些精神心理因素如焦虑、紧张、恐吓等严重精神刺激均可导致流产。

2.生殖道解剖结构检查

(1)12%~15%的 RSA 妇女有子宫畸形,包括纵隔子宫、单角子宫、鞍状子宫、双角子宫等,其中以纵隔子宫最常见;其他如宫腔粘连、子宫肌瘤等。目前主要采用 B 超、宫腔镜、子宫输卵管造影、腹腔镜检查。

(2)宫颈机能不全的检查:可选择宫颈扩张试验、宫颈气囊牵引试验、子宫输卵管造影(HSG)、B 超检查。

3.特殊检查

(1)复发性流产夫妇遗传学异常及检查

①细胞中期染色体显带技术:细胞中期染色体显带技术是常用的经典细胞遗传学检查方法。Schmiel 等通过染色体显带技术发现习惯性流产与夫妇染色体异常有关。在复发性流产夫妇中染色体异常,尤其是染色体平衡易位的检出率增加。在只有一次流产史的夫妇中,染色体异常携带检出率为 2.2%,因此当只有一次流产发生时,不推荐进行染色体检查。只有当染

色体检出率可能超过2.2%时，临床才有必要推荐流产夫妇进行染色体检查。以下四种情况下流产夫妇染色体异常检出的概率是增加的，需要进行染色体检查：a.女方年龄较轻，有两次流产史；b.3次或以上流产史；c.兄弟姐妹中有2次或以上流产史；d.父母有2次或以上流产史。

流产夫妇检出的染色体异常类型最多见的是染色体相互易位，占2%，罗伯逊易位占0.6%。国内资料证明，复发性流产夫妇染色体异常发生频率为2.7%。有学者通过对2071例流产者(女性1066例，男性1005例)外周血淋巴细胞染色体检查发现染色体异常者50例，总发生率2.41%。男性发生率为1.39%(14/1005)，女性发生率为3.38%(36/1066)。若按流产次数分组，1次流产组染色体异常发生率2.07%(26/1255)；复发性流产组发生率2.94%(24/816)。异常的类型依次为罗伯逊易位(24例)、平衡易位(16例)和性染色体异常(10例)。

但是染色体显带技术分辨率低，其每条带的遗传物质约4～10Mb，对小于该标准的遗传物质的丢失或增加是无法测定的，这就需要有更高分辨率的快速有效的遗传学检查方法对全基因组或者部分遗传位点进行染色体微分析，如FISH、CGH、SNP等技术。

(2)阵列比较基因组杂交(ArrayCCH)：Array CCH是将等量的2种DNA与正常中期染色体杂交，一种DNA来自于一个正常的个体，一种DNA来自于检测的组织或个体，分别用两种不同的荧光标记。2种荧光素的荧光密度值差异反映被检测的DNA中相应序列的拷贝数目。通过荧光颜色的迁移了解染色体区、带、条数的变化。一般的FISH检测能检测出非整倍体异常，但是往往局限于一条或者几条染色体区。而CGH则能全面的分析染色体组的丢失和增加。在分辨率上，如果采用细菌人工染色体库(BAC)方法可以检测1Mb或者1/10显色条带的遗传物质；而采用寡糖核苷酸芯片技术可分析0.01或0.02Mb以下遗传物质改变，效率远远高于常用的显带分析技术。

Rajcan-Separovic等采用全基因组阵列CGH方法对23对原因不明复发性流产夫妇及其流产组织进行DNA拷贝数(CNVs)检测，结果发现11种特定的CNVs出现在流产组织物中，其中两种位于X染色体的异常改变来源于染色体核型正常的双亲。此外，还有一种与胎盘发育相关的母亲CNVs和一种父亲来源的基本的螺旋环螺旋基因内含子发生了DNA拷贝改变。在所有流产组织物中还共同存在66种CNVs，有报道这些CNVs是一种基因变异，存在于一些貌似健康的人群。同样在对染色体核型正常的复发性流产夫妇的检测中发现了57种普遍存在的CNVs。通过研究发现TIMP2和CTNNA3基因可在临床上作为复发性流产诊断的筛查基因。

(2)流产胚胎组织物遗传学检查：对复发性流产的胚胎和胎盘组织进行一般病理学检查无助于指导后续治疗。复发性流产的蜕膜中往往存在炎症性血栓改变，绒毛间隙中有纤维蛋白沉积，尤其在胚胎染色体正常的蜕膜中更为明显。尽管这一现象提示复发性流产妇女母胎界面存在免疫失调的可能，但是对临床治疗缺乏指导意义。

胚胎染色体异常是自然流产最常见的原因，国内外文献报道，发生的46%～54%的自然流产与胚胎染色体异常有关。某医院研究结果表现，在习惯性流产中胚胎染色体异常检出率为25%。胚胎染色体异常所致的流产可发生于妊娠的任何阶段，但以孕8～15周时发生率最高。根据Warburton等总结，流产发生越早，胚胎染色体异常的频率越高，染色体异常的发生率在早期流产中为53%，中晚期流产为36%，死胎为5%，活婴为0.6%。在复发性流产患者中，再次流产的胚胎中48%或以上有染色体异常。夫妇自身因素及环境因素均可引起配子或胚胎染色体异常，尤其与女方年龄增加有关。对复发性流产的绒毛组织进行染色体检查可知道后续妊娠的结局，如果流产胚胎的染色体正常往往预示再次妊娠发生流产的可能性大。36岁以下复发性流产妇女发生整倍体胚胎流产的风险更高。染色体检查的方法除了常见的细胞染色体核型分析外，目前CGH和SNP等分子遗传学检测方法的应用，增加了精确度，避免了母体细胞的污染，而且分子遗传学检测技术可适用于一般的组织切片，增加了应用的范围。

(3)解剖学异常及检查：常见的与复发性流产有关的解剖因素如下：

①子宫畸形：由于米勒管先天性发育异常导致的子宫畸形，如单角子宫、双角子宫、双子宫、纵隔子宫等，约占流产病因的12%～15%。其中以纵隔子宫最常见。子宫纵隔等子宫畸形可通过影响子宫血供和宫腔内环境，影响孕卵植入及胚胎发育造成流产。

②宫颈功能不全：复发性流产妇女宫颈功能不全的发生率为3%～5%，远高于正常人群的0.3%～0.5%，可能与近年来早孕人流及中孕引产的增加，导致创伤性宫颈功能不全的发生有关。宫颈功能不全不能承受妊娠中不断增加的宫腔内压力和重量，宫颈缓慢扩张，胎囊突出，导致流产。

③宫腔粘连(Asherman综合征)：在RSA妇女中，宫腔粘连发生率不一，1.5%～15%。主要是由于人流清宫引起的。Romer等用宫腔镜对一组病例进行检查，发现不全流产和过期流产后的病例宫腔粘连的发生率约为20%，复发性流产病例高达50%。其原因是宫腔创伤(如刮宫过深)、感染或胎盘残留等引起宫腔粘连和纤维化。宫腔镜下做子宫内膜切除或黏膜下肌瘤切除手术也可造成宫腔粘连。由于病变导致宫腔变形、内膜异常、胎盘形成障碍，子宫内膜厚度不足都可影响胚胎种植，导致复发性流产。有报道，14%～40%的宫腔粘连者发生ERSA。

④子宫肌瘤：对子宫肌瘤在复发性流产中影响目前仍有争议。一般认为黏膜下肌瘤引起RSA的概率高。而浆膜下肌瘤一般不引起RSA。

⑤子宫肌腺病：子宫肌腺病患者RSA发生率显著增加，平均为33%。它与子宫内膜异位症异常的免疫微环境改变有关。另外约45%～67%的子宫内膜异位症患者合并有黄体功能不全，也可以导致流产发生率增加。

以上的解剖异常如子宫纵隔等先天性子宫发育异常、宫颈功能不全、宫腔粘连、子宫肌瘤和子宫内膜异位症等被认为可能与复发性流产发生有关，占复发性流产病因的12%～15%，并且多为晚期流产。有研究者利用三维超声，发现子宫纵隔可导致孕早期流产率增加，而双角子宫则多发生妊娠中期的胚胎流产和早产。但是也有学者进行了大样本的比较研究，结果发现合并复发性流产的妇女其子宫畸形发生率并未增加。但是，无论是纵隔子宫，还是双角子宫，在复发性流产妇女中都表现为剩余宫腔更短，宫底宽度增加。

常用的检查方法如下：

腹腔镜、宫腔镜以及输卵管造影是诊断子宫解剖异常的传统方法。而超声检查尤其是三维超声检查已经成为生殖领域一种新的检查方法，它具有无创、简便易操作、准确的特点。

①超声检查：B超检查是妇产科常用的检查方法，简便易行。超声检查可以了解子宫肌

瘤、子宫内膜异位症等病变。以往的二维超声在诊断宫腔异常方面不如HSG,但对子宫外部先天性形态异常有指导意义。例如,纵隔子宫和双角子宫的HSG表现十分相似,只有通过超声检查来鉴别。目前,由于三维超声的应用,可进行宫腔形态的立体显影,能明确宫腔内部的结构,发现子宫纵隔等先天异常以及内膜息肉,黏膜下肌瘤等宫腔内占位病变。这些优点使得超声检查在复发性流产的诊断中占据了重要的地位。

②子宫输卵管造影(HSG):HSG是诊断子宫畸形敏感而特异的方法,可判断有否子宫畸形、是否有宫颈功能不全、是否有宫腔粘连。

③宫腔镜:可直接观察子宫腔内状况,明确诊断子宫畸形及其类型,确诊宫腔粘连,并进行相应的治疗,如分离宫腔粘连、子宫纵隔切除等? 手术风险低,不必住院治疗,不影响日后的阴道分娩。

④磁共振成像:费用高,仅适用其他方法不能确定内生殖器畸形时进行。

⑤宫颈内口功能检查和宫颈内口功能不全诊断:如果患者有多次中期流产史,就需要进行宫颈内口功能检查,以明确宫颈功能不全的诊断。

a.病史:流产多发生在妊娠中期,如孕16～20周左右,每次流产孕周相似,流产往往无腹痛等明显先兆,突然发生破膜胎儿迅速娩出,产程短,无痛苦,娩出的胎儿新鲜无畸形。

b.未孕时诊断:

宫颈扩张试验(Hegas试验):无阻力通过8号宫颈扩张器提示宫颈功能不全。检查适应注意要从大号的扩张器开始,小号扩张器的逐步扩张可能导致错误结果。宫颈气囊牵引试验:将Foley导尿管插入宫腔,囊内注入1mL生理盐水,如小于600g重量即可牵出,提示宫颈功能不全。子宫输卵管碘油造影:宫颈管缩短,宫颈内口水平管径大于6mm,提示宫颈功能不全。

c.妊娠期诊断:宫颈指检:宫颈阴道部较短,甚至消退,内外口松弛,可容1指通过,有时可触及羊膜囊或见有羊膜囊突出于宫颈外口。B超检查:B超检查可以观察宫颈长度、内口宽度、羊膜囊突出等情况,能够客观地评价妊娠期宫颈结构,且具有无创伤、可重复等优点,近年来临床应用较多。可作为宫颈功能评价的超声指标较多,如宫颈长度、宫颈内口宽度、宫颈漏斗宽度、羊膜囊楔度等。一般认为,宫颈结构随着妊娠进程有所变化,故动态观察妊娠期宫颈结构变化的意义更大。

国外学者曾用宫颈内口、宫颈漏斗部长度和宽度、宫颈指数[(宫颈漏斗长度+1)/宫颈管长度]等指标来测量宫颈结构,但很难建立一个简单易行、准确的超声诊断标准。根据上海仁济医院妇产科临床反复验证,发现超声检测(腹式或阴式)宫颈内口、宫颈漏斗部长度和宽度这一方法,因其超声指标点界限不清,选择随意性大,重复性差,在临床上使用有一定局限性。为此创造了腹部超声结合阴道水囊法检测宫颈功能的方法,并选择三条径线(宫颈长度、宽度和宫颈管内径)对宫颈结构进行了测定,在孕12周、20周和30周对160例孕妇共做了273次纵行序贯检测,结果发现随着妊娠的进程,虽然宫颈长度缩短,宽度增加,但宫颈管内径无变化。孕12周时如三条径线中有一异常即提示宫颈功能不全,这包括:宫颈长度＜25mm,宽度＞32mm和内径＞5mm,而此法诊断宫颈功能不全的敏感性和阳性提示值较高,平均达到90%以上,并且具有宫颈结构显示清晰、测量准确、操作简便等优点,更适合临床应用。

需要注意的是，部分患者具有急性发作的特点。因此需要结合患者以往流产的孕周，在好发时段前后建议患者每1～2周复查一次。

(4)内分泌异常及检查：进行复发性流产的内分泌检查，首先需要仔细询问内分泌相关病史，包括：是否有不孕症，月经史，是否有长期闭经，有无高泌乳素血症检出及用药史，有无颅脑手术和其他内分泌腺体相关手术史，有无甲状腺疾病，有无糖尿病等内分泌疾病。

其次要进行详细体检，注意妇女的体重，体重指数，有无肥胖，有无多毛等高雄激素体征，有无溢乳，甲状腺肿大等。有文献报道肥胖可导致妊娠早期流产和复发性流产的风险增加(OR分别为1.2和3.5，95%的可信区间分别为1.01～1.46和1.03～12.01)。肥胖不仅影响女性的健康，还与PCOS发生有关。对不孕的超重妇女，减轻体重是治疗的第一步，但是发生复发性流产的肥胖妇女是否需要减轻体重尚有争议。

甲状腺功能异常、糖尿病、过高的LH水平、高雄激素血症、高泌乳素血症和黄体功能缺陷也与复发性流产有关。因此，复发性流产的妇女还要进行以下检查：

①超声检查：超声检查可以了解卵泡发育的情况，对评估黄体功能有一定的辅助价值。但是B超提示卵巢PCO样表现并不是预测妊娠预后的一项独立指标。

②性激素水平测定：

a.基础性激素水平测定：月经周期第2～5天检查促卵泡生成素、黄体生成素、雌二醇、泌乳素、睾酮水平，了解卵巢功能以及女方是否存在异常的内分泌改变。

b.黄体中期性激素水平测定：排卵后7～9天测定血中孕酮以了解黄体功能，在此时期测定雌二醇也能辅助评估黄体功能情况。

c.黄体功能测定：正常的黄体功能对维持孕10周前的妊娠过程十分重要。正常的黄体功能不仅表现为足够的黄体激素分泌功能，也表现为内膜对这些激素的正常反应。黄体功能缺陷包括卵泡发育不良、黄体孕酮合成不足、内膜对孕酮缺乏反应。高泌乳素血症、压力、过度的体育锻炼和减肥都可能导致黄体功能不足。尽管黄体功能不全与复发性流产的关系早已广为人知，但是目前对黄体功能不全的诊断方法还是非常有限。已知黄体功能不全的诊断方法如下：i.孕酮测定：一般测定黄体中期孕酮水平，其水平应在15ng/mL以上，＜15ng/mL提示黄体功能不全。由于孕酮呈脉冲式分泌，因此有学者提出下一个月经周期前第4、6、8天检测孕酮，若三次测得的平均值＜15ng/mL，可诊断为黄体功能不全。ii.基础体温测定：由于基础体温测定(BBT)是一种较简便的方法，可建议患者自行测量体温。在足够的孕酮水平作用下，基础体温上升至高水平仅需1～2天，并维持12天以上。黄体功能不全的患者可表现为黄体期体温呈阶梯式上升(＞2天)，高温相缩短(＜10天)，高温相不稳定，波动＞0.1度。iii.黄体中期子宫内膜活检：子宫内膜活检为比较可靠的诊断方法，最佳内膜活检时间为排卵后第10～12天。若子宫内膜组织相落后于月经期2天以上，且至少2个月经周期有相同情况可诊断为黄体功能不全。活检时可以用特定内膜吸管，不必做全面诊刮，以减少损伤。应当注意22%～45%的流产妇女在流产后的前2次月经周期中子宫内膜反应异常，不适合子宫内膜活检。

③甲状腺功能检查：妊娠期间母体对甲状腺素的需求增加，有研究显示妊娠期母体的正常范围内升高的血清TSH与流产和胎儿死亡的发生率成线性正相关。而且自身免疫型甲状腺

疾病是生育期妇女的常见内分泌疾病，因此进行甲状腺功能检查是必要的。甲状腺功能检查的主要指标有 T_3、T_4、TSH，抗甲状腺抗体如 TPO 抗体、TG 抗体。由于大多数的自身免疫型甲状腺疾病往往处于亚临床期数年才出现甲亢或甲减的临床表现，因此即使检查项目在正常范围也要注意 TSH 水平，有研究发现一些没有甲状腺抗体的妇女，当她们的血清 TSH 水平在 2.5～5mIU/mL 的时候，其早期流产率增加。而亚临床甲状腺功能减退和抗甲状腺抗体存在可导致孕 6 周前的流产发生。

④血清泌乳素(PRL)测定：PRL 对维持正常的黄体功能亦有重要作用，过低或过高均可导致黄体功能不全。血清 PRL 轻度升高与 RSA 关系密切。血清 PRL 检测应统一在早 8～9 时采血，最好每隔 15 分钟连续抽血 3 次，混匀后测 PRL 含量。

⑤糖代谢检测：检测血糖，空腹胰岛素，对肥胖和 PCOS 妇女还需要进行糖耐量试验。糖尿病和早期流产的关系已经得到证实。糖尿病可导致血管病变，子宫血运不良，胚胎发育受阻。Milis 等的前瞻性研究表明，糖尿病患者妊娠早期(21 天内)血糖控制良好者，流产的发生率与非糖尿病组无差异。但血糖控制不良者流产发生率可高达 15%～30%。在 PCOS 妇女中常见的胰岛素抵抗和高胰岛素血症，已经被证实是早期胚胎丢失的风险因素。同样复发性流产妇女中胰岛素抵抗的发生率也高于对照组(27%vs.9.5%；OR：3.55)。如果对这些患者进行治疗可以有效改善再次妊娠的结局。

⑥其他激素测定：如血 LH、泌乳素、雄激素等。其中高雄激素、高 LH 与复发性流产的关系尚有争议。由于高雄激素或高 LH 水平可能影响卵泡发育、卵子和胚胎质量，从而对妊娠有不利的影响。

(5)感染的检查：感染因素的筛查包括阴道 GPS、弓形虫、巨细胞病毒、风疹病毒。

尽管细菌、病毒和寄生虫的感染也会影响妊娠早期的进展，但都不是导致复发性流产有意义的病因。如果不是在感染的急性期进行 TORCH 筛查，其对复发性流产病因的检测价值有限。

近年来文献报道携带抗心磷脂抗体综合征(APS)易感基因的妇女，一些病原体的感染可诱发 APS 发病。病原体通过分子模拟 β_2-GPI 分子机制，导致机体血清中抗心磷脂抗体水平升高，有些感染可伴随相应的 APS 症状。在重症 APS 的患者中，有 1/3 存在近期感染史。已知可诱发 APS 的病原体涉及病毒、细菌、寄生虫、原虫等。但是感染作为发病的诱因，对指导诊断后治疗意义不大。

(6)易栓症(PTS)的检查：易栓症是指由于凝血因子/抗凝血因子平衡失调导致的血液高凝状态，但是尚未达到生成血栓的程度。也有文献将之称为血栓形成倾向。其病因包括先天性易栓症和获得性易栓症。

①一般凝血功能检查：如出血时间、凝血时间、血小板聚集试验、D-二聚体。

②特殊检查：

a.先天性易栓症主要是由于凝血和纤溶有关基因突变造成。育龄期妇女一些导致血液高凝的因素如 Leiden V 因子的缺乏、活化 C 蛋白抵抗、凝血酶原 G20210A 基因突变和蛋白 S 缺乏都与复发性流产有关。

但是也有学者发现先天高凝状态的妇女与孕 10 周内流产没有关联。一些学者报道发现合并先天高凝状态的妇女其流产风险下降，但是夫妇双方多个凝血酶原位点突变可增加再次妊娠的流产风险。因此，复发性流产临床常规应用中还需要更多的流行病学证据，来明确遗传性血栓形成功能检测的价值。有文献报道其他的凝血功能异常包括纤维蛋白溶解活性损伤，Ⅻ因子缺乏导致的部分凝血酶原时间下降与复发性流产有关，但是目前还缺乏流行病学依据。

b.获得性易栓症：主要指抗磷脂抗体综合征、获得性高半胱氨酸血症以及机体存在的各种引起血液高凝的疾病。

高半胱氨酸水平增加与复发性流产有关。这与 MTHFR 基因的 677 号位点的多态性改变有关。低叶酸水平也会增加妊娠早期流产的风险。但是以上蛋白的检测还存在技术上的困难，不能在临床广泛应用。

(7)自身免疫异常及检查

①抗磷脂抗体综合征：抗磷脂抗体综合征与复发性流产的关系已经得到证实。建议对特定妇女进行狼疮抗体(LAC)和抗心磷脂抗体(APA)检测，排除抗磷脂抗体综合征(APS)。建议开展检测的妇女包括：i.有 3 次及以上孕 10 周前妊娠丢失；ii.1 次或多次 10 周以上正常形态胚胎发育停滞；iii.1 次或多次孕 34 周前早产同时合并严重先兆子痫或其他胎盘功能不全。主要检测方法和指标如下：

a.抗磷脂抗体及狼疮抗凝血因子测定：抗凝脂抗体 LA 可以用血凝测量，ACA 可用固相免疫实验检测。狼疮抗凝因子的检验目前主要采用白陶土部分凝血酶试验，抗心磷脂抗体采用酶联免疫吸附试验(ELISA)。鉴于抗磷脂抗体在体内水平处于波动，可出现假阴性，所以临床确诊要求连续两次实验结果均为阳性，且时间间隔为 3 个月。狼疮抗体(LA)：LA 最初是在 SLE 患者中识别的，它是一种异质性的免疫球蛋白，主要有 IgG、IgM、IgA 型。它的抗凝作用主要是通过 β_2GP-1 和凝血酶原实现。LA 的功能测定主要根据其影响延长磷脂依赖的促凝时间，特别是激活部分凝血酶原时间(aPTT)、白陶土凝血时间(KCT)、组织凝血酶原时间(PTT)、稀释的凝血酶原时间(dPT)和稀释蝰蛇毒时间(dRVVT)。在 APS 患者中，LA 被认为是血栓事件最重要的危险因素，特别是在动脉血栓事件中。抗心磷脂抗体(ACA)：抗心磷脂抗体同 LA 一样，可以分为 IgG、IgM、IgA 三种亚型。心磷脂(二磷脂酰甘油)是一种抗原复合物，主要位于线粒体膜上。ELISA 可测定抗心磷脂抗体的亚型和浓度定量。血浆辅助因子 β_2GP-1 的存在对抗心磷脂抗体结合至其抗原上是必需的，分为 β_2GP-1 依赖的 ACA 和 β_2GP-1 非依赖的 ACA。β_2P-1 依赖的 ACA 与血栓过程相关，β_2GP-1 非依赖的 ACA 主要发现于多种感染过程，并且与 APS 的临床症状无相关性(IgG 型的 ACA 与血栓事件相关性最好)。

b.β_2-GPI 抗体测定：β_2-GPI 分子属于补体调节蛋白家族，生理状态下不与磷脂蛋白结合，但是在 β_2-GPI 抗体存在的情况下，其结构发生改变，从而与血小板脂质蛋白结合诱导一系列的促凝反应。同时它也是介导抗心磷脂抗体与磷脂结合的中介分子。常规化验检测的抗磷脂抗体一般包括三种：不与 β_2-GPI 结合的抗磷脂抗体；与 β_2-GPI 结合的抗磷脂抗体；与其他血浆蛋白结合的抗磷脂抗体。因此，在获得性血栓形成倾向中检测 β_2-GPI 抗体具有更高的特异性，但敏感性较低。

抗 β_2GP-1 抗体是一种低亲和力抗体，当带负电荷的磷脂或受辐射的塑料 ELISA 板表面氧化时，它可识别 β_2GP-1。一些研究已经肯定了不同抗 β_2GP-1 抗体的亚型，IgG 亚型的抗体和 LA 的存在以及大多数 APS 事件关系最密切。它的测定能够应用于具有 APS 临床表现而 ACA 和 LA 反复测定为阴性的患者。对于诊断 APS，抗 β_2GJP-1 抗体比 ACA 更特异，阳性概率和预测价值更大。然而，脱离 ACA，单独抗 β_2GP-1 抗体不能认为是一个血栓危险因子。

虽然现在出现了更加具有特异性的新的检测手段，但 ACA 和 LA 依然是诊断 APS 的理想检测方法。近来证据表明，例如抗 β_2GP-1 抗体和 APhL ELISA 试剂盒，使用不同抗体测定，可以提供一种诊断 APS 更特异的方法(可能更可靠)，同时还能保留它的敏感性，使诊断工作从好走向更好。

根据目前国际上共识，与复发性流产有关的抗磷脂抗体综合实验室标准为：至少间隔 6 周的 2 次或 2 次以上发现血中存在中或高滴度的 IgG 或者 IgM 型 ACA(ELISA 法检测 β_2-GPI 依赖的 ACA)；至少间隔 6 周的 2 次或者 2 次以上发现血浆中存在狼疮抗凝物。某医院妇产科 2005—2007 年数据表明确诊的抗磷脂抗体综合征患者中，测定 4 次以下阳性率仅为 68.13%，5 次以上阳性率≥81.23%($P<0.05$)。因此，为了提高自身免疫型复发性流产的诊断率，建议临床上应该对存在抗磷脂抗体可能的妇女进行 5 次以上的测定。

②抗甲状腺抗体：包括抗甲状腺球蛋白抗体和抗甲状腺过氧化物酶抗体。如果在妊娠早期或妊娠前不久发现这两种抗体，往往引起较高的流产风险，尤其是孕 6 周前的流产。有研究显示，抗甲状腺抗体阳性者 RSA 的发生率为 17%，明显高于对照组，这些患者即使没有甲状腺功能减退的表现也要适当地补充甲状腺素。

③免疫复合物及补体 C_3 测定：同种免疫指补体活化的甘露聚糖结合凝集素(MBL)，尽管文献报道低 MBL 水平妇女再次妊娠流产的风险增加 20%，但是它并不能作为导致流产的单一因素，尚无法应用于临床。

(8)同种免疫指标检测：妊娠是一个极其复杂的生理过程。胚胎所携带的基因有 1/2 来自父方，因此，妊娠是一种半同种移植过程。约有 40%的复发性流产夫妇通过以上的检查，仍无法明确病因，这种复发性流产多数与胎母免疫识别和免疫耐受障碍有关，是一种免疫性不育。对于常规病因筛查，排除染色体异常、母体生殖道解剖结构异常、内分泌失调、生殖道感染、自身免疫疾病等病因，还未发现病因的病例，即临床认定“原因不明”的患者，应做进一步检查，以明确女方体内免疫微环境是否发生改变。

①母体体液免疫功能——封闭抗体测定：母体封闭抗体的检测是了解复发性流产妇女体液免疫功能常用的方法。但是，对封闭抗体的检测，即检测母体淋巴细胞反应作为循环母体血清抑制因子的研究与成功妊娠和反复自发性流产的关系存在争议。尽管有研究者报道复发性流产者白细胞免疫治疗后成功分娩的患者治疗前并没有血清封闭反应，但治疗后会产生封闭反应。但是也有一些研究者发现妊娠结局与血清封闭反应的存在并没有关系。甚至有研究者质疑循环封闭因子的整个概念，因为封闭反应一般是在初次妊娠早期或中晚期才出现，而丙种球蛋白缺乏血症的妇女也可以正常妊娠；一些认为不能产生免疫球蛋白的动物或者不能达到人类免疫反应程度的动物也可以正常妊娠。

在试验技术手段方面封闭抗体的测定也存在一些缺陷：

a.通过 MLR 检测血清封闭反应的已发表的技术并没有标准化，没有计算和报道结果的统一的可接受的方法，缺乏阳性结果绝对的阈值。

b.每个研究者对封闭反应水平定义不一致。

c.MLR 检测本身也有很大的变异性，各实验室之间 MLR 抑制反应的可重复性和敏感性也不一样。

d.实验室技术在使用名称、计算公式和对 MLR 检测结果的解释上都缺乏一致性。

以上这些缺陷无疑导致了各家研究结果不一致，也使得他们对其临床使用及其与成功妊娠关系有不同的意见。

目前常用的封闭抗体检测方法包括：

a.单相混合淋巴细胞培养：主要用于鉴定 HLA-D 位点的相容性程度，其反应细胞主要是 T 细胞(女方淋巴细胞)，刺激细胞主要是 B 细胞(男方灭活淋巴细胞)，结果以形态学或掺入放射性核素法分析淋巴细胞刺激指数或增殖抑制率判断。女方对丈夫表现为微弱或缺少混合淋巴细胞反应，提示妻子血中无抗父系抗体。

b.微量淋巴细胞毒实验：主要用于鉴定 HLA-A、B、C 位点。用女方血清及新制备的男方淋巴细胞作补体依赖的微量淋巴细胞毒试验，以判断女方血清中是否存在抗丈夫 HLA-Ⅰ类抗体(封闭因子之一)。将夫妇双方淋巴细胞加补体共同孵育，然后计数死亡细胞的百分数，如死亡细胞在 90%以上，为正常妊娠，低于 20%则多发生 RSA。LCT 主要用于鉴定 HLA-A、B、C 位点。

c.孕激素介导封闭因子(PIBF)。

d.抗滋养细胞淋巴细胞交叉反应抗原抗体-封闭抗体(TLX-封闭抗体)。

②Th1/Th2/Treg/Th17 细胞因子平衡：目前生殖免疫更重视 T 细胞的功能研究。T 细胞在免疫调节和免疫刺激方面发挥核心作用。T 辅助细胞(Th)细胞可分为 Th1 细胞和 Th2 细胞两类。Th1 细胞产生白介素(11)-2 和干扰素(IFN)-γ，参与细胞免疫。Th2 细胞能产生 IL-4、IL-5 和 IL-13，与体液免疫应答相关。在研究早期，人们认为母体对胎儿产生的免疫耐受主要是妊娠期间 Th2 型免疫反应占主导地位，抑制 Th1 型免疫反应导致的。但是，除了 Th1 型占主导的免疫反应见于复发性流产和先兆子痫患者中外，以 Th2 型免疫反应占主导的复发性流产病例也见诸于报道。因此，Th1/Th2 体系已扩展到 Th1/Th2/Th17 以及调节性 T 细胞(Treg)体系，用以解释妊娠母体免疫保护机制。目前，Th17 细胞调节机制被认为是自身免疫性疾病和急性移植排斥反应中的发病机制。相反地，Treg 细胞的作用主要表现在免疫调节和诱导免疫耐受中。因此，在明确复发性流产病因的过程中，规范、有效的测定 Th1/Th2/Th17 细胞因子是十分迫切的。

③NK 细胞：近来人们发现 NK 细胞和复发性流产之间存在一定的关系。尽管不同的研究结果尚存在争议，但研究者都发现复发性流产妇女外周血和蜕膜局部 NK 细胞种类和含量存在异常。

某医院妇产科早期研究发现正常早期妊娠外周血 NK 总数较正常非孕妇外周血明显增加，亚群分析发现增加的 NK 主要以 $CD56^+CD16^+$ 细胞亚群为主，而 $CD56^+CD16^-$ 细胞亚群变化不明显。有研究表明正常妊娠时外周血 NK 细胞的活性受到抑制，而多项研究表明在 RSA 患者孕前及孕期外周血 $CD56^+$ NK 细胞与正常者相比，数量及活性均明显增加。但是，

正常妇女的外周血 $CD56^{+}$ NK 细胞含量受性激素、压力、年龄、种族影响，波动于 5%～29%之间，而且外周血 NK 细胞不同于子宫内膜 NK 细胞，因此外周血 NK 细胞检测不能作为复发性流产的常规检测。

而子宫内膜中的 NK 细胞在妊娠早期可达蜕膜淋巴细胞的 70%左右，90%为 $CD56^{+}$（亮荧光）$CD16^{-}$ 的 NK 细胞，它可通过免疫抑制，分泌 CSF-1 等细胞因子起免疫营养作用，并清除异常的胎盘细胞，防止病毒传播，是保证成功妊娠的重要因素。研究发现 RSA 患者蜕膜中 $CD56^{+}$ 的 NK 细胞数量显著下降，并表现为蜕膜中 $CD56^{+}CD16^{+}$ NK 数量明显增加，而 $CD56^{+}CD16^{-}$ NK 细胞数量明显减少，$CD56^{+}CD16^{+}$ NK/$CD56^{+}CD16^{-}$ NK 比例明显上升，表明蜕膜 $CD56^{+}CD16^{+}$ NK/$CD56^{+}CD16^{-}$ NK 比例失衡与 RSA 的关系密切。而有关蜕膜 NK 细胞受体的研究也提示 RSA 妇女存在抑制型和活化型受体谱表达的缺陷。但是子宫内膜 NK 细胞的检测目前还只局限于科研项目中，推广到临床应用尚需时日。

五、自身免疫型复发性流产的治疗

目前治疗自身免疫型 RSA 主要策略为免疫抑制加抗凝治疗，主要方案包括：单独口服阿司匹林或合用泼尼松、单独使用肝素或合用泼尼松、大剂量使用免疫球蛋白。

根据 2008 年北京人类生殖医学国际研讨会——复发性流产免疫学诊断和治疗规范共识，自身免疫型复发性流产的治疗宜采用小剂量、短疗程、个体化免疫抑制和抗凝疗法，具体用法如下：

（一）免疫抑制疗法

对抗磷脂抗体持续阳性或呈中、高水平，采用小剂量泼尼松，5mg/d，确定妊娠即开始用药。泼尼松孕期用药属于食品和药物管理局（FDA）B 类。用药疗程长短根据抗磷脂抗体水平而变化：频繁出现阳性或持续阳性者用药至妊娠结束；用药期间抗体水平转阴 1～2 个月可考虑停药。合并 SLE 者，泼尼松用药剂量及用法根据 SLE 治疗方案。

（二）抗凝疗法

由血栓前状态引起的复发性流产中，抗凝治疗被公认为有效的治疗方法，包括小剂量阿司匹林和低分子肝素等。

1.阿司匹林

适用于血小板激活状态者[血小板聚集试验和（或）GMP-140 水平增高]；从确定妊娠开始用药至产前 3 天，药物起始剂量为 25mg/d，后继用量根据控制血小板聚集试验在每毫升 35%～75%时所需要的剂量调节，一般用量为 25～75mg/d。

2.低分子肝素

适用于 D-二聚体水平≥1.0μg/mL 的高凝状态者。从确定妊娠开始用药至产前 3 天，妊娠期间密切检测 D-二聚体水平变化，药物起始剂量为 5000U/d，后继剂量为根据 D-二聚体水平维持在 0.2～0.4μg/mL，进行剂量调整，一般用量为 5000U/d 到每 8～12 小时 1 次，皮下注射。

3.抗凝疗法方案

（1）抗心磷脂抗体呈偶发阳性和（或）伴有血小板聚集性增高，应用阿司匹林。

(2)抗心磷脂抗体呈偶发阳性并伴有高凝状态,应用低分子肝素。

(3)抗心磷脂抗体呈偶发阳性伴有血小板聚集性增高和高凝状态,应用阿司匹林和低分子肝素。

(4)抗心磷脂抗体呈频繁出现阳性或持续阳性,不伴有血小板聚集性增高和高凝状态,应用泼尼松。

(5)抗心磷脂抗体呈频繁出现阳性或持续阳性并伴有血小板聚集性增高,应用泼尼松和阿司匹林。

(6)抗心磷脂抗体呈频繁出现阳性或持续阳性并伴有高凝状态,应用泼尼松和低分子肝素。

(7)抗心磷脂抗体呈频繁出现阳性或持续阳性并伴有血小板聚集性增高和高凝状态,应用泼尼松、阿司匹林和低分子肝素。

4.抗凝药物的作用机制、用法及不良反应

(1)阿司匹林。

①阿司匹林治疗 APS 的机制:主要是能抑制血小板凝集、降低 PG 合成酶的活性,有抗血栓形成和缓解血管痉挛的作用;可升高血液中白细胞介素-3(IL-3)含量,而 IL-3 有助于滋养细胞增生和浸润。

②阿司匹林不良反应:最常见的不良反应是消化道溃疡、出血倾向、过敏反应、血管神经性水肿。妊娠期使用阿司匹林的关键在于一定要控制在小剂量,才可有效发挥其生理作用,而不导致异常出血。

阿司匹林孕期用药属于 FDAC 类。阿司匹林对胎儿是否致畸,曾有争议。有文献报道妊娠早期使用阿司匹林可致畸胎,如脊柱裂、头颅裂、面部裂、腿部畸形,以及中枢神经系统、内脏和骨骼发育不全;妊娠晚期长期使用可能致胎儿动脉导管收缩或过早关闭,导致新生儿持续性肺动脉高压及心力衰竭。因该药通过胎盘,有报道可致新生儿颅内出血。目前认为在妊娠期服用小剂量阿司匹林($<150mg/d$)对产妇和胎儿都安全,不会增加先天畸形发生率,哺乳期使用阿司匹林对新生儿不会造成不良影响。尽管孕期服用小剂量阿司匹林是安全的,但专家建议,必须是使用抗凝剂的复发性流产患者,妊娠前服用阿司匹林,妊娠后停药,改用低分子肝素。

另有研究发现,阿司匹林可通过抗血小板凝集,减少 APS 患者发生动、静脉血栓的风险,减少心脏及脑缺血疾病的发作,并可预防产后血栓形成。高浓度的华法令并不优于阿司匹林,反而增加出血危险,故采用阿司匹林更安全有效。

(2)低分子肝素(LMWH)

①低分子肝素治疗 APS 机制:β_2-GP-1 与磷脂的结合促成 APA 的产生,磷脂一旦失去与 β_2-GP-1 的结合,即失去抗原性,同时容易裂解而被清除。肝素能直接结合 β_2-GP-1,其结合位点正是 APA 与 β_2-GP-1 的结合位点,因此肝素能竞争性抑制 β_2-GP-1 与 APA 的结合。体外试验显示,肝素可恢复因 APA 作用而受损的滋养细胞侵蚀能力,也可升高因 APA 作用而下降的胎盘分泌 HCG 的水平。低浓度肝素有抗凝血酶原激酶作用,高浓度肝素可抑制凝血酶,阻止血小板凝集;LMWH 不但能抑制高凝状态,而且还减少血小板减少性紫癜和骨质疏松等

并发症。LMWH 不能通过胎盘，目前尚未发现有胎儿致畸作用。

②低分子肝素用药方法：低分子肝素孕期用药属于 FDAB 类。用药时间从早孕期开始。对有血栓形成史或死胎史的患者，在血 B-HCG 诊断妊娠即开始用药。一般用 10000IU/d，分两次下腹部皮下注射。如果胎儿生长发育良好，与孕周相符，凝血-纤溶指标检测项目恢复正常即可停药，但停药后必须每 2～4 周复查凝血-纤溶指标，有异常时重新用药。用药可持续整个孕期，一般在终止妊娠前 24 小时停止使用。

③低分子肝素治疗监测指标：D-二聚体、APTT 每 2～4 周复查 1 次，根据实验室指标调整剂量，D-二聚体≤0.3mg/L 或 APTT 延长 1.5 倍停药。

④低分子肝素不良反应：过敏反应、出血、血小板减少、骨质疏松。

5.使用抗凝剂的注意事项

新型的低分子肝素较普通肝素抗血小板、诱发出血的作用大为减弱，生物利用度高达 98%，量效关系明确，抗凝效果易于预测。肝素和阿司匹林对于有或无血栓形成的 APS 患者均是安全的。

理论上抗凝剂孕前即可使用，但临床上抗凝剂多在血 β-HCG 诊断妊娠或者超声确定宫内妊娠后开始用药，持续至分娩前结束。如血 β-HCG 诊断妊娠后用药，则治疗时间相对较早，可尽早处理血栓前状态。如超声确定宫内妊娠后方才用药，则能排除异位妊娠及同时判断胚胎宫内发育情况，两者各具优点。

长期使用肝素和阿司匹林可致某些不良反应，应该间隔 2～4 周检测血小板数量、血小板凝集试验及其他相关出凝血功能指标，随时改变药物的剂量。药物用量根据使患者 APTT 值保持为正常人群均值的 1.5 倍这一原则调节。为预防骨质疏松，进行肝素治疗的妇女应当每天服用钙剂 1000mg 和 600IU 维生素 D。

6.低分子肝素新用途

近年国外研究发现，LMWH 还具有抗炎和免疫调节的功能。LMWH 可以抑制 NK 细胞的功能，抑制粒细胞的游走和渗出，抑制补体的激活，调节母胎界面的细胞因子网络向 Th2 型优势转化等。除此之外，研究还发现 LMWH 对滋养细胞的发育以及侵袭功能也具有影响。LMWH 对滋养细胞增殖存在双向作用和剂量依赖。在治疗剂量范围内，LMWH 对滋养细胞的增殖有正向调节作用，但在显著高于体内用药浓度的时候，LMWH 对滋养细胞的增殖则有抑制作用。LMWH 可以影响滋养细胞分泌 HCG 的水平，体外试验治疗剂量的 LMWH 可以促进滋养细胞增长。目前，已有学者对 RSA 血β-HCG上升缓慢的患者注射 LMWH 保胎，临床效果良好。

（三）静脉注射免疫球蛋白

1.免疫球蛋白治疗机制

免疫球蛋白治疗可能减少了自身抗体的产生并提高了其清除率，可降低 Th1 型细胞因子的产生，增强 Th2 型细胞因子生成，维持 Th1/Th2 型细胞因子的平衡，抑制 NK 细胞毒性和自身抗体等多种途径促进胚胎着床和早期妊娠维持，改善妊娠结局。孕期用药属于 FDAC 类。

2.静脉注射免疫球蛋白(IVIG)方案

确定妊娠后立即注射。

(1)首剂量静脉注射5%免疫球蛋白30g(0.5g/kg),以后每3周输注20g,至妊娠22~24周。

(2)免疫球蛋白0.4~1g/(kg·d),每个月1个疗程,每个疗程连用5~7天,直到孕28~32周或足月。

(3)免疫球蛋白0.5g/kg,连用2天,每4周重复1次,至孕33周。

(4)免疫球蛋白20g/d,连续5天,以后每2~3周1次,至孕26~30周。

(5)免疫球蛋白10g,每周1次,孕10周后每2周1次,孕20周后每3周1次,至孕26~30周。

IVIG治疗开始的时间一般在妊娠试验阳性后即开始应用,愈早应用效果愈好。

由于静脉滴注免疫球蛋白费用较昂贵,并有潜在血源性感染的危险,并且缺乏明确的免疫指标来确定使用免疫球蛋白的复发性流产患者,也无统一的治疗方案,目前还没有在临床上得到广泛使用。

六、同种免疫型复发性流产的治疗

根据RSA免疫学分类,封闭抗体缺乏的流产属于母胎同种免疫识别低下型,这种类型是复发性流产的主要病因类型。治疗主要选择淋巴细胞主动免疫治疗和免疫球蛋白被动免疫治疗。

(一)淋巴细胞主动免疫治疗

1.主动免疫治疗的作用机制

主动免疫治疗是用丈夫或无关个体的淋巴细胞、单个核细胞、合体滋养细胞膜等作为免疫原,通过皮内注射淋巴细胞、静脉注射浓缩白细胞、静脉注射小剂量全血等免疫途径,注入复发性流产患者的体内,刺激机体产生免疫应答,诱导保护性抗体的产生,从而防止胚胎父系抗原被母体免疫系统识别和杀伤,使胚胎得到保护并生长发育;并且通过反复刺激患者的免疫系统,提高其免疫记忆有利于下次妊娠的成功。

研究结果显示,经3~5次主动免疫治疗后,患者封闭抗体及其独特性抗体水平明显升高。其升高的封闭抗体主要作用于母胎界面局部,而且在体循环中与那些对胎儿-胎盘单位有害的免疫活性细胞(如Tc及NK细胞等)及有关因子(如IL-2等)产生作用,进而构成胎儿-胎盘单位的重要免疫保护网络,使患者$CD4^{+}CD25^{+}$调节性T细胞及CD4/CD8比例较治疗前明显上升,IL-2活性明显下降。促进Th1型反应向Th2型反应转换;血清γ巨噬细胞集落刺激因子(M-CSF)的水平提高,诱发母体对胚胎的免疫耐受状态;降低外周血$CD56^{+}$NK细胞水平,下调外周血$CD56^{+}CD16^{+}$NK细胞的百分比;抑制HCG抗体的活性或减少HCG抗体的产生。说明主动免疫治疗有可能是通过外来抗原激活母体调节性T细胞,进而诱导对胎儿这一外来抗原的耐受,促进母体对胚胎的免疫保护及抑制母体对胚胎的免疫损伤,最终有利于妊娠成功。

2.主动免疫疗法的适应证

(1)流产次数达2次或2次以上,封闭抗体阴性。

(2)遗传、内分泌、感染、生殖道解剖、血栓前状态五方面筛查检测正常。

(3)夫妇间HLA抗原相容性大,有2个或2个以上相同的HLA抗原。

(4)不明原因的复发性流产。

(5)夫妻双方同意接受主动免疫疗法。

3.淋巴细胞主动免疫(LIT)的实施方法

(1)免疫原:可采用丈夫或无关第三个体的淋巴细胞、浓缩白细胞、全血和滋养细胞膜成分等。供血者首选患者丈夫。由于使用丈夫的淋巴细胞简便、不良反应少,且患者心理上容易接受,故临床上绝大多数使用丈夫的淋巴细胞作为免疫原。如果患者丈夫因患乙型肝炎、丙型肝炎等血液传染疾病不能供血,可选用无关第三个体供血治疗,优先选择与患者没有血缘关系的健康人。用丈夫的淋巴细胞治疗同采用无关第三个体淋巴细胞治疗的效果比较,差异无显著性。

(2)主动免疫治疗前检查:严格按照输血有关规定检查。患者与供血者双方检查血常规、ABO及Rh血型、丙型肝炎IgM和IgG、乙型肝炎二对半、艾滋病抗体(HIV)、梅毒血清实验(RPR/TRUST/TPPA)、肝功能,检查结果无异常方可做免疫治疗。首次检查结果3个月内有效,3个月后仍需免疫治疗,供血者需要复查丙型肝炎、乙型肝炎表面抗原、梅毒和艾滋病等。以后如需加强免疫,配偶供血每6个月复查1次,第三方供血必须3个月复查1次。

(3)新鲜淋巴细胞主动免疫治疗方法:主要在妊娠前、妊娠后免疫,一般主张从妊娠前开始免疫。抽取供血者20～30mL全血,分离提取淋巴细胞,调至淋巴细胞浓度为20×10^6～120×10^6,将分离出的淋巴细胞在患者的上臂外侧皮内注射,注射3～6个点,每点注射0.1～0.2mL。注射时间不受月经期影响。每个疗程4次免疫,间隔2～3周。第1个疗程完成后2周复查封闭抗体。如果阴性,重复免疫治疗1个疗程,直至封闭抗体转阳。封闭抗体转阳性后力争3个月内怀孕。

有学者改进主动免疫治疗方法,每次注射淋巴细胞总数为20×10^6～40×10^6,每个疗程免疫次数由4次改为2次,疗程间隔3周。第1个疗程结束后鼓励患者在3个月内妊娠,如获妊娠则再进行1个疗程。如3个月后仍未妊娠,则在排除不孕症的情况下重新进行1个疗程。虽然免疫次数减少,但取得疗效相同。

有学者抽取供血者50mL新鲜血,分离淋巴细胞浓度20×10^6～30×10^6,对女方多点皮内注射,间隔4周1次,3次为1个免疫疗程。末次免疫后2周复查封闭抗体。如仍未升高者,加强免疫1次,直至产生较高封闭抗体水平。

有学者采用孕前进行4次主动免疫治疗,每次免疫治疗间隔4周。治疗结束后半个月复查封闭抗体,如由阴性转为阳性或弱阳性,指导其受孕,于孕后再进行3次主动免疫治疗,每次免疫治疗间隔4周。如复查封闭抗体为阴性,则暂不宜受孕,加多4次主动免疫治疗;治疗结束后半个月第2次复查封闭抗体,如由阴性转为阳性或弱阳性,指导其受孕。若第2次复查封闭抗体仍为阴性,则在指导受孕同时使用免疫球蛋白。

(4)冷冻活化淋巴细胞主动免疫治疗方法:有学者开展的冷冻活化淋巴细胞主动免疫治疗

研究，是抽取丈夫或者第三方供血者的血液，分离淋巴细胞，并用细胞因子进行体外刺激，使其活化并增殖，得到纯度更高、活性更强的淋巴细胞，注入患者体内后更容易刺激封闭抗体的产生。注射后将剩余的淋巴细胞冻存备用，可以维持1年左右，注射10次以上。

适应证：同淋巴细胞主动免疫治疗。特别适合因为时间、交通、抽血恐惧等原因，不方便每次治疗时前来抽血的供血者；或丈夫患有乙型肝炎等传染病不宜供血时，活化淋巴细胞可以解决找不到第三者供血的难题。

冷冻活化淋巴细胞主动免疫治疗优点如下：

(1)不需要供血者每次治疗时前来抽血。

(2)丈夫患有乙型肝炎、丙型肝炎、艾滋病、梅毒、肿瘤等疾病，不适宜供血，用自愿供血者的活化淋巴细胞可以解决供血多次抽血的难题。

(3)疗效更佳。活化的淋巴细胞纯度更高，活性更强，更易激起患者体内封闭抗体的产生。

(4)1次少量抽血，够用全疗程。抽取丈夫或第三者血液40mL分离淋巴细胞，经体外活化增殖，用增殖的淋巴细胞行免疫注射，将剩余的淋巴细胞冻存备用，可以保存1年左右，注射10次以上。

4.主动免疫治疗的注意事项

封闭抗体转阳性后未妊娠，可每2～3个月主动免疫治疗1次，巩固疗效。怀孕后尽早再进行1个疗程主动免疫治疗，每2周1次，共4次，妊娠16周后一般不需要加强免疫。

对复发性流产封闭抗体阴性未治疗或治疗后封闭抗体未转阳而再次妊娠者，建议孕后做淋巴细胞主动免疫治疗4～6次。有条件者可选择淋巴细胞主动免疫治疗联合免疫球蛋白被动免疫治疗，可明显提高保胎成功率。

封闭抗体阴性孕前淋巴细胞主动免疫治疗转阳者，孕后继续主动免疫治疗保胎成功率较高；封闭抗体阴性孕前未做淋巴细胞主动免疫治疗，孕后才做主动免疫治疗者，保胎成功率降低。

5.主动免疫治疗的临床效果

淋巴细胞主动免疫治疗在全球应用30余年，获得较好的疗效。注射1个疗程封闭抗体转阳率为85%～95%，保胎成功率为73%～90%，临床效果显著。但淋巴细胞主动免疫治疗缺乏随机分组、大样本、多中心的临床研究数据。国外有学者研究认为，父系白细胞免疫法用于原因不明性复发性流产无明显临床疗效。

淋巴细胞主动免疫治疗后4～8周体内出现封闭抗体。临床发现，部分患者淋巴细胞主动免疫治疗封闭抗体转阳并生育后，封闭抗体可持续存在数月至数年。

由于同种免疫型RSA的诊断是建立在排除其他病因基础上的，因此，对于治疗后封闭抗体转阳而再次流产的患者，应重新进行详细的病因筛查，尤其要排除胚胎染色体核型异常。妊娠后采用免疫治疗和内分泌治疗等综合保胎措施。

6.主动免疫治疗的安全性

主动免疫治疗对于母体不良反应较少，偶有荨麻疹和局部反应发生，包括注射部位疼痛、水泡、发热、红肿及局部感染等，多可自行消退。有学者曾遇到一位患者患血小板减少性紫癜已愈，注射丈夫淋巴细胞后血小板减少性紫癜复发，全身散在皮肤淤点，更换供血者后，再未发生血小板减少性紫癜。

因淋巴细胞属于血液成分，接受注射存在感染血液传播疾病的可能，如肝炎、梅毒、艾滋病等。故对于供血者和受血者在治疗前按照输血检查规定进行严格的相关检查，防止血液传染病的发生。治疗前向患者详细告知治疗程序、治疗效果、不良反应及接受血液制品可能带来的不良后果，并签署知情同意书。

关于其对母体免疫功能的影响，到目前为止尚未见有易感染和恶性肿瘤的报道；未见主动免疫对母体及子代产生明显不良反应。主动免疫的后代在出生体重、体格生长发育和智力，包括个人-社会、语言、精细动作-适应性、大运动 4 个能区方面与同龄儿童比较差异无显著性意义。综合国内外文献，多数学者报道认为主动免疫疗法是较为安全的。

（二）免疫球蛋白被动免疫治疗

被动免疫治疗即使用含有多效价的免疫球蛋白 IVIG，利用其中的抗胎盘滋养层抗原的独特性抗体及抗独特性抗体，弥补 RSA 患者保护性抗体的不足，同时与 NK 细胞受体结合，封闭其杀伤功能，维持母胎免疫耐受。

1.免疫球蛋白治疗机制

治疗机制是多样和复杂的。免疫球蛋白含有多种特异型抗体，能够中和病理性抗体（甚至是 HLA-抗体），减少血液循环中自身抗体的滴度，从而保护胚胎。能够灭活参与免疫反应的活性 T 细胞和多克隆性 B 淋巴细胞，选择适合妊娠的免疫反应。可降低 Th1 型细胞因子的产生，减少外周血 NK 细胞数量，降低 NK 细胞毒性和抑制自身抗体产生，诱导外周血免疫细胞的 Th2 型细胞因子的释放，维持 Th1/Th2 型细胞因子的平衡，多种途径促进胚胎着床和早期妊娠维持，改善妊娠结局。

2.免疫球蛋白治疗适应证

流产次数≥2 次，封闭抗体缺乏，淋巴细胞紊乱，尤其是 NK 细胞数量及毒性异常，RSA 封闭抗体阴性未治疗或治疗后封闭抗体未转阳而再次妊娠者，母胎免疫识别紊乱型 RSA，胚胎反复着床失败者。

3.免疫球蛋白治疗方案

（1）孕前治疗：

①LIT＋IVIG 治疗。受孕周期前 3 个月 IVIG 治疗，每个月经周期第 6～8 天静脉滴注 IVIG 25g。确定妊娠后，立即静脉滴注 IVIG 0.5g/kg，连用 2 天，每 4 周重复 1 次，至孕 33 周。

②促排卵周期月经第 6～8 天静脉滴注 5％免疫球蛋白 10～25g，妊娠后改为每 2～3 周同剂量免疫 1 次，至妊娠 26～30 周。

（2）孕后治疗：

①首剂量静脉滴注 5％免疫球蛋白 25～30g（0.5g/kg），以后每 2～3 周静脉滴注 20g，至妊娠 22～24 周。

②免疫球蛋白 0.5g/kg，连用 2 天，每 4 周重复 1 次，至孕 33 周。

③免疫球蛋白 20g/d，连续 5 天，以后每 2～3 周 1 次，至孕 26～30 周。

④免疫球蛋白 10g，每周 1 次，孕 10 周后每 2 周 1 次，孕 20 周后每 3 周 1 次，至孕 26～30 周。

⑤IVF 移植前 1～2 天静脉滴注免疫球蛋白 10g，1 周后再静脉滴注 10g。确定妊娠后每周静脉滴注 10g，妊娠 10 周后每 2～3 周 1 次，至孕 26～30 周。

4.被动免疫治疗的疗效

据文献报道，对复发性流产封闭抗体检测阴性已妊娠者，立即给予免疫球蛋白 10～30g 静脉滴注，每 2～3 周 1 次，至妊娠 26～30 周。孕后注射 4 次约 76.2%的孕妇封闭抗体转阳。保胎总成功率约 84%。

实验结果证明，对合并 HLA 相容性过高(夫妇间≥3 个 HLA 位点相同)的胚胎反复着床失败患者，在卵泡募集阶段和超声探及胎心搏动时分别给予 IVIG 30g 静脉滴注，结果发现再次 ET 妊娠率明显提高。

但国外有学者研究认为，静脉注射免疫球蛋白用于原因不明性复发性流产无明显临床疗效。

免疫球蛋白被动免疫治疗与淋巴细胞主动免疫治疗相比不具备优势，联合应用可取得较好疗效，增加活产率。

IVIG 治疗开始的时间一般在妊娠试验阳性后即开始应用，愈早效果愈好。

5.被动免疫治疗不良反应及注意事项

IVIG 应用安全性较高，很少发生严重不良反应。主要的不良反应有头痛、肌痛、发热、发冷、头晕、胸闷、恶心、呕吐等。尚未发现对胎儿有致畸作用。

IVIG 中含有少量 IgA，IgA 缺乏症患者输入 IVIG 后可产生过敏反应，少数可发生溶血，因此 IVIG 禁用于 IgA 缺乏症患者。但 IgA 缺乏症患者并不常见，故目前临床暂无常规筛查 IgA。

由于静脉滴注免疫球蛋白费用较昂贵，并有潜在血源性感染的危险，应用此种治疗方法还存在争议。目前尚缺乏明确的免疫指标来识别和筛选适合应用免疫球蛋白的复发性流产患者，也无统一的治疗方案，IVIG 还没有在临床上得到广泛应用，因而其疗效有待进一步观察。

七、复合性免疫型流产的治疗

同时伴有 ACA 阳性和封闭抗体阴性的复发性流产不多见，但其病因复杂，是临床十分棘手的一种病因类型，亦称为母胎免疫识别紊乱型复发性流产。一方面呈现母胎免疫识别低下，另一方面呈现母体自身免疫及同种免疫功能异常增高。上述两方面的变化实际上体现了母体对胚胎免疫保护作用的削弱及母体对胚胎免疫损伤作用的增强，可能是临床上最难处理的一种类型。

由于免疫抑制剂能抑制封闭抗体产生，因而削弱对胚胎的免疫保护作用，故对此类患者孕前应先使用肾上腺皮质激素治疗，待磷脂抗体阴转后，再进行淋巴细胞主动免疫治疗。母胎免疫识别紊乱型复发性流产孕前未治疗已妊娠者，孕后治疗宜联合用药。泼尼松＋阿司匹林＋低分子肝素＋淋巴细胞主动免疫治疗＋免疫球蛋白。据研究发现，淋巴细胞免疫治疗能使部分阳性磷脂抗体阴转，并获得继续妊娠的预后，因此淋巴细胞免疫治疗仍然适合这类 RSA 患者。

八、其他治疗方法

（一）自体外周血单核细胞（PBMC）治疗

受到某些母体免疫细胞有利于胚胎植入的启发，将淋巴细胞免疫治疗试用于着床障碍的患者。对≥4 次移植失败患者，在取卵日抽取自体外周血单核细胞，以 HCG 培养 48 小时后与新鲜获得的 PBMC 共同注入患者宫腔内，取卵后 5 天进行囊胚移植，结果治疗组的临床妊娠率、着床率和活产率（41.2%、23.4%和35.3%）显著高于未治疗组（11.1%、4.1%和 5.5%）。推测宫腔内注射 PBMC 可能成为改善反复植入失败患者胚胎植入的一种有效途径，但其确切机制仍然不清楚，值得深入探索。

（二）脂肪乳剂

免疫球蛋白是血源性制品，价格昂贵，并存在血源性传染疾病的可能，临床使用范围不大。因此，研究人员寻找可以替代免疫球蛋白进行治疗的新药物。

脂肪乳能够活化免疫系统。动物和人类试验都证实静脉注射脂肪乳能够增加种植成功率并能维持妊娠。Roussev RG 等发现静脉注射 20%脂肪乳剂能够在体外成功抑制反复生育失败的妇女的外周血异常 NK 细胞的细胞毒性作用。脂肪乳剂价格便宜，因为不是血制品，使用相对安全。如果脂肪乳剂的治疗效果可以得到最后的肯定，将会在临床获得更广泛应用。

1.适应证

（1）免疫型复发性流产：NK 细胞、B 细胞检验值＞12%，母胎免疫识别紊乱型复发性流产，胚胎反复着床失败者。

（2）其他疾病：适用于需要高热量的患者（如肿瘤及其他恶性病），肾损害、禁用蛋白质的患者和由于某种原因不能经胃肠道摄取营养的患者，以补充适当热量和必需脂肪酸。

美国 FDA 妊娠分级脂肪乳为 C 级。国内外已有报道证明妊娠妇女使用 10%和 20%的脂肪乳是安全和成功的。

2.禁忌证

严重肝损害、脂肪代谢紊乱、脂质肾病、严重高脂血症、严重凝血障碍、脂肪栓塞、急性血栓栓塞及休克等禁用。

3.治疗方案

参照免疫球蛋白治疗方法。

（1）孕前治疗：LIT＋脂肪乳治疗。受孕周期前 3 个月 LIT＋脂肪乳治疗，每个月经周期第 6～8 天静脉滴注 20%脂肪乳 250mL。

（2）孕后治疗：尿或血 HCG 确定为宫内妊娠后尽早注射脂肪乳。早孕时每周静脉滴注 20%脂肪乳 250mL，孕 10～16 周每 2 周静脉滴注 20%脂肪乳 250mL。孕 16～28 周如果病情需要每 3 周静脉滴注 20%脂肪乳 250mL。

4.不良反应

可引起体温升高，偶见发冷畏寒以及恶心、呕吐、静脉炎、头痛、血管痛及出血倾向。

（1）静脉滴注速度最初 10 分钟为每分钟 20 滴，如无不良反应出现，以后可逐渐增加滴数，

30 分钟后维持在每分钟 40～60 滴。

(2)为了保持脂肪乳注射液稳定状态,除可与等渗葡萄糖注射液、氨基酸注射液配伍外,本品不得同其他药物、营养素或电解质溶液混合。不可将电解质溶液直接加入脂肪乳剂,以防乳剂破坏而使凝聚脂肪进入血液。

(3)注射 4～6 次脂肪乳复查 NK 细胞和 B 细胞。如检验值降至 12%以下,再注射 1 次后停药,1 个月后复查 NK 细胞和 B 细胞。如未降至正常值,继续按原方案治疗。

(4)长期使用,应定期检测肝功能、血胆固醇、血脂及游离脂肪酸,每周应做血常规、血沉、凝血功能等检查。

(三)恩利

恩利为肿瘤坏死因子 TNF 受体,是一种新型的重组蛋白药物,最初的适应证是类风湿关节炎。它主要的作用机制是抑制由活化 NK 细胞分泌的内膜毒性因子 TNF-α。最近有研究显示 Enbrel 在阻断 TNF-α 释放的同时还可以灭活活性 NK 细胞。如果今后的研究能够获得证实,那么 Enbrel 将可能替代 IVIG 对升高的毒性 NK 细胞水平进行治疗。已经有部分试验证实 Enbrel 确实在治疗复发性自然流产中发挥作用。

(四)环孢素 A

自从 20 世纪 70 年代初环孢素 A 问世并应用于临床以来,其作为选择性免疫抑制剂使得器官移植取得划时代进展,并在某些自身免疫性疾病方面取得一定的疗效。根据研究表明:低浓度环孢素 A 对母胎界面可能具有双向调节作用,即对滋养细胞生物学功能具有升调节作用,可抑制母体内过度的免疫细胞激活,诱导耐受形成,从而有利于妊娠维持,提示环孢素 A 可能成为一种新型保胎剂。

九、复发性流产主动免疫治疗质量控制

近年来,随着基础免疫学及免疫遗传学的发展,越来越多的研究发现一些不明原因的复发性流产(RSA)病因与母胎免疫调节紊乱有关。从免疫角度讲,正常妊娠犹如半同种异体移植,胎儿与母体间存在着复杂而又特殊的免疫平衡关系,妊娠是否成功与母体免疫抑制的作用机制有着重要的联系,有赖于妊娠妇女对妊娠半同种抗原所表现的一种免疫耐受。

研究认为,反复流产患者夫妻间白细胞抗原(HLA)相容性增强,由此导致妊娠妇女对胚胎父系同种抗原呈低识别或低反应,以致无法产生足够的保护性抗体或封闭抗体,使胎儿遭受免疫打击而流产。而 RSA 夫妇间 HLA 含有过多的共同抗原,阻止对方妊娠物作为异体抗原的识别,不能刺激母体产生维持妊娠所需的抗体。由于缺乏抗体调节作用,母体免疫系统对胎儿产生免疫攻击,致流产发生。

采取皮内注射丈夫的淋巴细胞治疗 RSA 患者,免疫治疗诱导出的暂时的免疫调节弥补了蜕膜局部免疫抑制的不足,使得封闭抗体产生增加,它通过与胎儿滋养层抗原的结合或母体淋巴细胞的结合,增加母体的免疫耐受,防止了胚胎被母体免疫系统的杀伤而发生流产,使胎儿易于存活,妊娠成功率提高。这一点同样支持 RSA 的发病机制与免疫反应低下有关,有力地佐证了主动免疫治疗的合理性。

文献报道,反复流产患者中封闭抗体阴性者占20%～35%,Taylor和Beer首次将主动免疫治疗应用于早期复发性流产(URSA)患者。用丈夫的外周血淋巴细胞进行主动免疫治疗会使封闭抗体水平提高,因而促进妊娠向成功方向发展,这一疗法的建立为URSA的治疗开辟了新的手段。先后采用皮内注射丈夫淋巴细胞的主动免疫方法治疗URSA,取得良好的治疗效果,并在全国逐步推广。目前,主动免疫疗法被认为是治疗RSA的一种有效手段,多家医疗机构相继开展了复发性流产的主动免疫治疗。

虽然主动免疫治疗URSA已应用于实践20多年,但免疫治疗目前仍没有统一的标准,不同的研究者对于治疗对象的界定标准不一;同时由于免疫治疗方案、免疫时机、免疫途径、细胞用量等方面的差异造成了免疫治疗疗效的差异。

免疫治疗技术用于治疗复发性流产操作较为复杂,要求精细。免疫治疗前适应证的把握,免疫治疗过程中淋巴细胞提取的任何一个环节缺乏完善的监督、记录及规范操作,免疫治疗后没有完善的评估及随访制度,都容易导致各种差错的发生。为了保证免疫治疗的有效性,避免过度治疗,同时为了防止流产的再次发生,应该强调规范化主动免疫治疗复发性流产。通过加强免疫治疗各个环节的质量控制,有利于建立专业质控标准,达到操作常规化、评估标准化。因此,免疫治疗质量控制是免疫治疗一个极其重要的环节。

(一)免疫治疗前的质量控制

1.从事免疫治疗人员的质量控制

门诊医生均需经过专业的培训,包括免疫治疗的基本知识、咨询的沟通技巧、免疫治疗的伦理原则以及法律法规、免疫治疗工作规范等。

2.免疫治疗前诊断、知情同意

尊重患者的知情同意权,详细解答患者的疑问。医务人员事先需告知患者:免疫治疗目的、性质和意义,免疫治疗的局限性及优势,主动免疫治疗和被动免疫治疗两者之间的关系以及不同之处。在充分知情同意的基础上签署知情同意书/拒绝申明。

3.免疫治疗适应证

复发性流产的病因复杂,为多因素导致流产,极少是单因素所致,如染色体异常、解剖结构异常、内分泌失调、生殖道感染、自身免疫疾病等病因,还有一些不明原因的流产与同种免疫有关。因此,在主动免疫治疗前要严格掌握适应证,入选的对象应全面筛查病因,排除其他流产原因后方可施行,不可滥用。目前认为,接受免疫治疗的患者需要符合以下几点:

(1)连续发生2次及2次以上的早期自然流产。

(2)夫妇双方染色体核型正常。

(3)盆腔B超、宫腔镜排除生殖道器质性病变。

(4)宫颈分泌物检查排除生殖道感染。

(5)生殖内分泌激素测定无异常,无内分泌疾病史。

(6)抗磷脂抗体、抗核抗体等自身免疫抗体阴性。

(7)男方精液常规检查正常或治疗后恢复正常。

4.患者基本资料的正确采集

(1)一般资料:患者的姓名、年龄、职业、生活习惯、生活环境等。准确的联系方式、住址、电话，可以同时写固定电话和移动电话，便于有资料问题随时沟通和病例召回。以上病案资料必须如实详细填写，并妥善长期保存。

(2)月经史与婚育史：详细了解初婚、再婚，以往人工流产、药物流产次数，对自然流产详细询问流产次数、孕周，超声检查胚胎大小、有无胚芽或胎心，血 β-HCG 及血 P 水平、保胎用药、有无胚胎染色体检查等情况。

(3)既往病史：糖尿病病史、甲状腺功能异常史。有无不良生活习惯，如抽烟、酗酒情况。

5.复发性流产检查项目及诊断特点

免疫性自然流产虽然可以分类为自身免疫与同种免疫型自然流产，但临床上自然流产的免疫性病因既可单独存在，也可与其他病因合并发生。因此免疫型复发性流产的诊断是排除性诊断。对有 2 次或 2 次以上的自然流产病史，必须排除染色体异常、生殖道解剖结构异常、内分泌失调、生殖道感染、自身免疫等疾病，并且排除了患者身体因素、心理因素、环境因素和男方因素后，患者封闭抗体检查阴性，可诊断为同种免疫型复发性流产。

(1)遗传因素检查：包括夫妇外周血及流产胚胎绒毛染色体核型分析。

(2)生殖道解剖结构检查：根据病情可选择 B 超、宫腔镜、子宫输卵管造影、腹腔镜检查。

(3)内分泌检查：月经周期第 2～3 天检查性激素 5 项(FSH、LH、E2、PRL 和 T)，黄体期血 P 检测，甲状腺功能检查。

(4)感染因素检查：包括衣原体、支原体、淋菌、李氏杆菌、疱疹病毒、风疹病毒、弓形虫、巨细胞病毒和 B19 微小病毒的检查。

(5)血栓前状态相关因素检查：包括 TT、APTT、PT 及 FIB、D-二聚体(D-Ⅱ)等。

(6)免疫因素检查

①自身抗体检查：主要包括抗心磷脂抗体(ACA)、抗核抗体(ANA)、抗脱氧核蛋白抗体(RNP)、抗双链脱氧核糖核酸抗体(dsDNA)、抗 β_2-糖蛋白-1 抗体(抗 β_2-GP-1Ab)、抗甲状腺抗体(ATA)、ABO 血型抗体和 Rh 血型抗体。其中 ACA 至少检查 3 次，每次间隔 6 周，结果 2 次或 2 次以上阳性者才能确诊。

②生殖细胞相关抗体：抗精子抗体、抗卵巢抗体、抗子宫内膜抗体、抗 HCG 抗体、抗卵细胞透明带抗体、抗滋养层细胞膜抗体。

③封闭抗体(APLA)检查：封闭抗体阴性表示女方血清中缺乏此封闭抗体，容易发生流产。

④淋巴细胞检查：$CD16^+$、$CD56^+$(NK 细胞表面标志)，$CD19^+$(B 淋巴细胞标志)，$CD3^+$、$CD4^+$、$CD8^+$(T 淋巴细胞亚群)。

6.患者及供血双方血液传染病检查

患者与供血双方检查血常规、ABO 及 Rh 血型，丙型肝炎 IgM 和 IgG、乙型肝炎二对半，艾滋病抗体(HIV)、梅毒血清实验(RPR/TRUST/TPPA)及肝功能，检查结果无异常方可做免疫治疗。首次检查结果 3 个月内有效，3 个月后仍需治疗，供血者需要复查丙型肝炎、乙型肝炎表面抗原、梅毒和艾滋病；以后如需加强免疫，配偶供血每 6 个月复查 1 次，第三方供血必须 3 个月复查 1 次。

（二）实验室质量控制

1.标本采集与保存

抽取供血者抗凝静脉血 20～30mL，标本在运输过程中要避免高温（<37℃）。

2.无菌操作以及淋巴细胞提取技术

用淋巴分离液采用 Ficon 密度梯度离心法无菌分离 PBMCs，分离离心后获淋巴细胞层，生理盐水稀释制成淋巴细胞悬液。

3.免疫治疗（LIT）方法

提取淋巴细胞在患者前臂内侧或上臂外侧处做皮内多点接种，每点注射 0.1～0.2mL。每个疗程注射 2～4 次，每次间隔 2～3 周。注射时间不受月经期影响。第 1 个疗程完成后 2 周复查封闭抗体。如果阴性，重复免疫治疗 1 个疗程，直至封闭抗体转阳。

4.免疫治疗后随访

发放记录图表，培训患者自行测量注射反应的大小，如注射部位有无红肿、瘙痒、化脓，皮肤有无过敏性皮疹或瘀斑，有无发热及其他不适。下一次治疗前交给主管医生进行初步评估。

5.规范的实验室操作程序

具有书面的实验记录（过程和结果），规范的实验室、实验设备、实验试剂，对每次实验检测结果进行审查、评估。

6.室内质控和室间质量评价

建立严格全面的实验室标准操作程序文件（SOP），并认真落实。加强实验室人员的再培训和资格认定，长期严格开展室内质控活动，参加室间质评活动，定期评估免疫治疗的效果。

（三）免疫治疗后的质量控制

1.免疫治疗后疗效的评估

免疫治疗 1 个疗程后，于最后一次注射淋巴细胞后 2 周返院复查封闭抗体是否转为阳性，如果转为阳性鼓励怀孕或促排卵治疗。封闭抗体转阳后如未妊娠，每隔 2～3 个月免疫加强 1 次。如果 6 个月仍未受孕，门诊就诊检查并指导受孕，同时按期追加免疫治疗。

2.妊娠后加强免疫治疗的质量控制

怀孕后再免疫加强 2～3 次，每 2 周 1 次，随访再次妊娠结局。对孕期治疗 2 次后仍有先兆流产症状的患者，再增强治疗 2～4 次。妊娠 16 周后一般不需要加强免疫。

（四）妊娠结局随访的质量控制

1.免疫治疗质量评估

随访是免疫治疗质量评估的重要内容，正确评估免疫治疗质量的高低，发现问题，解决问题，提高免疫治疗的水平。

2.妊娠结局随访的质量控制

妊娠后根据流产病史及目前状况，每 1～3 周检测孕酮（P）、β-HCG、雌二醇（E_2），凝血 4 项、D-二聚体等，并行超声检查核实孕囊着床部位、大小及孕周，酌情检测抗心磷脂抗体、NK

细胞及B细胞活性。妊娠>14周认为免疫治疗成功。记录患者联系方式，随访妊娠分娩结局以及新生儿情况。

随着对疾病的深入了解，主动免疫治疗复发性流产质量控制标准需要不断完善，同时也需要建立完善的质量保证体系，使患者得到更加有效的治疗。

第八章 胎儿发育异常

第一节 多胎妊娠

多胎妊娠是指一次妊娠同时存在两个或两个以上的胎儿。多胎妊娠的孕妇并发症多，围生期死亡率高，属于高危妊娠范畴。随着现代辅助生育技术的发展，对不孕症采用促排卵药物及体外受精、胚胎移植、输卵管内配子移植等方法，使多胎妊娠发生率明显上升。人类的多胎妊娠中以双胎最多见，自然发生率为 11.1%；三胎少见，四胎及四胎以上极为罕见。一般多胎妊娠发生率的计算方法是 80^{n-1}（n 为活胎）。

一、产生多胎妊娠的相关因素

1.遗传因素

单卵双胎与遗传因素似无明显关系，而双卵双胎有一定的家族性。

2.母亲年龄及产次

多胎妊娠发生率与母亲年龄及产次的增加成正比。双胎发生的高峰年龄为 30～34 岁，20 岁以下发生率较低，有人认为第 4 产及以上，双胎的发生率明显增加，但年龄及产次对单卵双胎的发生率影响不明显。

3.母亲身高、体重、营养

母亲的身高、体重及营养状况对单卵双胎影响不大，而双卵双胎发生率随母亲身高增加而增加，随营养水平提高而提高。

4.内源性促性腺激素

双卵双胎的发生可能与体内尿促卵泡素（FSH）水平升高有关。有人发现妇女在停止使用避孕药后 1 个月内妊娠发生双卵双胎的比率升高。可能为停药后反跳作用，脑垂体分泌的 FSH 增加，使多个卵泡发育成熟，因而多胎妊娠发生机会多。

5.医源性因素

近 20 年来，由于广泛使用促排卵药，如氯米芬及各种促性腺激素等。此外还有新的助孕技术广泛开展体外受精、胚胎移植（1VF，ET）、配子输卵管移植（GIFT）等。使多胎妊娠发生率不断上升，三胎以上的多胎妊娠增加更多。

二、多胎妊娠的分类

（一）单卵双胎

单卵双胎约占双胎的30%，由一个受精卵分裂而成，两个胎儿具有相同基因，因而性别、血型、体质、容貌和神经类型均相同。单卵双胎由于分裂成独自胚胎的时间不同，可有四种不同类型。

（1）分裂发生于桑葚期：即受精后2～4天时，则每个胚胎具有自己的胎盘、羊膜和绒毛膜。两胎囊之间的中隔为两层羊膜及两层绒毛膜，两个胎盘可能分界清楚，也可能融合在一起，两个胎儿的血循环可经胎盘互通，此型为双绒毛膜双羊膜单卵双胎占30%左右。

（2）分裂发生于囊胚期：即受精后4～8天时两个胎儿有共同的胎盘及绒毛膜，但有各自的羊膜囊，两个胎囊的间隔仅由两层羊膜组成。此型为单绒毛膜双羊膜单卵双胎，占70%左右。

（3）受精后8～12天细胞团分裂成两个胎儿，有共同的胎盘，血循环相通，共存于一个羊膜腔内。两个胎儿相互运动时可发生脐带互相缠绕甚至打结。此型为单绒毛膜，单羊膜囊双胎为数极少，占1%～2%，围生儿死亡率甚高。

（4）在胚胎始基出现后（13～14天）分裂，则可导致各种不同形式、不同程度的联体双胎，发生率为双胎的1/15000。

（二）双卵双胎

由两个卵子分别受精而成，实际上是两次受精同期完成。两个胎儿有各自的遗传基因，胎儿性别及血型可相同或不同，其容貌与家庭中的兄弟姊妹相似，各有独立的胎盘，如着床靠近时，两胎盘可相互融合，但血循环不相通，约占双胎的70%。

（三）三胎以上的多胎

三胎最常见是由3个卵子受精形成，每个胎儿有各自的胎盘和胎膜，血液循环独立，由双卵形成三胎的较少，单卵三胎更少见。

三、诊断要点

（一）病史

（1）有多胎妊娠家族史，应用过氯米芬及其他促排卵治疗或试管内受精而妊娠者。

（2）早孕反应较正常妊娠出现早，程度重，甚至出现妊娠剧吐，酸中毒。

（3）妊娠中期以后，体重过度增加，不能用水肿和肥胖来解释。

（4）胎动范围广，整个腹部有胎动感，胎动频繁，常无间歇。

（二）产前检查

1.子宫高度

实际子宫底高度大于妊娠孕周应有子宫高度者或高于妊娠图宫高曲线第10百分位。

2.胎位

妊娠晚期，如发现子宫特别大，扪及多个小肢体或两个浮球感。

3.胎心

在晚期妊娠时，如听到两个不同部位不同速率的胎心，相差在10bpm/分钟以上，或两个胎心音之间相隔一个无音区。

（三）B超检查

B超是诊断多胎妊娠的重要手段，在妊娠中晚期尚可用以监测胎儿生长发育，以及发现胎儿畸形。

1.早期多胎妊娠的诊断

（1）用普通腹部B超检查，最早可在妊娠6周，一般至7～8周时，发现宫内有两个或多个胚囊。妊娠第9周胎儿初具人形并具有良好活动能力，已可确诊，至妊娠中期多胎妊娠的确诊率是100％。

（2）阴道B超比腹部B超能更早地发现多胎妊娠，有时可能因为几个胚芽的原始心管搏动出现时间不一，可过1周后复查，在妊娠第9周，胎儿初具人形并出现胎动时，诊断更为确切。若为双胎妊娠在9～13周时，两个胎囊和两个胎儿及其胎动均已明显可辨。早期双胎的B超检查很重要，如果发现两个妊娠囊在不同部位，则对今后排除双胎输血综合征（TTTS）提供证据，最好拍照作证。

2.中晚期双胎妊娠的诊断和监护

（1）双胎的诊断：在中期妊娠时，几乎可100％地准确诊断双胎，在同一切面上可出现两个胎儿的头或躯干，在连续扫描时，可见各自的胎心及不同的搏动频率。

（2）胎儿发育情况的监测：双胎两个胎儿的生长速度慢于单胎，两个胎儿大小往往不相等，如伴有双胎输血综合征，则两个胎儿大小的差异更为明显。因此，检查双胎时，应对两个胎儿做多参数如双顶径、股骨长度、腹周径等测量，以判断其生长发育情况，同时需排除胎儿畸形。

3.胎儿附属物的监测

（1）胎盘位置：如胎盘出现在两个不同部位，则为双卵双胎；如为一个胎盘，则往往比单胎的覆盖面积大。同时观察胎盘位置是否低置，有前置胎盘的可能。

（2）羊水量：多胎妊娠时应注意羊水量，在双胎妊娠时易发生羊水过多，其发生率比单胎要高10倍。其中单卵双胎更易并发羊水过多，约占16％，而双卵双胎仅占4％。

（3）胎儿畸形的诊断：双胎妊娠的胎儿畸形发生率高于单胎妊娠，以神经管畸形多见，常见的畸形有脑积水、无脑儿、脑脊膜膨出、脐膨出及内脏外翻、联体畸胎以及无心畸形等，均可用B超诊断。

（四）X线诊断

X线检查有助于双胎的诊断，但由于母亲过度肥胖、羊水过多、妊娠18周前胎儿骨骼尚未形成且有一定的损伤而被B超取代。

（五）生化检查

（1）由于多胎妊娠的胎盘比单胎大，胎盘分泌的激素和酶类相对增多，在生化检查中，血绒毛促性腺激素（hCG）、人类胎盘泌乳素（HPL）、甲胎蛋白（AFP）、雌激素、碱性磷酸酶的平均水平及尿雌三醇和孕二醇量确实比单胎高，但唯有AFP明显增高时具有临床意义。

（2）有报道当血清AFP值在双胎中明显升高为29.3％，三胎为44.8％，四胎及四胎以上则达 80.0%，因此，筛选孕妇血 AFP 值异常升高者，应疑及多胎妊娠或胎儿畸形，应做进一步检查。

四、鉴别诊断要点

（一）双角子宫妊娠

1.相似点

(1)有停经史及早孕反应。

(2)B 超检查：在双角子宫，由于子宫中一角受孕，B 超显示明显的胚胎组织，而对侧角的蜕膜可因激素作用而发育，腺体分泌积于宫腔内，形成囊状的改变，但妊娠子宫的另一角又是一个胚囊，误诊为双胎。

2.鉴别要点

(1)妊娠前有相关病史，如人流时发现，妇科检查子宫发育异常，HSG 宫腔改变，既往 B 超检查发现子宫异常。

(2)早孕反应较多胎妊娠轻。

3.B 超检查

双角子宫的其中一侧增大明显，有胚芽光环及原始心搏，而另一侧为少量积液。而双胎妊娠在 9～13 周时，两个胎囊和两个胎儿及其胎动均已明显可辨，诊断更为确切。

（二）羊水过多

1.相似点

(1)子宫增长超过妊娠月份。

(2)妊娠中期体重增长过快。

(3)产科四步触诊法：测量宫高大于相应妊娠月份，整个子宫体大。

2.鉴别要点

(1)若为急性羊水过多子宫增长迅速，腹部急剧膨胀，腹部紧张感常伴有呼吸困难、心率加快、不能平卧等症状。

(2)羊水过多者子宫张力较高，胎体浮动感明显，胎位常扪不清，胎心音只有一个且听诊遥远。

(3)B 超检查子宫内有大片均匀的羊水暗区，羊水平段在 8cm 以上，胎儿在宫腔内只占小部分，为一个胎儿(多胎妊娠合并羊水过多者除外)，胎儿肢体伸展呈自由体态，急性羊水过多合并胎儿畸形发生率较高。

（三）巨大儿

1.相似点

(1)孕期体重增加＞0.5g/周。

(2)子宫底高度大于妊娠孕周应有子宫高度者或高于宫高曲线第 10 百分位。

2.鉴别要点

(1)腹部检查只能触及两个胎极，胎儿肢体不多。

(2)胎位清楚,只能听到一个胎心音,且巨大儿胎心音往往较强。

3.B超检查

只能探测到一个胎儿的参数,且胎儿双顶径、头围、股骨长度、胸径、腹径等均偏大。

(四)葡萄胎

1.相似点

(1)早孕反应出现较早且较重。

(2)子宫增长大于停经月份。

2.鉴别要点

(1)葡萄胎停经后无胎动感,常伴有子宫增长迅速及阴道出血,有时可流出水泡样组织。

(2)检查子宫柔软,宫旁血管搏动明显,无胎体及胎心。

(3)阴道检查可触及两侧附件增大的包块,包块表面光滑,可活动,具有一定的张力,并为双侧卵巢黄素囊肿。

(4)hCG测量均处于高值水平。

(5)B超检查可见宫腔内充满大小不等的圆形、椭圆形或不规则形的液性暗区,暗区间有回声增强的光点、光斑及菲薄的“短光线”状分隔,降低灵敏度如“落雪”状图像。无正常胎体影像。若为部分性葡萄胎液性暗区较少,间杂强回声区,同时可见胎体。

(五)子宫肌瘤合并妊娠

1.相似点

子宫增长超过妊娠月份。

2.鉴别要点

(1)妊娠前有子宫肌瘤病史,或早孕B超检查时发现子宫肌瘤。

(2)阴道检查若子宫肌瘤位于子宫底或前壁,可触及柔软子宫肌壁有较硬的肿块,位置固定。

(3)B超显示妊娠外子宫壁某处可探及圆形或椭圆形不匀质强回声区,似漩涡状结构,其表面见光环状假包膜包绕,应注意肌瘤与胎盘附着处的关系,附着越近越易致胎盘供血不足。

(六)妊娠合并巨大卵巢囊肿

1.相似点

腹部增大明显;腹部膨隆。

2.鉴别要点

(1)腹部检查子宫与胎儿偏于一侧,子宫大小与妊娠月份相符或偏小,胎位、胎心音清晰。

(2)超声检查卵巢囊肿与羊膜腔之间可见子宫壁回声,胎儿周围的无回声区正常,胎儿在羊膜腔无回声区内活动,不会进入囊肿无回声区,与羊水过多易鉴别。

(七)腹水

1.相似点

腹部逐渐增大;腹部膨隆。

2.鉴别要点

(1)存在引起腹水的基础疾病史,如肝硬化、上消化道出血、全身性结核等。

(2)无停经史及早孕反应等妊娠经过。

(3)大量腹水压迫膈肌或并发胸水可出现呼吸困难。

(4)查体腹部形状如蛙状,移动性浊音阳性,腹壁可触及波动感。

(5)大量腹水,颈静脉充盈,肝颈回流征阳性。

(6)腹水往往有伴随症状如水肿、发热、呕吐黑粪,肝脾肿大。

(7)B超检查腹腔内大量水性暗区,肠管漂浮于其中,而子宫大小正常。

五、并发症

1.孕产妇并发症

(1)妊娠期高血压疾病:发病率40%以上。发病早、程度重、易出现主要器官并发症。

(2)妊娠期肝内胆汁淤积综合征:发生率高于单胎妊娠,常伴随胎盘功能不良而导致围生儿死亡率升高。

(3)贫血:发生率40%以上,与机体对铁及叶酸的需求量增加有关,可引起孕妇多系统损害以及胎儿生长发育障碍等。

(4)羊水过多:羊水过多发生率约12%,多见于单卵双胎,尤其是双胎输血综合征、胎儿畸形胎膜早破。

(5)胎膜早破发生率约14%,可能与宫腔压力增高有关。

(6)胎盘早剥:是双胎妊娠产前出血的主要原因,可能与妊娠期高血压疾病、羊水过多突然破膜、双胎之第一胎娩出后宫腔压力骤减相关。

(7)宫缩乏力:与子宫肌纤维过度伸展有关。

(8)产后出血:与宫缩乏力及胎盘附着面积增大有关。

(9)流产:发生率高于单胎妊娠,可能与畸形、胎盘发育异常、胎盘血供障碍、宫内溶剂相对狭窄有关。

2.围生儿并发症

(1)早产:发生率约50%,与胎膜早破、宫腔压力过高以及严重母儿并发症相关。

(2)胎儿生长受限:一般认为,胎儿数量越多,胎儿生长受限越严重。胎儿生长受限可能与胎儿拥挤、胎盘占蜕膜面积相对较小有关。两胎儿大小不一致可能与胎盘血液灌注不均衡、双胎输血综合征以及一些胎儿畸形有关。应建立多胎妊娠胎儿生长发育生理曲线。

(3)双胎输血综合征(TTTS):见于双羊膜囊单绒毛膜单卵双胎,发生率10%～20%。两个胎儿体重差别大于20%、血红蛋白差别大于50g/L提示双胎输血综合征可能。

(4)脐带异常:主要是脐带脱垂和脐带互相缠绕、扭转,后者常见于单羊膜囊双胎。

(5)胎头碰撞和胎头交锁:胎头碰撞发生于两个胎儿均为头先露且同时入盆。胎头交锁发生于第一胎儿臀先露头未娩出、第二胎儿头先露头已入盆。

(6)胎儿畸形:是单胎的2倍,联体双胎、无心畸形等为单卵双胎特有畸形。

六、治疗

1.妊娠期治疗

(1)一般治疗:注意休息和营养,预防贫血及妊娠期高血压疾病等。

(2)预防早产:孕龄34周前出现产兆者应测量阴道后穹窿分泌物中的胎儿纤维连接蛋白及宫颈长度,胎儿纤维连接蛋白阳性且超声测量宫颈长度<3cm者近期早产可能性较大,应预防性使用宫缩抑制剂及糖皮质激素。

(3)及时防治妊娠期并发症:注意血压及尿蛋白、血胆汁酸、肝功能等。

(4)监护胎儿发育状况及胎位:动态超声及胎儿电子监测观察胎儿生长发育状况、宫内安危及胎位,发现胎儿致死性畸形应及时人工终止妊娠,发现TTTS可在胎儿镜下激光凝固胎盘表面可见血管吻合支,胎位异常一般不予治疗。

(5)终止妊娠指征:合并急性羊水过多伴随明显的压迫站到状、胎儿致死性畸形、孕妇严重并发症、预产期已到尚未临产、胎盘功能减退等。

2.分娩期处理

(1)阴道分娩注意事项:①保持体力;②观察胎心变化;③注意宫缩和产程进展;④必要时行会阴后-侧切开术;⑤第一个胎儿娩出后由助手扶正并固定第二个胎儿为纵产式;⑥第一个胎儿娩出后立即钳夹脐带以预防胎儿失血或继续受血;⑦第一胎儿娩出后15分钟仍无宫缩可行人工破膜并静滴催产素;⑧一旦出现脐带脱垂、胎盘早剥等严重并发症应立即行阴道助产结束快速娩出第二胎儿。

(2)剖宫产指征:①第一胎儿为肩先露或臀先露;②孕龄26周以上的联体双胎;③其他:同单胎妊娠。

(3)积极防治产后出血:临产时备血,其余见产后出血。

第二节　巨大胎儿

一般胎儿体重达到或超过4000g者称为巨大儿。我国巨大儿的平均发生率为7%,近年来有逐渐增高的趋势。巨大儿与手术产率、母婴并发症和合并症增加密切相关,是临床产科面临的常见和重要问题,随着经济的发展这一问题更显突出,急需解决。

一、诊断与鉴别诊断

(一)临床依据

1.病史

巨大儿的发生原因并未明确,但长期的临床研究和观察发现,以下因素可能与巨大儿发生有关。①母亲糖尿病:是巨大儿发生的最重要危险因素。且糖尿病孕妇分娩的巨大儿多为非匀称型,其特征是胎儿胸腹腔内脏等器官增大,内脏周围脂肪组织增多,故胸围、腹围大于头围,肩围/头围比值增高,更易发生肩难产。②双亲体形巨大。③孕妇年龄及产次:高龄孕妇、经产妇发生巨大儿的概率相对更高。④孕期体重增加过多。⑤前次分娩过巨大儿。⑥某些遗传和先天性疾病,如胰岛细胞增殖症、高胰岛素血症等。

但需注意的是,虽这些高危因素与巨大儿发生密切相关,但仅有约40%的巨大儿存在这些高危因素。

2.临床表现

临床上常根据腹部异常增大、宫底高度明显增高、先露部高浮未能按期入盆等特点初步考虑巨大儿可能。对孕晚期妇女常根据宫高和腹围测算估计胎儿体重,宫高(cm)+腹围(cm)>140(cm)时,多需考虑巨大儿。

3.超声检查

超声检查中可用于估算预测胎儿体重的指标有:双顶径、股骨长、胎儿腹围、头围等,但都存在一定的偏差。多参数结合可能有助于更全面地评估胎儿生长发育情况,进而更准确地进行胎儿体重估算。

(二)诊断思路和原则

(1)孕妇具有发生巨大儿的高危因素:孕妇患有妊娠期糖尿病、孕期体重增加过多、前次分娩过巨大儿或过期妊娠史者,及双亲体形巨大、高龄孕妇、多产妇等。

(2)孕妇肥胖或体重增长过快;产前检查发现孕妇宫高、腹围异常增大,宫高常>35cm;先露高浮,头先露者跨耻征阳性。

(3)血清学检查:可用以筛查孕妇是否合并妊娠期糖尿病或糖耐量异常,评估血糖控制情况;如合并妊娠期糖尿病、血糖控制不良者,需高度关注是否存在胎儿过大情况。

(4)超声检查:是孕前评估是否为巨大儿的重要手段。胎头双顶径常>10cm,股骨长常≥7.5cm,腹围>35cm,需考虑巨大儿。

二、治疗

1.妊娠期

(1)孕期体重增长过快时,适当限制母亲体重增加,给予临床营养师的指导。

(2)有糖尿病者应积极控制血糖至理想范围内。

(3)孕妇平均体重增长以12.5kg为宜,根据孕前体重指数(BMI),BMI=体重kg÷(身高m×身高m)因人而异(表8-2-1)。

表8-2-1 孕前体重指数与孕期增重范围

BMI	孕期增重(kg)	每周增重(kg)
低(<18.5)	12.5~18	0.51
正常(18.5~24.9)	11.5~16	0.42
高(25.0~29.0)	7.5~11.5	0.28
肥胖(≥30.0)	5.0~9.0	0.22

2.分娩期

尽可能准确估计胎儿体重,选择合适的分娩方式。正常女性骨盆、糖尿病孕妇估计胎儿体重>4000g,或有头盆不称时应行剖宫产。无相对头盆不称者、估计胎儿体重≥4000g而无糖尿病者,可经阴道试产,但需放宽剖宫产指针。当胎头达坐骨棘下3cm、宫口已开全时,可在较大的会阴侧切下产钳助产。应正确使用产钳助产。发生肩难产时,按照肩难产的处理方法协助胎肩娩出，产后常规软产道检查，预防产后出血及感染。

3.新生儿处理

做好新生儿复苏工作，预防新生儿低血糖症。

第三节　胎儿生长受限

胎儿生长受限(FGR)指胎儿在各种不利因素影响下，未能达到其潜在的生长速率。表现为足月胎儿出生体重<2500g，或胎儿体重低于同孕龄平均体重的两个标准差，或低于同孕龄正常体重的第10百分位数。围生儿患病率和死亡率增高，可能出现远期体格及智能发育异常。

一、病因及分类

胎儿生长发育基本分三期：妊娠17周之前主要是细胞增殖，细胞数目增多；妊娠17～32周，细胞继续增殖但速率下降，细胞体积开始增大；妊娠32周后至足月，细胞增生肥大，胎儿突出表现为糖原和脂肪沉积。根据胎儿的生长特征、体重及病因等，将胎儿生长受限分为三型。

1.内因性匀称型

属于原发性胎儿生长受限。主要原因是染色体异常或在胎儿发育第一阶段发生宫内感染等不良宫内接触。临床特点为：胎儿身高、头围、体重呈均衡发育但小于同孕龄正常胎儿；外表无营养不良，器官成熟度与孕期相符，各器官的细胞数目减少，脑发育落后；胎盘较小；胎儿无缺氧现象。约50%有先天畸形。出生后多伴有脑神经发育障碍。

2.外因性不匀称型

常见，不良因素主要发生于妊娠晚期，属于继发性胎儿生长受限。主要原因是子宫胎盘功能低下、血管病变等。临床特点为：胎儿身高、头围与孕龄相符，仅体重减轻；新生儿外表呈营养不良或过熟儿状态，皮下脂肪菲薄，有过多的皮肤皱褶。胎儿常有宫内缺氧及代谢障碍，各器官细胞数量正常，但细胞体积缩小，以肝脏为著。胎盘体积正常，但功能下降，伴有缺血缺氧的病理改变。出生后躯体发育正常，可能出现低血糖。

3.外因性匀称型

为上述两型的混合型。致病因素在整个妊娠期发生作用，常见营养不良、吸烟酗酒等所致。临床特点为：新生儿身长、体重、头围均小于该孕龄正常值。各器官体积均小、细胞减少，尤以肝脾显著；外表有营养不良表现，常伴智力发育障碍。胎盘外观正常，但体积小。

二、诊断

1.询问病史

(1)高危孕妇：应从孕早期开始定期行超声检查，动态观察胎儿生长发育状况，早期诊断。

(2)核对预产期:如末次月经不准或不详者按以下五项综合估测预产期。

①早孕反应出现时间(一般于停经 40 天左右)。

②妊娠试验阳性出现时间(一般于停经 40 天左右)。

③首次妇科检查子宫大小是否与孕月相符。

④初次听到胎心的时间一般在 18～20 周。

⑤初次胎动时间一般在 18～20 周。

2.产前检查

(1)测量子宫长度及腹围:连续 3 周测量值均位于第 10 百分位数以下者,为 FGR 筛选指标。

(2)计算胎儿发育指数:子宫长度(cm)－3×(月份＋1)。指数在－3～＋3 之间为正常,＜－3 可能为 FGR。

(3)观察妊娠晚期体重增长:体重增长停滞或缓慢,可能为 FGR。

3.超声诊断

(1)B 型超声

①BPD:BPD 增长正常值,如妊娠早期平均 3.6～4.0mm/周,妊娠中期 2.4～2.8mm/周,妊娠晚期 2.0mm/周。如增长＜2.0mm/周或＜4.0mm/3 周或＜6.0mm/4 周,妊娠晚期增长＜1.7mm/周,均应考虑 FGR。

②HC/AC:低于同孕龄第 10 百分位数,有助于判断不匀称型 FGR。

③羊水量及胎盘成熟度:多数合并羊水过少、胎盘老化。

④有时可测量全子宫容积(TIUV):子宫长×宽×高×0.52。FGR 时 TIUV 减少。

(2)彩色多普勒超声:脐动脉舒张期末波缺失或倒置,诊断意义较大。正常妊娠晚期脐动脉 S/D 比值≤3,若升高应考虑 FGR 可能。

4.生化测定

(1)尿雌三醇测定

①不匀称型 FGR:妊娠 27 周后,尿雌三醇值不再增高,到妊娠 38 周时曲线尚在两个标准差以下,提示有严重代谢功能不足。

②匀称型 FGR:尿雌三醇曲线位于正常值和两个标准差之间,呈平行状态。

(2)蛋白激素酶测定

①甲胎蛋白(AFP):AFP＞3SD,在妊娠 37 周前发生 FGR 的可能性 5.8 倍于正常。

②妊娠特异蛋白:约 78.56％病例在妊娠 24 周后小于第十百分位。

③碱性核糖核酸酶测定:羊水中碱性核糖核酸酶和尿酸含量升高对诊断 FGR 有一定帮助。

总之,FGR 产前诊断率较低,多数报道认为不到 50％,而单靠临床估计胎儿大小诊断率仅 35％,综合利用超声检查、临床估计、胎盘功能测定可使产前诊断率提高到 70％。

三、治疗

FGR 的治疗原则是积极寻找病因,针对病因进行治疗。若病因不明确,则进行对照补充营养、改善胎盘循环治疗，加强胎儿监测、适时终止妊娠。

1.妊娠期治疗

常见的补充营养、改善胎盘循环的方法有卧床休息、静脉营养等，但治疗效果欠佳。对于远离足月的生长受限，目前没有特殊的治疗来改善这种状况。

（1）一般治疗：建议孕妇左侧卧位，以增加母体心输出量的同时，可能会增加胎盘血流量。

（2）静脉营养：静脉给10%葡萄糖液500mL加维生素C或能量合剂及氨基酸500mL，7～10日为一疗程。亦可口服氨基酸、铁剂、维生素类及微量元素。

（3）药物治疗：低分子肝素、阿司匹林用于抗磷脂抗体综合征对FGR有效。丹参能促进细胞代谢，改善微循环，降低毛细血管通透性，有利于维持胎盘功能。硫酸镁能恢复胎盘正常的血流灌注。β-肾上腺素激动剂能舒张血管，松弛子宫，改善子宫胎盘血流。

（4）胎儿宫内安危的监测：计数胎动、听胎心、胎盘功能监测、无应激试验（NST）、胎儿生物物理评分（BPP），以及胎儿血流监测如脐动脉彩色多普勒、大脑中动脉血流和静脉导管血流等。多普勒血流监测可以为终止妊娠时机提供帮助。

2.产科处理

关键在于决定分娩时间和选择分娩方式。根据胎心监护、生化检查结果，综合评估胎儿宫内状况，了解宫颈成熟度来决定。

（1）终止妊娠的时机：需综合考虑FGR的病因、监测指标异常情况、孕周和当地新生儿重症监护的技术水平。妊娠34周前终止妊娠者，需促胎肺成熟；基层医院必要时考虑宫内转运。FGR的多普勒监测结果和其他产前监测结果均异常，考虑胎儿宫内严重缺氧，应及时终止妊娠。但对于FGR来说，单次多普勒结果异常并不足以决策分娩。FGR在妊娠32周之前出现脐动脉舒张末期血流消失或反向且合并静脉导管多普勒异常，当胎儿可以存活并完成促胎肺成熟治疗后，应建议终止妊娠，但必须慎重决定分娩方式。若FGR在妊娠32周前出现生长缓慢或停滞，需住院治疗，进行多普勒血流监测和其他产前监测，若生长发育停滞＞2周，或产前监测出现明显异常（生物物理评分＜6分、胎心监护频繁异常），可考虑终止妊娠。FGR的胎儿监测无明显异常，仅出现脐动脉舒张末期血流反向可期待至≥32周终止妊娠，仅出现脐动脉舒张末期血流消失可期待至≥34周终止妊娠，仅出现脐动脉最大峰值血流速度/舒张末期血流速度升高或MCA多普勒异常可期待至≥37周终止妊娠。期待治疗期间需加强胎心监护。

（2）终止妊娠方式

①阴道分娩：FGR的孕妇自然临产后，应尽快入院，持续胎儿电子监护。FGR若脐动脉多普勒正常，或搏动指数异常但舒张末期血流存在，仍可以考虑引产，但可适当放宽剖宫产指征。若FGR足月，引产与否主要取决于分娩时的监测情况。

②剖宫产：若FGR已足月，剖宫产与否主要根据产科指征而定。单纯的FGR并不是剖宫产的绝对指征。若FGR伴有脐动脉舒张末期血流消失或反向，须剖宫产尽快终止妊娠。

（3）产时处理

①产时监测：FGR通常是胎盘功能不良的结果，这种状况可能因临产而加剧。疑诊FGR的孕妇应按“高危孕妇”进行产时监测。

②新生儿复苏:最好由新生儿科医生完成。此类新生儿分娩时缺氧和胎粪吸入的风险增加,应尽快熟练地清理呼吸道并进行通气。严重生长受限新生儿对低体温特别敏感,也可能发展为其他代谢异常,如低血糖、红细胞增多症和血液黏稠,要及时处理。此外,低出生体重儿发生多动症及其他神经障碍的风险增加,并且出生体重越低风险越高。

第九章　产前出血

第一节　前置胎盘

前置胎盘是妊娠晚期严重威胁母婴安全的并发症之一，也是导致妊娠晚期阴道出血的最常见原因。Portal 首次描述了前置胎盘，Schacher 通过尸体解剖首次演示了胎盘和子宫准确的关系。其发生率国外资料报道为 3%～5%，美国出生统计数据表明前置胎盘的发生率是 1/300；Crane 等对 93000 例分娩患者进行统计发现前置胎盘的发生率约为 1/300。美国 Parkland 医院分娩量为 280000 例，前置胎盘的发生率约为 1/390。国内资料报道为 0.24%～1.57%，且随着剖宫产率的升高而上升。

一、定义和分类

胎盘的正常附着位置在子宫体的后壁、前壁或侧壁，远离宫颈内口。妊娠 28 周后，胎盘附着于子宫下段，甚至胎盘下缘达到或覆盖宫颈内口，其位置低于胎先露部，称为前置胎盘。根据胎盘下缘与宫颈内口的关系，将前置胎盘分为 4 类：

1.中央性前置胎盘胎盘

组织完全覆盖宫颈内口。

2.部分性前置胎盘胎盘

组织部分覆盖宫颈内口。

3.边缘性前置胎盘胎盘

边缘到达宫颈内口，但未覆盖宫颈内口。

4.低置胎盘

胎盘附着于子宫下段，其边缘非常接近但未达到宫颈内口。

另有学者根据足月分娩前 28 天以内阴道超声测量胎盘边缘距宫颈内口的距离进行分类，从而对于分娩方式给予指导：①距宫颈内口 20mm 以外：该类前置胎盘不一定是剖宫产的指征；②距宫颈内口 11～20mm：发生出血和需要剖宫产的可能性较小；③距宫颈内口 0～10mm：发生出血和需要剖宫产的可能性较大；④完全覆盖子宫内口：需要剖宫产。需要指出的是，胎盘下缘和子宫内口的关系可随着宫口扩张程度的改变而改变，如宫口扩张前的完全性前置胎盘在宫口扩张 4cm 时可能变成部分性前置胎盘，因为宫口扩张超过了胎盘边缘。

二、母婴影响

1.对母亲的影响

前置胎盘是导致产后出血的重要原因之一，由于前置胎盘患者子宫下段缺乏有效收缩，极易发生产后出血并难以控制，同时前置胎盘常合并胎盘植入，并发胎盘植入进一步增加出血的风险和出血量。尽管20世纪后半期前置胎盘引起的孕妇死亡率显著降低，但前置胎盘仍是引起孕产妇死亡的重要原因。Oyelese和Smulian报道前置胎盘孕产妇的死亡率为30/100000。前置胎盘的胎盘剥离面位置低，细菌易经阴道上行侵入，加之多数产妇因失血而导致机体抵抗力下降，易发生产褥感染。

2.对围产儿的影响

早产是前置胎盘引起围产儿死亡的主要原因。美国1997年出生和婴儿死亡登记显示，合并前置胎盘新生儿死亡率增加3倍，这主要是由于早产率的增加。另一项大规模试验报道即使足月分娩新生儿死亡率仍相对增加，这些风险部分与FGR和产前无产检有关。Crane等发现先天性畸形的增加与前置胎盘有关，通过对孕妇年龄和不明因素控制，他们发现合并前置胎盘时发生胎儿先天性异常的风险增加了2.5倍。

三、高危因素

1.既往剖宫产史

剖宫产史是前置胎盘发生的独立风险因子，但具体原因不详。Miller等对150000例分娩病例进行研究发现，有剖宫产史的妇女发生前置胎盘的风险增加了3倍，且风险随着产次和剖宫产的次数增加。有学者报道一次剖宫产后的发生率为2%，2次剖宫产后的发生率为4.1%，3次剖宫产后的发生率则为22%。同时，瘢痕子宫合并前置胎盘还增加了子宫切除的风险，Frederiksen等报道多次剖宫产合并前置胎盘的子宫切除率高达25%，而单次剖宫产史合并前置胎盘的子宫切除率仅为6%。

2.人工流产史

有报道显示人工流产后即妊娠者前置胎盘发生率为4.6%。人工流产、刮匙清宫、吸宫、宫颈扩张均可损伤子宫内膜，引起内膜瘢痕形成，再受孕时蜕膜发育不良，使孕卵种植下移；或因子宫内膜血供不足，为获得更多血供及营养，胎盘面积增大而导致前置胎盘。流产次数愈多，前置胎盘发生率愈高。

3.年龄与孕产次

孕妇年龄与前置胎盘的发生密切相关。小于20岁前置胎盘的发生率是1/1500，年龄超过35岁前置胎盘的发生率是1∶100。原因可能与子宫血管系统老化有关。经产妇、多产妇与前置胎盘的发生也有关。Babinszki等发现妊娠次数≥5次者前置胎盘的发生率为2.2%。Ananth等也报道多胎妊娠前置胎盘的发生率较单胎妊娠高40%。

4.两次妊娠相隔

妊娠的间隔时间也与前置胎盘的发生有关。研究发现分娩间隔超过4年与前置胎盘的发生有关。可能由于年龄的增加引起了子宫瘢痕形成或血管循环较差。

5.不良生育史

有前置胎盘病史的妇女下次妊娠复发的风险增加10倍。这可能与蜕膜血管化缺陷有关。胎盘早剥与前置胎盘也有一定关系，有胎盘早剥病史的妇女发生前置胎盘的风险增加了两倍。

6.胎盘面积过大和胎盘异常

胎盘形态异常是前置胎盘发生的高危因素。在双胎或多胎妊娠时，胎盘面积较单胎大常侵入子宫下段。胎盘形态异常主要指副胎盘、膜状胎盘等，副胎盘的主胎盘虽在宫体部，而副胎盘则可位于子宫下段近宫颈内口处；膜状胎盘大而薄，直径可达30cm，能扩展到子宫下段，其原因与胚囊在子宫内膜种植过深，使包蜕膜绒毛持续存在有关。

7.吸烟

Williams等发现吸烟女性前置胎盘风险增加了2倍。可能是一氧化碳导致胎盘代偿性肥大，或者蜕膜的血管化作用缺陷导致子宫内膜炎症，或者萎缩性改变参与前置胎盘的形成。

8.辅助生育技术

与自然受孕相比人工助孕前置胎盘发生风险增加6倍，曾自然受孕再次人工辅助生育者，则前置胎盘风险增加3倍。

9.前置胎盘还与男性胎儿有关，前置胎盘在男性胎儿的早产中较多见，原因可能与母体激素或者早熟有关。

四、发病机制

正常情况下孕卵经过定位、黏着和穿透3个阶段后着床于子宫体部及子宫底部，偶有种植于子宫下段；子宫内膜迅速发生蜕膜变，包蜕膜覆盖于囊胚，随囊胚的发育而突向宫腔；妊娠12周左右包蜕膜与真蜕膜相贴而逐渐融合，子宫腔消失，而囊胚发育分化形成的羊膜、叶状绒毛膜和底蜕膜形成胎盘，胎盘定位于子宫底部、前后壁或侧壁上。如在子宫下段发育生长，也可通过移行而避免前置胎盘的发生。但在子宫内膜病变或胎盘过大时，受精卵种植于下段子宫，而胎盘在妊娠过程中的移行又受阻，则可发生前置胎盘。

有关胎盘移行其实是一种误称，因为蜕膜通过绒毛膜绒毛侵入到宫口两边并持续存在，低置胎盘与子宫内口的移动错觉是因为在早期妊娠时无法使用超声对这种三维形态进行精确的定义。

五、临床表现

1.症状

典型表现是妊娠中晚期或临产时发生无诱因、无痛性反复阴道流血，阴道流血多发生于28周以后，也有将近33%的患者直到分娩才出现阴道流血。胎盘覆盖子宫内口，随着子宫下段形成和宫口的扩张不可避免地会发生胎盘附着部分剥离，血窦开放出血。而子宫下段肌纤维收缩力差，不能有效收缩压闭开放的血窦致使阴道流血增多。第一次阴道流血多为少量且通常会自然停止但可能反复发作，有60%的患者可出现再次出血。阴道流血发生时间的早晚、反复发生的次数、出血量的多少与前置胎盘的类型有很大关系。完全性前置胎盘往往出血时间早，在妊娠28周左右，反复出血的次数频繁，量较多，有时一次大量出血即可使患者陷入休克状态；边缘性前置胎盘初次发生较晚，多在妊娠37～40周或临产后，量也较少；部分性前置胎盘初次出血时间和出血量介于上述两者之间。

2.体征

反复多次或者大量阴道流血，胎儿可发生缺氧、窘迫甚至死亡。产妇如大量出血时可有面色苍白，脉搏微弱，血压下降等休克征象。腹部检查：子宫大小与停经周数相符，先露部高浮，约有15%并发胎位异常，以臀位多见，可在耻骨联合上方听到胎盘杂音。

六、诊断

依据患者高危因素和典型临床表现一般可以对前置胎盘及其类型做出初步判断。但是，准确诊断需要依据：

1.超声检查

是目前诊断前置胎盘的主要手段。Gottesfeld等首次通过超声对胎盘位置进行定位。最简单、安全和有效检查胎盘位置的方法是经腹超声，准确率可达98%。运用彩色多普勒超声可预测前置胎盘是否并发胎盘植入，彩超诊断胎盘植入的图像标准主要是胎盘后间隙消失或(和)胎盘实质内有丰富的血流和血窦，甚至胎盘内可以探及动脉血流。Kratochwil首次应用阴道超声进行胎盘定位。经阴道超声可以从本质上改善前置胎盘诊断的准确率。尽管在可疑的病例中将超声探头放入阴道看似很危险，但其实是很安全的。Rani等对经腹超声已经诊断为前置胎盘的75例患者进行会阴超声检测，经分娩验证有前置胎盘的70例患者中发现了69例，阳性预测值为98%，阴性预测值为100%。阴道超声诊断优势包括：门诊患者的风险评估、阴道试产选择和胎盘植入的筛查。另外，与前置胎盘密切相关的前置血管最初定位于子宫下段，通过阴道超声也能排除。使用阴道超声对产前出血进行检测应当成为常规。

2.磁共振成像

很多研究报道使用磁共振可以辅助诊断前置胎盘，尤其在诊断后壁胎盘时较超声更具有意义，因为超声很难清晰显示并评价子宫后壁的情况。由于价格昂贵等原因近期使用MRI成像代替超声检查尚不大可能。

3.产后检查胎盘及胎膜

对于产前出血患者，产后应仔细检查娩出的胎盘，以便核实诊断。前置部位的胎盘有紫黑色陈旧血块附着，若胎膜破口距胎盘边缘距离<7cm则为部分性前置胎盘。

七、鉴别诊断

前置胎盘在孕中期主要与前置血管、宫颈疾病引起的出血相鉴别，孕晚期主要与胎盘早剥相鉴别。这些通过病史、临床表现和B超检查一般不难鉴别。

八、治疗

（一）前置胎盘阴道分娩的适应证

我国指南推荐胎儿为枕先露的边缘性前置胎盘、低置胎盘，出血少，无头盆不称；或部分性前置胎盘，宫颈口已扩张，产妇一般情况好，产程进展顺利，估计短时间内可以结束分娩者，在有条件的医疗机构，备足血源，在严密监测下行阴道试产。

对于晚孕期可能阴道分娩的前置胎盘患者，临床上常根据35周以后TVS测量胎盘边缘距宫颈内口的距离来决定分娩方式。

（二）阴道分娩的产程管理

(1)需在输液条件下观察产程，并备血必要时输血。

(2)产程中的一个重要步骤是帮助胎先露下降，压迫止血：在宫口开大3～4cm时行人工破膜，破膜后胎头下降压迫胎盘前置部分而止血；用缩宫素加强宫缩亦可促使胎头下降、压迫胎盘达到止血及促进产程的目的；用腹带扎紧腹部，以助胎先露下降，压迫止血。

(3)产程中需密切注意胎心变化，必要时采用连续胎心监护。

(4)胎儿娩出后，由于胎盘往往不易自行剥离或剥离不全而出血不止，以人工剥离为宜。胎儿娩出后应尽早使用宫缩剂，在子宫收缩的基础上进行操作，动作须轻柔，慎防损伤子宫下段，并警惕胎盘粘连或植入的可能。

(5)胎盘剥离后高于子宫下段收缩不良出血多，在宫缩剂的使用选择上强调使子宫下段收缩的制剂如前列腺素类，同时行子宫按压(单手或双手压迫法)，宫腔填塞等措施。如经以上处理，仍不能止血，应果断开腹手术止血。如果止血效果差，还可行子宫动脉、髂内动脉结扎，甚至子宫切除术。

(6)在分娩前怀疑胎盘植入，第三产程尝试人工剥离胎盘，胎盘与子宫壁间部分或全部紧密粘连没有间隙，胎盘部分或全部不能剥离，即可诊断，马上按胎盘植入处理。不要强行取出胎盘，强行人工剥离胎盘可导致大量出血，甚至威胁产妇生命。胎儿娩出后不强行剥离植入的胎盘，而行子宫切除术，这种观点受ACOG及许多学者推荐，被认为是胎盘植入的标准处理方法。若患者血流动力学稳定，且无败血症的危险时，可将胎盘部分或全部留在宫腔内。将胎盘部分或全部留在原位的保守治疗虽可避免75％～80％的子宫切除，但同时也增加了输血，感染可能及产妇发病率，还需要长期监护，目前关于此疗法的有效参考数据仍较少。保守治疗术后应合理选用抗生素治疗。

(7)产后仔细检查胎盘，注意胎盘的形状、完整性、是否有副胎盘等。并逐一探查阴道穹窿、子宫颈、子宫下段等处有无裂伤，及时修复。

(8)产褥期注意纠正贫血，预防感染。

(9)新生儿应置于新生儿重症监护室观察。测血细胞比容、红细胞计数和血红蛋白，以了解新生儿失血和贫血的情况。

(10)对于胎儿已经死亡的阴道分娩，如果死胎为臀位，可将两个手指伸入宫口内，另一手放在下腹部引导胎儿臀部进入骨盆腔，宫颈内的两指抓住胎足并轻轻地牵拉，使其通过宫颈口。此操作并不是为了采用外力拉出胎儿,而是利用胎足和胎臀压迫前置的胎盘,以便压迫止血及促进胎儿娩出。对于头位的死胎,也可利用头皮钳牵拉胎头,压迫止血。以上操作应由熟练的医师实施。

(11)若人工破膜后,胎头下降不理想,仍有出血;或产程进展不顺利,应立即改行剖宫产术。

(12)临产后诊断的部分性或边缘性前置胎盘,出血量较多,估计短时间内不能分娩者,也选择急诊剖宫产终止妊娠。

(三)胎盘前置状态经阴道终止妊娠的适应证

对于计划生育或畸形胎儿需孕中期引产的胎盘前置状态患者,虽然部分患者没有阴道流血表现,但在临床上同样存在胎盘植入及产前、产时、产后大出血的危险,故引产时我们需要特别注意。

有相当部分的中孕期胎盘前置状态可经阴道分娩,但必须在有条件的医院,包括:血源丰富、有介入治疗条件等有手术急诊抢救条件的医院进行引产。对于中央型附着:胎盘附着于子宫后壁,由后向前完全覆盖宫颈内口,向子宫前壁延伸不超过 20～30mm 或在子宫前壁不对称附着、胎盘部位血流不丰富、胎盘厚度不超过 20mm 者,可阴道试产。

对于尚无健康子女而要求引产,且为完全性胎盘前置状态未出血者,必须慎重考虑是否终止妊娠,因可能有出血无法控制时需行子宫切除术。

1.引产方法

一般采用羊膜腔注射依沙吖啶(利凡诺),亦有胎儿心脏注射+羊膜腔穿刺的联合方法。即先使用药物进行胎儿心脏注射使胎儿死亡,胎盘血液循环停止,同时再羊膜腔内注射依沙吖啶以减少引产过程中的出血。有文献报道在完全性前置胎盘患者运用上述方法可减少分娩时的出血量以及输血量。国内亦有联合胎儿心内注射氯化钾+羊膜腔穿刺注射依沙吖啶用于中、晚孕期中央性前置胎盘的引产报道。此外,还有采用米非司酮配伍依沙吖啶的引产方法,可有效促进宫颈成熟,缩短产程,并可减少胎膜残留,降低清宫率,减轻孕妇的疼痛,还可减少产后出血等引产并发症。

2.引产中的产程管理及注意事项

(1)引产时应严格遵循操作规范,严格掌握适应证及禁忌证,根据不同个体选择适当的引产方法及药物用量、给药途径。

(2)密切观察产程,仔细记录宫缩强度、宫口扩张程度和阴道出血量。

(3)引产中如阴道出血多,可以采用人工破膜使胎头下降压迫胎盘前置部位止血,并促进子宫收缩加快产程。也可经阴道胎盘打洞、助娩或钳夹等方法加速娩出胎儿、减少出血。

(4)胎儿娩出后立即使用缩宫素、前列腺素等强有力宫缩剂。若胎盘无法自行娩出,则行钳夹清宫术。若胎盘剥离面出血多,可行宫腔填塞或放置宫腔球囊压迫止血。应参照产后出血的处理。

(5)产程进展不顺利或大出血甚至休克,为挽救孕妇生命,应果断行紧急剖宫取胎术终止妊娠。若术中采取各项止血措施均无效,应向家属交待病情,果断切除子宫。

九、胎盘植入和凶险性前置胎盘

1.胎盘植入

胎盘植入是由于子宫底蜕膜发育不良，胎盘绒毛侵入或穿透子宫肌层所致的一种异常的胎盘种植。按植入程度不同，可分为侵入性胎盘：胎盘绒毛进入蜕膜基底层；植入性胎盘：胎盘绒毛侵入子宫肌层；穿透性胎盘：胎盘组织侵入邻近器官。按胎盘植入面积不同，可分为完全性和部分性植入。文献报道胎盘植入的发生率0.001%～0.9%，发生率的变化取决于胎盘植入的诊断标准（临床或者组织病理学的诊断）和所研究人群。与1950年报道的数据相比，近年来胎盘植入的发生率增加了将近10倍，原因可能由于剖宫产率的增加。

胎盘植入的风险因子包括孕妇年龄≥35岁、子宫瘢痕、黏膜下肌瘤、宫腔粘连综合征、剖宫产再次妊娠间隔时间短和胎儿性别。前置胎盘并发胎盘植入的概率为1.18%～9.3%。胎盘植入的一些风险因子和并发症可能导致两者共存。

由于胎盘植入可发生致命性大出血，危及产妇生命，所以对胎盘植入的关键是控制出血。方法包括子宫切除和保留子宫的保守治疗方法。

2.凶险性前置胎盘

Chattopadhyay首先将前次剖宫产，此次为前置胎盘者定义为凶险型前置胎盘。凶险型前置胎盘可包括以下几种情况：①有剖宫产史的中央性前置胎盘，且胎盘主体在子宫前壁；②年龄>35岁，有多次流产史，彩超高度怀疑胎盘植入者；③超声显示胎盘面积较大，胎盘“端坐”子宫颈口上方，附着于子宫下段前后左右壁，宫颈管消失者；④剖宫产术中见子宫下段饱满，整个子宫下段前壁及两侧壁血管怒张明显者。凶险型前置胎盘产前出血量与普通型前置胎盘无差别，但产后出血量及子宫切除率却大大增加。据报道其剖宫产术中平均出血量高达3000mL以上，甚至可达10000mL以上，子宫切除率也高达50%以上。

凶险型前置胎盘在终止妊娠时要注意：①安排有丰富经验的产科医生上台手术，并有优秀的麻醉医生在场；②要有良好的医疗监护设备，建立两条以上畅通的静脉通道及配备大量的血源（至少3000mL以上）；③此类孕妇多数要行子宫切除术，医患双方要有思想准备，术前应向孕妇及家属充分告知风险；④当出现不可控制的大出血时，子宫切除的抉择应当机立断。

第二节　胎盘早剥

一、概述

（一）定义

正常位置的胎盘在胎儿娩出前部分或全部从宫壁剥离，成为胎盘早剥。

（二）高危因素

胎盘早剥的高危因素包括产妇有血管病变、机械因素、子宫静脉压升高、高龄多产、外伤及辅助生育技术助孕者等。

(三)分级

胎盘早剥的病理为胎盘后出血,进而出现临床症状,随着剥离面增大,病情逐级加重,危及胎儿及孕妇生命。在临床上推荐使用胎盘早剥分级标准。作为对病情的判断与评估见表9-2-1。

表9-2-1　胎盘早剥的分级

分级	临床特征
0级	胎盘后有小凝血块,无临床症状
Ⅰ级	阴道出血;可有子宫压痛和子宫强直性收缩;产妇无休克发生;胎儿无窘迫发生
Ⅱ级	可能有阴道出血,产妇无休克;有胎儿窘迫发生
Ⅲ级	可能有外出血;子宫强制性收缩明显,触诊呈板状,持续性腹痛,产妇发生出血性休克,胎儿死亡;30%产妇有凝血功能指标异常

《胎盘早剥临床诊断与处理规范》(第1版)推荐使用0～Ⅲ级的分级。该分级主要以母亲和胎儿的可以检查到的不同程度的临床表现和实验室检查为依据,实用性更高。如胎盘早剥出现胎死宫内时,不管孕产妇的临床症状轻重,一律归为Ⅲ级。因为胎盘早剥一旦发生胎儿死亡,孕产妇弥散性血管内凝血(DIC)的风险明显增高。再如:胎盘早剥伴有胎儿窘迫发生,胎儿达可存活孕周,为Ⅱ级,则以手术终止妊娠为宜。为了使临床医师能够准确地诊断和治疗,推荐使用以上指南中的胎盘早剥分级。

二、病理

胎盘早剥分为显性剥离、隐性剥离及混合性3种类型。胎盘早剥的主要病理变化是底蜕膜出血,形成血肿,使胎盘自附着处剥离。

1.显性剥离

若剥离面小,血液很快凝固,临床多无症状;若剥离面大,继续出血,形成胎盘后血肿,使胎盘的剥离部分不断扩大,出血逐渐增多,当血液冲开胎盘边缘,沿胎膜与子宫壁之间经宫颈管向外流出,即为显性剥离或外出血。

2.隐性剥离

若胎盘边缘仍附着于子宫壁上,或胎膜与子宫壁未分离,或胎头已固定于骨盆入口,均能使胎盘后血液不能外流,而积聚于胎盘与子宫壁之间,即为隐性剥离或内出血。由于血液不能外流,胎盘后积血越积越多,宫底随之升高。

3.混合性出血

当内出血过多时,血液仍可冲开胎盘边缘与胎膜,经宫颈管外流,形成混合性出血。偶有出血穿破羊膜而溢入羊水中,使羊水成为血性羊水。

4.子宫胎盘卒中

胎盘早剥发生内出血时,血液积聚于胎盘与子宫壁之间,由于局部压力逐渐增大,使血液侵入子宫肌层,引起肌纤维分离,甚至断裂、变性。当血液浸及子宫浆膜层时,子宫表面呈蓝紫色淤斑，尤其在胎盘附着处更明显，称为子宫胎盘卒中。此时，由于肌纤维受血液浸润，收缩力减弱。有时血液渗入阔韧带以及输卵管系膜，甚至可能经输卵管流入腹腔。

三、临床表现

以阴道流血、腹痛或腰痛，胎心音变化，胎位不清，子宫板硬，血性羊水等为主要临床表现。

1.轻型

(1)以外出血为主的症状：胎盘剥离面通常不超过胎盘的1/3，多见于分娩期。主要症状为阴道流血，出血量一般较多，色暗红，可伴有轻度腹痛或腹痛不明显，贫血体征不显著。若发生于分娩期则产程进展较快。

(2)腹部检查：子宫软，宫缩有间歇，子宫大小与妊娠周数相符，胎位清楚，胎心率多正常，若出血量多则胎心率可有改变，压痛不明显或仅有轻度局部(胎盘早剥处)压痛。

(3)产后检查胎盘：可见胎盘母体面上有凝血块及压迹。有时症状与体征均不明显，只在产后检查胎盘时，胎盘母体面有凝血块及压迹，才发现胎盘早剥。

2.重型

(1)以内出血为主要症状：胎盘剥离面超过胎盘的1/3，同时有较大的胎盘后血肿，多见于重度妊高征。主要症状为突然发生的持续性腹痛和(或)腰酸、腰痛，其程度因剥离面大小及胎盘后积血多少而不同，积血越多疼痛越剧烈。严重时可出现恶心、呕吐，甚至面色苍白、出汗、脉弱及血压下降等休克征象。可无阴道流血或仅有少量阴道流血，贫血程度与外出血量不相符。

(2)腹部检查：触诊子宫硬如板状，有压痛，尤以胎盘附着处最明显。若胎盘附着于子宫后壁，则子宫压痛多不明显。子宫比妊娠周数大，且随胎盘后血肿的不断增大，宫底随之升高，压痛也更明显。胎盘后血肿穿破胎膜溢入羊水中成为血性羊水，是胎盘早剥的一个重要体征，因此一旦出现血性羊水应高度怀疑胎盘早剥。偶见宫缩，子宫处于高张状态，间歇期不能很好放松，因此胎位触不清楚。若胎盘剥离面超过胎盘的1/2或以上，胎儿多因严重缺氧而死亡，故重型患者的胎心多已消失。

发生子宫胎盘卒中者，多有血管病变或外伤史，且早产、新生儿窒息、产后出血的发生率显著增高，严重威胁母儿生命。

四、诊断

主要根据病史、临床症状及体征。有腹部外伤史、妊娠高血压疾病病史者，出现子宫变硬，无间歇期，典型者呈板状腹，胎心音听不清，胎位扪不清。结合以下的辅助检查，即可以诊断。

辅助检查的方法有：

1.B超检查

B超是诊断胎盘早剥的最敏感的方法。轻型胎盘早剥由于症状与体征不够典型，诊断往往有一定困难，应仔细观察与分析，并借B型超声检查来确定。文献报道B超的诊断符合率为46.7%～95%，敏感性为24%，特异性为96%，阳性预测值为88%，阴性预测值为53%。妊娠20周左右胎盘厚2～2.5cm，一般不超过3cm，晚期妊娠可为3～4cm，一般不超过5cm。

对剥离面积小尤其显性剥离或胎盘边缘部分剥离而无腹痛表现、诊断有难度者应采用每隔20分钟超声动态观察，若发现：①胎盘厚度增厚，回声增强不均匀；②胎盘与宫壁之间的低回声或强回声区扩大；③羊水内出现强回声光点或低回声团块；④胎心减慢至70～100次/分钟。若有胎盘后血肿，超声声像图显示胎盘与子宫壁之间出现液性暗区，界限不太清楚。对可疑及轻型有较大帮助。重型患者的B超声像图则更加明显，除胎盘与宫壁间的液性暗区外，还可见到暗区内有时出现光点反射（积血机化）、胎盘绒毛板向羊膜腔凸出以及胎儿的状态（有无胎动及胎心搏动）。

2.胎心监测

胎心监测仪发现胎心率出现基线无变异等缺氧表现，且探及无间歇期的宫缩波，强直收缩等，均提示有胎盘早剥的可能。

3.胎儿脐血流S/D值升高

对提示轻型胎盘早剥的存在有较好的敏感性。

4.化验检查

主要了解患者贫血程度及凝血功能。

（1）血尿常规检查：了解患者贫血程度；尿常规了解肾功能情况，必要时尚应做血尿素氮、尿酸及二氧化碳结合力等检查。

（2）血浆清蛋白水平：有报道血浆清蛋白水平降低可导致血管内胶体渗透压降低，血管内液渗出至组织间隙，导致组织水肿，可能诱发胎盘早剥。

（3）DIC的筛选试验及纤溶确诊试验：严重的胎盘早剥可能发生凝血功能障碍，主要是由于从剥离处的胎盘绒毛和蜕膜中释放大量的组织凝血活酶（Ⅲ因子）进入母体循环内，激活凝血系统，导致弥散性血管内凝血（DIC）。应进行有关实验室检查，包括DIC的筛选试验（如血小板计数、凝血酶原时间、纤维蛋白原测定和3P试验）以及纤溶确诊试验（如Fi试验即FDP免疫试验、凝血酶时间及优球蛋白溶解时间等）。

试管法：取2～5mL血液放入小试管内，将试管倾斜，若血液在6分钟内不凝固，或凝固不稳定于1小时内又溶化，提示血凝异常。若血液在6分钟凝固，其体内的血纤维蛋白原含量通常在1.5g/L以上；血液凝固时间超过6分钟，且血凝块不稳定，其体内的血纤维蛋白原含量通常在1～1.5g/L；血液超过30分钟仍不凝，其体内的血纤维蛋白原含量通常少于1g/L，仅适用于基层医院。

五、鉴别诊断

妊娠晚期出血，除胎盘早剥外，尚有前置胎盘、子宫破裂及宫颈病变出血等，应加以鉴别，尤其应与前置胎盘及子宫破裂进行鉴别。

1.前置胎盘

轻型胎盘早剥，也可为无痛性阴道出血，体征不明显，行B型超声检查确定胎盘下缘，即可确诊。子宫后壁的胎盘早剥，腹部体征不明显，不易与前置胎盘区别，B超检查亦可鉴别。

重型胎盘早剥的临床表现极典型，不难与前置胎盘相鉴别。

2.先兆子宫破裂

往往发生在分娩过程中，出现强烈宫缩、下腹疼痛拒按、烦躁不安、少量阴道流血、有胎儿窘迫征象等。以上临床表现与重型胎盘早剥较难区别。但先兆子宫破裂多有头盆不称、分娩梗阻或剖宫产史，检查可发现子宫病理缩复环，导尿有肉眼血尿等，而胎盘早剥常是重度妊高征患者，检查子宫呈板样硬。

六、并发症

1.DIC与凝血功能障碍

重型胎盘早剥，特别是胎死宫内的患者可能发生DIC与凝血功能障碍。临床表现为皮下、黏膜或注射部位出血，子宫出血不凝或仅有较软的凝血块，有时尚可发生尿血、咯血及呕血等现象。对胎盘早剥患者从入院到产后均应密切观察，结合化验结果，注意DIC的发生及凝血功能障碍的出现，并给予积极防治。

2.产后出血

胎盘早剥对子宫肌层的影响及发生DIC而致的凝血功能障碍，发生产后出血的可能性大且严重。必须提高警惕。

3.急性肾衰竭

重型胎盘早剥大多伴有妊高征，在此基础上加上失血过多、休克时间长及DIC等因素，均严重影响肾的血流量，造成双侧肾皮质或肾小管缺血坏死，出现急性肾衰竭。

4.羊水栓塞

胎盘早剥时，羊水可以经过剥离面开放的子宫血管，进入母血循环，羊水中促凝物质和有形成分会造成凝血功能障碍和肺血管栓塞，导致羊水栓塞。

七、治疗

治疗原则：一经诊断，尽快终止妊娠；纠正休克及凝血功能障碍，防止并发症。

1.纠正休克

患者入院时，情况危重、处于休克状态者，应积极补充血容量，纠正休克，尽快改善患者状况。输血必须及时，输浓缩红细胞、血浆、血小板、纤维蛋白原等。当血红蛋白(HB)＜7g/L，及血细胞比容(HCT)＜25％时，需要输入浓缩红细胞。

2.及时终止妊娠

胎盘早剥危及母儿的生命安全。母儿的预后与处理是否及时有密切关系。胎儿未娩出前，胎盘可能继续剥离，难以控制出血，持续时间越长，病情越严重，并发凝血功能障碍等并发症的可能性也越大。因此，一旦确诊，必须及时终止妊娠。终止妊娠的方法根据胎次、早剥的严重程度，胎儿宫内状况及宫口开大等情况而定。

3.分娩方式

(1)经阴道分娩：经产妇一般情况较好，出血以显性为主，宫口已开大，估计短时间内能迅速分娩者，可经阴道分娩，先行破膜，使羊水缓慢流出，缩减子宫容积。破膜后用腹带包裹腹部，压迫胎盘使之不再继续剥离，并可促进子宫收缩，必要时配合静脉滴注催产素缩短产程。分娩过程中，密切观察患者的血压、脉搏、宫底高度、宫缩情况及胎心等的变化。有条件者可用胎儿电子监测仪进行监护，更能早期发现宫缩及胎心的异常情况。

(2)剖宫产：重型胎盘早剥，特别是初产妇不能在短时间内结束分娩者；胎盘早剥虽属轻型，但有胎儿窘迫征象，需抢救胎儿者；重型胎盘早剥，胎儿已死，产妇病情恶化，处于危险之中又不能立即分娩者；破膜引产后，产程无进展者，均应及时行剖宫产术避免 DIC 和产后出血的发生。一般认为胎盘剥离的时间超过 6 小时发生 DIC 的机会明显增加。术中取出胎儿、胎盘后，应及时行宫体肌内注射宫缩剂、按摩子宫，一般均可使子宫收缩良好，控制出血。若发现为子宫胎盘卒中，同样经注射宫缩剂及按摩等积极处理后，宫缩多可好转，出血亦可得到控制。

(3)剖宫产术后全子宫切除术：若子宫仍不收缩，出血多且血液不凝，出血不能控制时，则应在输入新鲜血的同时行子宫切除术。对于胎盘早剥引起的产后大出血、DIC、子宫胎盘卒中是否切除子宫，应持慎重态度，尤其对无存活孩子的年轻妇女。子宫切除术仅适用于经多种措施积极处理后，子宫持续不收缩，出血多且不凝，为预防和治疗 DIC，一般行阴道上子宫切除术，保留双侧附件。

(4)胎盘早剥合并胎死宫内者的分娩方式探讨：有人认为，若胎儿已死宫内，如行剖宫产术对再次妊娠不利，可在宫颈上注射阿托品，徒手进入宫腔取胎盘和胎儿。此法并不比剖宫产引起的出血多，同时可减少宫腔或腹腔感染机会。

4.子宫胎盘卒中的处理

(1)应用缩宫素等收缩子宫类药物，促使子宫收缩。

(2)按摩子宫，直接刺激子宫收缩。

(3)$PGF_{2\alpha}$ 0.5～1.0mg，宫体注射，勿注入血管内，以防止血压急剧升高。

(4)结扎子宫动脉上行支，减少子宫血流，达到减少出血或止血的目的。缝合时注意缝合子宫肌层，一方面可以减少子宫血流，避免损伤结扎的血管，另一方面多缝一些肌层止血效果好。

(5)经过以上处理，子宫仍然不能有效收缩者，并出血不止，则果断切除子宫。

5.防止产后出血

胎盘早剥患者容易发生产后出血，故在分娩后应及时应用子宫收缩剂如催产素、欣母沛等，并按摩子宫。若经各种措施仍不能控制出血，子宫收缩不佳时，须及时做子宫切除术。若大量出血且无凝血块，应考虑为凝血功能障碍，并按凝血功能障碍处理。产后 24 小时内每 15～30 分钟严密观察并记录患者意识、皮肤颜色、宫底高度、子宫收缩情况、阴道流血量及有无不凝血，监测并记录血压、脉搏、呼吸、尿量，观察全身贫血状态及体征。

6.凝血功能障碍的处理

(1)输纤维蛋白原：若血纤维蛋白原低，同时伴有活动出血，且血不凝，经输入新鲜血等效果不佳时，可输纤维蛋白原 3g，将纤维蛋白原溶于注射用水 100mL 中静脉滴注。通常给予 3～6g 纤维蛋白原即可收到较好效果。每 4g 纤维蛋白原可提高血纤维蛋白原 1g/L。

(2)输新鲜血浆：新鲜冰冻血浆疗效仅次于新鲜血，尽管缺少红细胞，但含有凝血因子，一般1L新鲜冰冻血浆中含纤维蛋白原3g,且可将Ⅴ、Ⅷ因子提高到最低有效水平。因此,在无法及时得到新鲜血时,可选用新鲜冰冻血浆作应急措施。

(3)肝素:肝素有较强的抗凝作用,适用于DIC高凝阶段及不能直接去除病因者。胎盘早剥患者DIC的处理主要是终止妊娠以中断凝血活酶继续进入血内。对于处于凝血障碍的活动性出血阶段,应用肝素可加重出血,故一般不主张应用肝素治疗。

(4)抗纤溶剂:6-氨基己酸等能抑制纤溶系统的活动,若仍有进行性血管内凝血时,用此类药物可加重血管内凝血,故不宜使用。目前临床已经较少使用抗纤溶类药物。

7.监测尿量

预防肾衰竭在处理过程中,应随时注意尿量,若每小时尿量少于30mL,应及时补充血容量;少于17mL或无尿时,应考虑有肾衰竭的可能,可用20%甘露醇250mL快速静脉滴注,或速尿40mg静脉推注,必要时可重复使用,一般多能于1~2天内恢复。经处理尿量在短期内不见增加,血尿素氮、肌酐、血钾等明显增高,二氧化碳结合力下降,提示肾衰竭情况严重,出现尿毒症,此时应进行透析疗法,以抢救产妇生命。

第三节 前置血管

前置血管是一种罕见的产科并发症,是由于没有胎盘组织和华通胶支持的血管穿过胎先露前面的胎膜覆盖于子宫内口。这种疾病最早由Benckiser正式报道并命名,至今仍有文献将其称作Benckiser出血。前置血管的发生率为1/5000~1/2000,大多数与帆状胎盘有关(血管穿过胎膜到达胎盘而不是直接进入胎盘)。前置血管主要分为两种类型:1型是单叶胎盘伴随帆状血管附着;2型是指血管走行于双叶胎盘或副胎盘之间并跨过宫颈内口。前置血管是胎儿失血性死亡的重要风险,特别当胎膜破裂或者羊膜腔穿刺时前置血管撕裂可发生短时间内胎儿大量失血,分娩前尚未诊断出前置血管的试产过程中,围生儿死亡率高达75%~100%。即使没有发生血管破裂,血管受压也能使胎儿血液循环发生改变。由于前置血管病情凶险,一旦发生便可引起医疗纠纷,应当引起产科医生高度的重视。

一、高危因素

前置血管的高危因素与胎盘异常密切相关,包括前置胎盘、双叶胎盘、副胎盘、帆状胎盘和多胎妊娠。Naeye等对46000个胎盘进行检查发现1.7%为双叶胎盘,其中2/3有帆状血管附着。而在双胎中脐带帆状附着者约占10%,易伴发前置血管。IVF也是前置血管的风险因子之一,Baulies等发现IVF孕妇中前置血管的发生率为48/10000,而自然受孕孕妇的发病率是4.4/10000。亦有报道认为前置血管中胎儿畸形增多,例如尿路畸形、脊柱裂、心室间隔缺损和单脐动脉等。

二、发病机制

前置血管的形成原因尚不明确,仍处于假设阶段未经证实。有学者认为早孕时体蒂(脐带的始基)总是以和血供最丰富的蜕膜部位接触的绒毛膜伸向胎儿,随妊娠进展血供丰富区移至底蜕膜,而叶状绒毛为找血供较好的蜕膜部位,以摄取更多的营养单向生长伸展,但脐带附着处的绒毛因营养不良而萎缩,变为平滑绒毛膜,该说法可解释双叶胎盘间的脐带帆状附着,也可解释双胎妊娠时前置血管的形成。

三、临床表现

前置血管通常表现为自发性或者人工胎膜时血管破裂发生的无痛性阴道流血。前置血管破裂也可发生于胎膜破裂前,或者胎膜破裂时并未涉及前置血管,但随着胎膜裂口的增大而使邻近的血管破裂也可发生出血和紧随其后的胎心率改变。由于前置血管破裂时的出血完全是胎儿血,因此少量出血就可能导致胎儿窘迫,胎心率迅速下降,有时可呈正弦波型,如果大量失血可以引起胎儿窒息和失血性休克。足月妊娠时胎儿循环血容量仅约 250mL,当失血超过 50mL 时胎儿即可发生失血性休克。前置血管还表现为胎先露压迫帆状血管时表现出的胎儿心动过缓;有时阴道指诊可以触及前置血管,压迫血管能引起胎心减速。前置血管受压导致的围生儿死亡率可高达 50%~60%。Fung 和 Laul 对 48 例前置血管的妊娠结局进行分析发现,31 例前置血管是在产时和产后明确诊断的,这些患者有 20 例发生了产时出血,20 例阴道娩出的胎儿有 8 例 5 分钟 Apgar 评分小于 7 分,有 12 例因贫血需要输血,2 例发生死亡。这组研究中胎儿死亡率达 22.5%。

四、诊断

1.临床表现

前置血管产前可无任何临床表现,产前诊断前置血管困难。前置血管发生破裂出血,易误诊为前置胎盘或胎盘早剥出血,延误抢救治疗。产时诊断前置血管的要点是:阴道检查扪及索状、搏动的血管;胎膜破裂时伴阴道流血,色鲜红,同时出现胎心率变化,孕妇的生命体征平稳。

2.辅助检查

超声检查是诊断前置血管的主要手段,同时也用于排除前置胎盘或胎盘早剥等其他可以导致产前出血的疾病。应用经阴道超声多普勒检查发现脐带插入的位置较低,有助于诊断。对产前超声难以显示脐带胎盘插入处的,高度警惕血管前置的可能性。超声检查过程中应仔细检查宫颈内口部位,并行经会阴或经阴道超声检查以排除前置血管的可能。产前超声诊断血管前置应遵循以下原则:①若中孕期常规超声检查发现低置胎盘时,需检查脐带的插入部位(证据等级Ⅱ-2B);②产前检查发现有帆状胎盘、双叶胎盘、副胎盘等前置血管高危因素存在时,需行经阴道超声,仔细检查宫颈内口(证据等级Ⅱ-2B);③发现可疑前置血管时,需经阴道超声彩色多普勒检查,以鉴别诊断此可疑血管是母体血管还是胎儿血管。即使采用经阴道超声彩色多普勒检查,前置血管也有漏诊可能,产前无症状的前置血管患者仅有 78%的诊断率(证据等级Ⅱ-2B)。需要注意的是,中孕期检查有血管前置的,要在孕晚期复查。因为随着妊娠进展,15%病例在孕晚期前置血管会消失。

3.实验室检查

KleihaUer-Bekte 试验和血红蛋白电泳可以精确区分胎儿及母体红细胞，能精确检测到 0.01%的胎儿血红蛋白。缺点是耗时长，因此在临床上并不常用。

五、治疗

产前已明确诊断前置血管的患者，RCOG 指南建议在晚孕期(30～32 周)提前入院，在具备母儿抢救条件的医疗机构进行待产(Ⅱ-2B)。目前尚无指南对前置血管终止妊娠的时期给出建议，由于早产的可能性大，基本的原则是晚孕期(28～32 周)促胎肺成熟(Ⅱ-2B)，提前备血并联系 NICU 及相关科室抢救人员。国内指南建议前置血管孕妇在妊娠 34～35 周行择期剖宫产终止妊娠。待产期间不做阴道检查及肛查。

若产时阴道指诊扪及索状、搏动的血管，要采用超声或羊膜镜进一步确认，切勿草率破膜。若产时出现阴道出血，特别是发生在胎膜破裂后并伴有胎儿窘迫的出血，首要处理是立刻剖宫产终止妊娠，而不是诊断胎盘血管前置(证据等级 D)，因为此时的出血来自胎儿，少量出血即可导致围产儿高死亡率。新生儿出生后立即由儿科专家进行复苏抢救，包括立即输血治疗。

胎儿若已死亡，则选择阴道分娩。方法及处理原则同引产。

第十章　正常分娩

第一节　分娩前评估

一、腹部检查

腹部检查包括腹部的视诊和四步触诊。通过孕妇腹部的视诊和触诊可以确定胎方位。检查时孕妇排尿后仰卧在检查床上，头部稍垫高，暴露腹部，双腿略屈曲稍分开，使腹肌放松。检查者应该站在孕妇的右侧。如果孕妇已经临产，需在宫缩间期进行腹部检查。检查时需要明确以下问题：

(1)胎儿是纵产式、横产式还是斜产式？

(2)胎先露有无入盆？

(3)胎儿背部及肢体在哪里？

(4)宫底部是胎儿的哪一部分？

(5)胎头是否衔接？

(6)宫高和腹围是多少？

(7)胎儿体重估计是多少？

1.视诊

注意腹形及大小。腹部有无妊娠纹、手术瘢痕及水肿等。

2.触诊

用四步触诊法检查子宫大小、胎产式、胎先露、胎方位以及胎先露部是否衔接。

第一步：胎先露

检查者右手拇指与其他四指分开，置于耻骨联合上方握住胎先露部，查清楚胎先露是胎头或胎臀，左右推动以确定是否衔接。若胎先露部仍可以左右移动，表示尚未衔接入骨盆；若不能被推动，则已衔接。

第二步：胎背

检查者左右手分别置于腹部左右侧，一手固定，另一手轻轻深按检查，触及平坦饱满者为胎背，可变形的高低不平部分是胎儿肢体，有时感到胎儿肢体活动。

第三步：宫底

检查者两手置于子宫底部，了解子宫外形并测得宫底高度，估计胎儿大小与妊娠周数是否相符。然后以两手指腹相对轻推，判断宫底部的胎儿部分，胎头硬而圆且有浮球感，胎臀软而宽且形状不规则。

第四步：再次核实先露部

检查者左右手分别置于胎先露部的两侧，向骨盆入口方向向下深按，再次核对胎先露部的诊断是否正确，并确定胎先露部入盆的程度。先露为胎头时，一手能顺利进入骨盆入口，另一手则被胎头隆起部阻挡，该隆起部称为胎头隆突。枕先露时，胎头隆突为额骨，与胎儿肢体同侧；面先露时，胎头隆突为枕骨，则与胎背同侧。

3.听诊

胎心在靠近胎背上方的孕妇腹壁上听得最清楚。听诊的部位取决于先露部和其下降程度。枕左前位（LOA）和颏左前位（LMA）时，胎心在脐左下方；枕后前位（ROA）和颏右前位（RMA）时，胎心在脐右下方；枕右后位（ROP）时，胎心在脐右下侧腹部；枕左后位（LOP）时，胎心在脐左下侧腹部；骶右前位（RSA）时，胎心在脐右上方；骶左前位（LSA）时，胎心在脐左上方。肩先露时，胎心在靠近脐部下方听得最清楚。

二、阴道检查

近期多项研究已经证实，阴道检查比肛门指诊检查具有更多的优点。相比肛门检查，阴道检查能够更加精确地评估宫颈情况，如宫颈扩张程度等，而且费时少、操作少、疼痛轻微，能够提供更多的信息。并且，阴道检查能够早期诊断脐带脱垂和脐带先露，因此阴道检查有取代肛门检查之趋势。

阴道检查时需取膀胱截石位，排空膀胱，需严格消毒、轻柔、仔细地操作，而且常规需要使用窥阴器进行检查。

1.宫颈

阴道检查能够直接接触宫口四周边缘，准确评估宫颈位置（前/中/后）、宫颈管消失、宫口扩张程度、宫颈厚薄、宫颈软硬度等信息。

2.胎先露

需核实胎先露部及位置。若是头先露，还需了解矢状缝及囟门、胎方位，还需检查是否有产瘤形成、颅骨重叠变形等。此外，还需标明胎头下降程度。坐骨棘平面是判断胎头高低的标志。胎头颅骨最低点平坐骨棘平面时，以“0”表示；在坐骨棘平面上 1cm 时，以“－1”表示；在坐骨棘平面下 1cm 时，以“＋1”表示，其余以此类推“－2、－3、＋2、＋3”等。

3.胎方位

（1）若为臀先露，检查胎儿骶骨的位置，是单臀还是混合臀位。

（2）若为头先露，确认矢状缝的位置和方向，矢状缝是横行、纵行还是斜行。

（3）判断矢状缝在耻骨联合和骶骨岬之间的位置。胎头均倾：若胎头矢状缝则位于耻骨联合与骶骨岬的中点，则胎头均倾。若矢状缝偏离中线靠近耻骨联合，则考虑枕横位后不均倾位。若矢状缝偏离中线靠近骶骨岬，则考虑枕横位前不均倾位。

（4）检查前囟和后囟的位置和方向，是前还是后，是左还是右。

（5）如果很难准确判断胎方位，此时可用触摸胎儿耳廓法。向胎头两侧高位触摸胎耳轮廓，以示指及中指触摸及拨动胎儿耳廓，耳廓边缘所在方向为枕骨的方向。

4.羊膜

如果能够清楚地感受到前羊膜囊,则可考虑胎膜未破。若窥阴器检查可见后穹窿羊水池、胎脂,或可扪及胎头头发,则可考虑胎膜已破。若不确定是否破膜,可行阴道分泌物相关检查。

5.骨盆的评估

评估骨盆对角径,平均值为12.5cm,此值减去1.5～2.0cm为骨盆入口平面前后径长度。方法为:在孕24～36周时,检查者将一手的示指、中指伸入阴道,用中指尖尽量触到骶骨岬上缘中点,示指上缘紧贴耻骨联合下缘,另一手示指固定标记此接触点,抽出阴道内的手指,测量中指尖到此接触点距离可粗略等于对角径。

此外,大多数孕妇骶骨岬不易扪及,若阴道检查时可扪及骶骨岬,则可考虑对角径较短。与此同时还需要评估坐骨棘是否突出、骶尾关节是否活动、坐骨切迹宽度、耻骨弓角度、坐骨结节间径、后矢状径、会阴组织等内容。

三、肛门检查

因肛门检查与阴道检查相比准确性较差、费时、较疼痛,不能很好地区分产瘤或颅骨等,因此肛门检查逐渐被阴道检查取代。

四、筛查孕妇高危因素

通过问诊、查体及时发现影响分娩和分娩会导致病情恶化的异常情况,依据本院硬软件支撑情况,决定是否需转上一级医院。

1.妊娠特有性疾病

妊娠期高血压疾病、妊娠期肝内胆汁淤积症、妊娠期糖尿病。

2.妊娠合并内外科疾病

心脏病、病毒性肝炎、贫血及其他血液系统疾病、急性感染等。

3.有否异常孕产史及手术史

死胎、死产、剖宫产史、子宫肌瘤剔除史等。

五、选择适宜的分娩方式

无剖宫产指征者鼓励阴道试产。

第二节 正常分娩机制

一、胎头分娩机制

现就以临床上最常见的枕左前位(LOA)为例详加说明。

1.衔接

胎头双顶径进入骨盆入口平面,胎头颅骨的最低点达到或接近坐骨棘水平,称衔接。胎头呈半俯屈状，以枕额径衔接。矢状缝坐落在骨盆入口的右斜径上，胎头枕骨在骨盆的左前方。胎头衔接后，产前检查时触诊胎头固定。初产妇可在预产期前的1～2周内衔接，经产妇在分娩开始后衔接。如初产妇临产后胎头仍未衔接，应警惕头盆不称。

2.下降

胎头沿骨盆轴前进的动作称下降。下降始终贯穿于整个分娩过程。宫缩是下降的主要动力，因而胎头下降呈间歇性，即宫缩时胎头下降，间歇时胎头又退缩，这样可减少胎头与骨盆之间的相互挤压，对母婴有利。此外，第二产程时腹压能加强产力，也是使胎头下降的主要辅助力量。临床上观察胎头下降程度，是判断产程进展的主要标志之一。促使胎头下降的因素有：①宫缩压力通过羊水传导，经胎轴传至胎头；②宫缩时宫底直接压迫胎臀；③胎体伸直伸长；④腹肌收缩腹压增加。

3.俯屈

当胎头以枕额径进入骨盆腔时，胎头处于半俯屈状态，当胎头降至骨盆底时，枕部遇肛提肌阻力，使原处于半俯屈状态的胎头进一步俯屈，使下颏靠近胸部，以最小径线的枕下前囟径取代较大的枕额径，以适应产道形态，有利于胎头继续下降。

4.内旋转

中骨盆及骨盆出口为纵椭圆形。为便于胎儿继续下降，当胎头到达中骨盆时，在产力的作用下，胎头枕部向右前旋转45°，达耻骨联合后面。使矢状缝与骨盆前后径一致的旋转动作称内旋转。完成内旋转后，阴道检查发现小囟门在耻骨弓下。一般胎头于第一产程末完成内旋转动作。而与此同时，胎儿肩部仍处于左前位。

5.仰伸

内旋转后，宫缩和腹压继续使胎头下降，当胎头到达阴道外口处时，肛提肌的作用使胎头向前，其枕骨下部达到耻骨联合下缘时，即以耻骨弓为支点，使胎头逐渐仰伸，依次娩出胎头的顶、额、鼻、口和颏。此时胎儿双肩径沿骨盆入口左斜径进入骨盆。

6.复位

胎头娩出时，胎儿双肩径沿骨盆入口左斜径下降。胎儿娩出后，为使胎头与胎肩恢复正常关系，胎头枕部向左旋转45°，称复位。

7.外旋转

胎肩在骨盆内继续下降，前肩向前向中线旋转45°，胎儿双肩径转成与骨盆出后前后径相一致的方向，胎头枕部则需在外继续向左旋转45°以保持胎头与胎肩的垂直关系，称为外旋转。

二、胎肩及胎儿娩出

外旋转后宫缩和腹压迫使胎儿下降，前肩在耻骨弓下旋转至耻骨联合下方，至此胎肩与胎头重新处于垂直关系，随后前肩从耻骨联合下方娩出，随即后肩从会阴前面娩出。胎儿双肩娩出后，肢体及胎儿下肢随之取侧位顺利娩出(图10-2-1)。

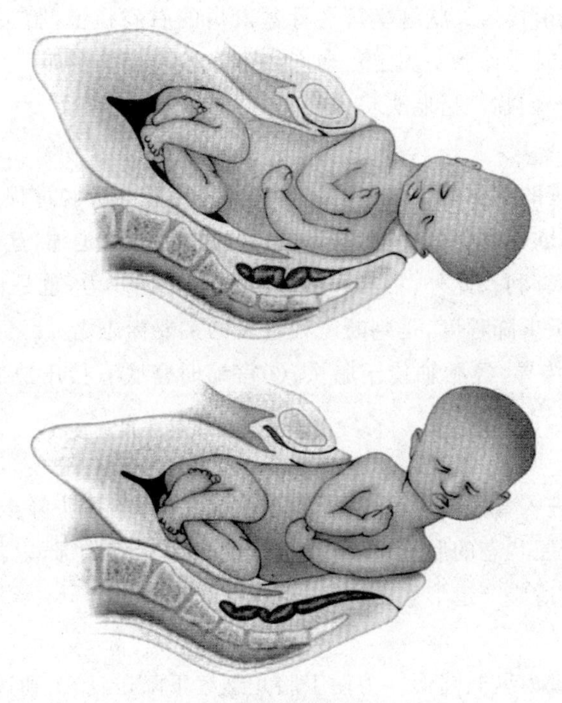

图 10-2-1　胎肩及胎儿娩出

三、胎盘娩出

胎儿娩出后，宫腔容积明显缩小，胎盘不能相应缩小，而与子宫壁错位剥离。剥离面有出血形成胎盘后血肿，在宫缩的作用下，剥离面不断扩大，直到完全剥离娩出。在此过程中，所能观察到的胎盘剥离征象有：①宫底升高达脐上，宫体变硬呈球形；②剥离的胎盘降至子宫下段，使阴道口外露的一段脐带自行延长；③阴道少量流血；④耻骨联合上方轻压子宫下段，外露的脐带不再回缩。

胎盘剥离及排出的方式：有胎儿面娩出式及母体面娩出式两种。胎儿面娩出式即胎盘从中央开始剥离而后向周围剥离，胎儿面先排出，随后少量阴道流血，常见；母体面娩出式为胎盘从边缘开始剥离，血液沿剥离面流出，先有较多阴道流血，再有胎盘母体面排出，不常见。

第十一章　难产

第一节　产力异常性难产

一、概述

分娩指妊娠满28周(196日)及以上,胎儿及其附属物从临产开始到全部从母体娩出的过程。影响分娩的主要因素为产力、产道、胎儿及精神心理因素,这些因素在分娩过程中相互影响。任何一个或一个以上的因素发生异常以及四个因素间相互不能适应,而使分娩进展受到阻碍,称为异常分娩,又称难产。产妇的精神心理因素能够影响机体内部的平衡、适应力和健康,使产力、产道和胎儿三方面发生异常而导致难产的发生,所以在传统的意义上还是将难产分为:产力异常引起的难产、产道异常引起的难产、胎位异常引起的难产和胎儿发育异常引起的难产。产力是指将胎儿及其附属物从子宫腔内排出体外的力量。产力包括子宫收缩力、腹压和提肛肌的收缩。其中子宫收缩力贯穿分娩全过程,在分娩过程中,子宫收缩的节律性、对称性及极性不正常或强度、频率有改变,称为子宫收缩力异常,简称产力异常。子宫收缩力异常临床上分为子宫收缩乏力(简称宫缩乏力)和子宫收缩过强(简称宫缩过强)两类,每类又分为协调性子宫收缩和不协调性子宫收缩。

二、流行病学

难产是比较常见的产科病理,其发生率在世界各地很多地方都呈逐年上升的趋势,其中产力异常性难产,使用催产素加速产程尤为常见。1980年国内35个医院报道在57002例初产妇、单胎中有10448例(18.33%)被诊断为难产,12.56%是头位(头位难产)。美国的初产剖宫产率在1998年为14.9%,50%初产妇剖宫产的指征是难产。而到了2005年,剖宫产率超过30%。美国妇产科学会2003年的报道,有60%的剖宫产的诊断为难产。其中根据美国国立死亡统计中心的资料所述,1995年分娩人数为39000000,其中34%的孕妇涉及引产和加速产程的情况,而此数字亦从1989年的20%增加到2002年的38%。在Parkland医院约有35%的产程是由缩宫素引产和加速产程的。在Alabama大学的Bir分钟gham医院,从1996年到1997年有17000名孕妇分娩,其中35%的妇女予缩宫素加速产程。

三、病因

产力是一种肌肉活动,其中最重要的是子宫肌活动,现代妇产科分娩动因方面研究显示子宫肌活动的调节包括:神经调节、激素及受体的调节、旁分泌与自身分泌因子的调节、机械性调节、代谢性调节和子宫平滑肌细胞膜离子通道对子宫收缩的调节。因此,产力异常的原因归纳为以下三方面:

1.子宫肌源性

(1)子宫肌壁过度膨胀,使子宫肌纤维过度伸长而收缩能力减弱,如多胎妊娠、羊水过多、巨大儿等。

(2)子宫结构异常,如子宫畸形(双子宫、单角子宫等)造成宫缩不协调;子宫发育不良、幼稚性子宫则因肌纤维、神经分布异常,肌肉数目少、弹性差,容易引起子宫收缩乏力;而子宫肌瘤因肌核的存在,可直接影响子宫的收缩力量及阻断子宫收缩波的扩展。

(3)多产妇曾患过子宫感染,使子宫肌壁发生纤维变性,因而不能推动正常收缩功能,致使产力异常。

(4)绒毛膜羊膜炎,感染本身在异常子宫活动的产生中扮演重要角色。Satin 在 266 例妊娠妇女研究中显示约 40%需要缩宫素刺激宫缩的妇女发生绒毛膜羊膜炎。

2.神经源性

子宫受交感神经和副交感神经的支配。交感神经使子宫肌兴奋,促进子宫肌和子宫血管收缩;副交感神经则抑制,并使子宫血管扩张。

(1)精神因素:宫缩乏力多发生于初产妇,尤其高龄初产,对正常分娩活动缺乏理解,思想有顾虑或恐惧,临产后精神过度紧张,致使大脑皮层抑制,从而影响子宫正常收缩。此外,对疼痛耐受力差、睡眠减少等,同样可导致宫缩乏力。

(2)头盆不称和胎儿位置异常:先露部不能紧贴子宫下段和宫颈,不能刺激子宫阴道神经丛而引起有力的反射性子宫收缩,导致继发性宫缩乏力。一般多见于头盆不称、先露部浮动、臀先露、横位、前置胎盘等(膀胱长时间胀满也可致宫缩乏力)。

(3)药物影响:临产后使用大剂量镇静剂、镇痛剂及麻醉药,如吗啡、氯丙嗪、硫酸镁、苯巴比妥钠等,可以使宫缩受到抑制。Shama 和 Leveno 的研究发现硬膜外麻醉可能会延长产程,但不增加剖宫产率的发生。

3.激素及电解质

影响子宫收缩和舒张功能的激素很多,大致可分三类:①兴奋性激素、抑制性激素和具双重作用的激素。其中兴奋性的激素有:前列腺素、缩宫素和内皮素等;②抑制性激素有:黄体酮、松弛素、β-内啡肽和甲状旁腺相关蛋白等;③双重作用的激素有:雌激素、胎盘促肾上腺皮质激素释放激素等。钙离子通道的激活是子宫收缩的必要条件,很多调节子宫收缩或舒张的物质就是通过这条途径对子宫活动进行调节的。

(1)体质与内分泌失调:产妇合并有急慢性疾病,体弱,身体过于肥胖或瘦小,妊娠晚期产妇体内雌激素、缩宫素、前列腺素、乙酰胆碱不足或孕激素水平下降缓慢,以及子宫对乙酰胆碱敏感性减低等，均可影响子宫肌兴奋域而影响子宫收缩。

(2)电解质及代谢紊乱：电解质浓度如钾、钠、钙、镁等异常，可影响子宫肌肉的兴奋域，而影响收缩功能。滞产后引起的电解质、蛋白质及酶类的新陈代谢障碍可加重子宫收缩乏力。

四、临床表现及诊断

1.产程异常

产程是一动态过程。其特征是宫缩频率和强度逐渐增加，持续时间逐渐延长，使得宫颈逐渐展平，宫口进行性扩张，胎头沿产道不断下降。Friedman在其有关分娩的论文中指出：除宫颈扩张和胎头下降，似乎没有哪种临产特征对监测产程有用。因此正常分娩产程的划分最常引用的定义来自其研究资料，使用检查宫颈扩张和先露下降的方法估计产程进展。可见，产程异常既是难产的临床表现也是难产的结果，更是难产重要的诊断依据。

(1)临产的诊断：临产开始的标志为规律且逐渐增强的子宫收缩，持续30秒或30秒以上，间歇5～6分钟(每10分钟1～2次)，并伴随进行性宫颈管消失、宫口扩张和胎先露部下降。临产的诊断非常关键，错误的诊断可导致无根据的、危险的干预。

(2)宫缩乏力导致的产程异常

①潜伏期延长：从临产规律宫缩开始至宫口扩张3cm称为潜伏期。初产妇潜伏期正常约需8小时，最大时限16小时，超过16小时(经产妇14小时)称为潜伏期延长。

②活跃期延长：从宫口扩张3cm开始至宫口开全为活跃期。初产妇活跃期正常约需4小时，最大时限8小时，若超过8小时，而宫口扩张速度初产妇＜1.2cm/h，经产妇＜1.5cm/h，称为活跃期延长。

③活跃期停滞：进入活跃期后，宫口不再扩张2小时以上，称为活跃期停滞。

世界卫生组织为发展中国家设计的产程图标准为潜伏期不超过8小时，活跃期宫颈扩张速度不低于1cm/h，并建议设立警戒线和处理线。

④第二产程延长：第二产程初产妇超过2小时、经产妇超过1小时尚未分娩，称为第二产程延长。硬膜外麻醉，使得大多数孕妇第二产程延长，这一数据表明当局部麻醉时，第二产程允许多加1小时，这一报道也影响了1995年美国妇产科学会修改先前有关第二产程持续时间的规定，在硬膜外麻醉时其上限均可额外增加1小时。最近研究表明第二产程超出这些时间限制时并不对新生儿的预后产生不利影响，但是经阴道分娩的可能性却降低。

⑤第二产程停滞：第二产程达1小时胎头下降无进展，称为第二产程停滞。

⑥胎头下降延缓：活跃期晚期及第二产程，胎头下降速度初产妇＜1.0cm/h，经产妇＜2.0cm/h，称为胎头下降延缓。

⑦胎头下降停滞：活跃期晚期胎头停留在原处不下降达1小时以上，称为胎头下降停滞。

⑧滞产：总产程超过24小时。

(3)宫缩过强导致的产程异常：急产：宫口扩张速度＞5cm/h(初产妇)或10cm/h(经产妇)。总产程＜3小时结束分娩。

2.宫缩异常

产力异常性难产除了表现出难产的特点外最重要的表现是出现异常的产力，产力包括宫缩力及腹压(包括肛提肌的收缩)两部分，宫缩力主要促进子宫颈口开大及胎头下降，其作用贯穿分娩全过程。而腹压和肛提肌的收缩则主要帮助胎儿娩出，所以又称辅力。因此，宫缩异常是产力异常性难产诊断的重要依据。

(1)监测宫缩的方法

①宫缩疼痛感觉：正常临产时子宫收缩疼痛是因为子宫收缩牵伸子宫颈和产道的关系。每次子宫收缩的疼痛感觉比临床上所触知的子宫收缩时间要短，实际上，每次子宫收缩患者疼痛只有30秒，而临床上触摸子宫收缩约为70秒。

②触摸宫缩：子宫收缩开始的0～2.67kPa(0～20mmHg)是不痛的，也不能在腹部摸到，所触摸到子宫收缩仅70秒，短于真正的200秒(测量羊水压力所记录的子宫收缩是200秒)，而感觉痛时羊水压力在2.67～6.67kPa(20～50mmHg)时只有30秒。当子宫收缩的强度未达5.33kPa(40mmHg)，宫壁很容易被手指压下去，如超过5.33kPa(40mmHg)时，宫壁变得很硬，手指就压不下去了。

③内测法：常用的是开口导管法，此法有利于科研工作，不便于普及应用，其缺点是应用时需在破膜后，无菌技术要求较高，且在胎先露入盆后导管不便插入，勉强插入会影响效果。导管本身还可被胎脂、血液及黏液等阻塞，需反复用生理盐水冲掉，故使用不便。与导管法相似者有囊球法及压力传感法。这些方法的共同点是操作麻烦，无菌要求高，不便使用。此外还有胎盘早剥、子宫穿孔等风险，国内尚未普及，国外内测法建议用于：子宫收缩触诊困难，如肥胖患者；不能确定是否需要适当增加子宫收缩力(如静脉点滴催产素)来促进产程进展的；分娩数据用于科研。美国妇产科学院同时建议，应该达到以下的标准，才能在第一产程诊断产程停滞：a.潜伏期已经结束，宫颈已经扩张至4cm或以上；b.10分钟内宫缩达200 Montevideo单位(内测法)或以上，且已经持续2小时，但宫颈没有变化。

④外测法：这是由腹壁外面间接测定宫缩压力的方法，用一特制的压力传感器作为宫缩压力探头，将其缚在产妇腹壁，宫缩时子宫凸起，腹壁随之凸起变硬，对探头产生压力，使探头传感器件发生位移而检出表示压力大小的电信号，通过仪器显示并记录下来，也就是我们平时使用的电子胎心监护仪的宫缩探头。外测法所检出的数值是相对宫缩压，不能得到真实的压力值。但它也能反映出宫缩变化的情况，如宫缩周期，持续时间及压力变化的趋势等。此法因操作简便、无损伤、不需无菌等，故被广泛使用。外监护宫缩曲线没有内监护曲线圆滑，因影响腹壁压力的各因素，如产妇呼吸及胎动等均被记录下来，故使曲线波动较大。

(2)宫缩强弱的诊断标准

①宫缩乏力：宫缩持续时间短，间歇时间长且不规则，宫缩$<$2次/10分钟，子宫收缩力弱，宫腔内压$<$2kPa，宫缩高峰时宫体隆起不明显，以手指按压宫底部肌壁仍可出现凹陷。

②宫缩过强：子宫收缩过频(5～6次/10分钟)，收缩力过强(持续时间超过60秒)。

③分娩各期的宫缩强度、宫缩周期及持续时间诊断标准：由于国内对宫缩强度、宫缩持续时间的各种宫缩监护方法缺乏明确的诊断标准。

(3)外测法宫缩异常的类型特点：由于宫缩疼痛和触摸宫缩的不准确性以及内测法使用尚

未普及，现重点介绍外测法宫缩异常的特点。

异常宫缩波形：原发性宫缩乏力宫缩曲线可表现为振幅小而不规则，或宫缩周期延长，多见于宫颈管未成熟、胎头高浮、双胎及羊水过多等，在应用药物引产时也可见此类图形。

继发性宫缩乏力产程开始宫缩良好，经过数小时，宫口开大 3～4cm 后，宫缩逐渐变弱，直至消失，大多是由于胎头高浮、头盆不称、骨盆狭窄及胎头旋转异常所致。

宫缩过强表现宫缩压力大，且时有双峰出现，产程较短或发生急产，多由产道异常或胎儿因素所致。

强直性宫缩是指一次宫缩持续时间超过 2 分钟，多数发生于药物引产或乳房按摩的初期，在产程进展中，如胎先露阻力大，也可以发生这种宫缩。

高张性子宫收缩监护图表现为无明显宫缩峰，宫缩曲线也不能完全降为零点，是由于精神紧张或产道异常引起，应注意与胎盘早剥或先兆子宫破裂鉴别。

3.各类型宫缩异常的其他临床表现

产力异常性难产除以上产程异常和宫缩异常外还伴有以下临床表现，其诊断思路如下：

(1)病史要点

①宫缩乏力常见原因：存在头盆不称或胎位异常；子宫壁过度膨胀、子宫发育不良、子宫畸形等子宫因素；精神因素；内分泌失调因素；镇静剂等药物影响。

②协调性宫缩乏力属继发性，临产早期正常，在第一产程活跃期后期或第二产程时宫缩减弱，对胎儿影响不大。

③不协调性宫缩乏力多属原发性，为无效宫缩。产妇的自觉症状和主诉明显，如下腹部持续疼痛、拒按、烦躁不安、尿潴留等，可导致胎儿宫内窘迫。

④协调性宫缩过强多见于经产妇。如产道无阻力，常表现为急产。

⑤强直性子宫收缩必有外在因素。产妇因持续性腹痛表现为痛苦、烦躁不安。

⑥子宫痉挛性狭窄环也多有外在因素。产妇出现持续性腹痛，烦躁不安；产程表现常有产力好、产道无狭窄、头盆相称，却产程进展缓慢现象；第三产程常出现胎盘嵌顿。

(2)查体要点

①协调性宫缩乏力在宫缩高峰时，宫体隆起不明显，用手指压宫底下肌壁仍可出现凹陷。

②不协调性宫缩乏力在部分表现为宫底部不强，而是子宫下段强，于间歇期子宫壁不完全放松，下部有压痛，胎心率不规则，宫口不能如期扩张，先露下降受阻。

③协调性宫缩过强的产妇宫口扩张迅速，若存在产道梗阻或瘢痕子宫，可发生病理性缩复环或子宫破裂，腹部触诊，宫体呈痉挛状态，子宫下段有明显压痛，在下腹耻骨联合上 10cm 至脐部之间可触及此环，呈一环形凹陷，并逐渐上移，腹壁薄者可以看得到。

④强直性子宫收缩的宫缩间歇短或无间歇，常不易查清胎位，胎心常听不清。若合并产道梗阻，可出现病理性缩复环、血尿等先兆子宫破裂征象。

⑤子宫痉挛性狭窄环：此狭窄环不随宫缩上升，腹部检查很难发现此环，手取胎盘时卡在宫颈内口触及此环。

五、治疗

宫缩乏力，不论是原发性还是继发性，首先应寻找原因，检查有无头盆不称与胎位异常，阴道检查了解宫颈扩张和胎先露部下降情况。若发现有头盆不称，估计不能经阴道分娩者，应及时行剖宫产术；若判断无头盆不称和胎位异常，估计能经阴道分娩者，应采取加强宫缩的措施。

（一）一般治疗

第一产程，消除产妇精神紧张，可以活动者适当活动鼓励多进食，注意营养与水分的补充。

（二）药物治疗

(1)不能进食者静脉补充营养，静脉滴注10%葡萄糖液500～1000mL，内加维生素C 2g。

(2)伴有酸中毒时应补充5%碳酸氢钠100～200mL。

(3)低钾血症时应给予氯化钾缓慢静脉滴注。

(4)产妇过度疲劳时，可缓慢静脉注射地西泮10mg或哌替啶100mg肌内注射，以镇静放松情绪，有利于恢复体力。

(5)缩宫素静脉滴注适用于协调性宫缩乏力。若无头盆不称，于第二产程期间出现宫缩乏力时，也应加强宫缩，给予缩宫素静脉滴注促进产程进展。用法：缩宫素2.5U加于5%葡萄糖液500mL内，从8滴/分开始，根据宫缩强弱进行调整，通常不超过30滴/分，维持宫缩时宫腔内压力达50～60mmHg(6.7～8.0kPa)，宫缩间隔2～3分钟，持续40～60秒。

(6)静脉注射地西泮，地西泮能使宫颈平滑肌松弛，软化宫颈，促进宫口扩张，适用于宫口扩张缓慢及宫颈水肿时。常用剂量为10mg，静脉注射，与缩宫素联合应用效果更佳。

(7)当确诊为强直性宫缩时，应及时给予宫缩抑制药如25%硫酸镁20m加于5%葡萄糖液30mL内缓慢静脉注射（不少于5分钟），或用羟苄麻黄碱100mg加入5%葡萄糖液500mL静脉滴注，目的是减缓子宫收缩、放松子宫张力。

（三）手术治疗

1.人工破膜

宫口扩张至3cm或3cm以上、无头盆不称胎头已衔接者，可行人工破膜。破膜后胎头将直接紧贴子宫下段及宫颈内口，引起反射性子宫收缩，加速产程进展。也有学者主张潜伏期宫颈条件好、无明显头盆不称者也可行人工破膜，认为破膜后可促进胎头下降入盆。

2.阴道助产

进入第二产程，若胎头双顶径已通过坐骨棘平面，可等待自然分娩；若出现第二产程延长，则可行胎头吸引术或产钳术助产。

3.剖宫产

若胎头仍未衔接或伴有胎儿窘迫征象，应行剖宫产术。

（四）其他治疗

(1)排尿困难者，先行诱导法，无效时及时导尿，因过分充盈的膀胱可影响胎头下降，如长时间压迫还可能损伤膀胱，排空膀胱能增宽产道，且有促进宫缩的作用。

(2)破膜12小时以上应给予抗生素预防感染，如头孢拉定1g肌内注射，每日2次。

第二节　胎头位置异常性难产

胎位异常临床上主要分为三大类：①胎头位置异常（头位难产），如持续性枕横位、枕后位，胎头高直位、前不均倾位、面位、额位；②臀位；③横位。

胎位异常是造成难产的常见因素之一。分娩时枕前位约占90%，而胎位异常约占10%，其中胎头位置异常居多，占6%～7%。胎产式异常的臀先露占3%～4%，肩先露已极少见。此外还有复合先露。

胎头位置异常（头位难产）多在分娩过程中发现，是急诊剖宫产的主要指征。头位难产由凌萝达教授首先提出，约占总难产发生率的65%。对母体可引起产程延长，继发性宫缩乏力，增加产后出血与感染概率；对胎儿产程延长可增加手术助产和剖宫产率风险，出现胎儿宫内窘迫、新生儿窒息，增加围产儿死亡率。诊断头位难产的诊断标准为：胎先露为头、骨盆测量正常，胎儿大小估计能阴道分娩，阴道检查胎头位置异常，继发宫缩乏力。临床表现主要有：①胎膜早破，常为难产的早期信号；②产程延长，包括潜伏期延长、活跃期延长和第二产程延长；③宫颈水肿；④胎头下降延缓或阻滞；⑤宫缩乏力。

一、持续性枕横位、枕后位

在分娩过程中，胎头枕部持续位于母体骨盆后方或侧方，达中骨盆后，于分娩后期仍然不能向前旋转，致使分娩发生困难者称为持续性枕后位或枕横位。

（一）诊断

1.症状

（1）常伴有协调性子宫收缩乏力和宫颈扩张延缓，导致产程延长。产程图为活跃期及第二产程延长。

（2）胎儿先露部的枕骨持续压迫直肠，产妇自觉肛门坠胀有排便感，宫口未开全时过早使用腹压向下屏气，导致疲劳、肠胀气、宫颈前唇水肿。

2.体征

（1）腹部检查

①持续性枕后位：先露为头，腹部可较清楚地摸到胎儿肢体，胎心音在母体下段侧后方较清晰，如胎胸贴在腹壁，也可在腹中线听到。肛查及阴道检查，胎头矢状缝位于骨盆斜位上，大囟门在前端，小囟门在后端，必要时以胎耳位置及方向固定。

②持续性枕横位：先露为头，肛查、阴道检查，可发现胎头矢状缝位于骨盆横线上，大小囟门常在同一平面上，枕左横位时枕部在母体左侧，枕右位位时枕部在母体右侧。

（2）肛查及腹部联合扪诊：当宫颈口扩张至3～5cm时，可采取肛查及腹查联合扪诊。肛查常有直肠后部较空虚感，手指将胎头往上顶，有利于另一只手在腹壁触摸胎儿颏部。若肛查触及胎头矢状缝在骨盆右斜径上，胎儿颏部在耻骨联合左上方，为右枕后位；若矢状缝在骨盆左斜径上，胎儿颏部在耻骨联合右上方，则为左枕后位。故肛查及腹部联合扪诊有利于早期发现枕后位。

(3)阴道检查:阴道检查是确诊枕后位的重要方法。一般在宫颈扩张3～4cm时阴道检查即能确定胎方位。将两手指伸入宫颈口内检查,当胎头水肿不明显时,矢状缝及囟门的位置不难确定。若矢状缝在骨盆左斜径上,大囟门在骨盆右前方,小囟门在骨盆左后方则为左枕后位;若矢状缝在骨盆右斜径上,大囟门在骨盆左前方,小囟门在骨盆右后方,则为右枕后位。宫颈完全或近完全扩张时,若扪及胎儿耳廓朝后方可作为诊断枕后位的标记。

3.辅助检查

根据B超检查胎儿颜面及枕部位置可明确胎方位。

4.诊断要点

根据上述临床表现、腹部检查、阴道检查及B超检查可明确诊断。

5.鉴别诊断

发生产程阻滞时,应及时行阴道检查,了解矢状缝与骨盆入口前后径的关系,以及囟门的位置,可初步辨别枕后位或枕横位,结合B超检查可确定胎位。

(二)治疗

持续性枕后位、枕横位在骨盆无异常、胎儿不大时,可以试产。试产时应严密观察产程,注意胎头下降、宫口扩张进度、宫缩强弱及胎心有无改变。发现异常,及时处理。

1.第一产程

(1)潜伏期:需保证产妇充分营养与休息。若有情绪紧张,睡眠不好可给予哌替啶或地西泮。

(2)活跃期:宫口开大3～4cm产程停滞除外头盆不称可行人工破膜,若产力欠佳,静脉滴注缩宫素。若宫口开大每小时1cm以上,伴胎先露部下降,多能经阴道分娩。在试产过程中,出现胎儿窘迫征象,应行剖宫产术结束分娩。若经过上述处理效果不佳,每小时宫口开大<1cm或无进展时,则应剖宫产结束分娩。

2.第二产程

若第二产程进展缓慢,初产妇已近2小时,经产妇已近1小时,应行阴道检查。当胎头双顶径已达坐骨棘平面或更低时,可先行徒手将胎头枕部转向前方,使矢状缝与骨盆出口前后径一致,自然分娩,若不能自然分娩但胎头位置已较低时,可行阴道助产(低位产钳术或胎头吸引术)。若转成枕前位有困难时,也可向后转成正枕后位,再以产钳助产。若以枕后位娩出时,需做较大的会阴后斜切开,以免造成会阴裂伤。若胎头位置较高,疑有头盆不称时,需行剖宫产术,中位产钳禁止使用。

3.第三产程

因产程延长,容易发生产后宫缩乏力,胎盘娩出后应立即静脉注射或肌内注射子宫收缩药,以防发生产后出血。有软产道裂伤者,应及时修补。新生儿应重点监护。凡行手术助产及有软产道裂伤者,产后应给予抗生素预防感染。

二、胎头高直位

胎头呈不屈不仰姿势,以枕额径衔接于骨盆入口,其矢状缝与骨盆入口前后径相一致,左右偏差小于15°称为胎头高直位。发病率国内文献报道为1.08%，国外资料报道为0.06%～1.6%。胎头枕骨向前靠近耻骨联合者称胎头高直前位，又称枕耻位；胎头枕骨向后靠近骶岬者称胎头高直后位，又称枕骶位。胎头高直位对母儿危害较大，应妥善处理。

（一）病因

与下述因素可能有关：

1.头盆不称

是胎头高直位发生最常见的原因。常见于骨盆入口平面狭窄、扁平骨盆、均小骨盆及横径狭小骨盆，特别是当胎头过大、过小及长圆形胎头时易发生胎头高直位。

2.腹壁松弛及腹直肌分离

胎背易朝向母体前方，胎头高浮，当宫缩时易形成胎头高直位。

3.胎膜早破

胎膜突然破裂，羊水迅速流出，宫缩时胎头矢状缝易被固定在骨盆入口前后径上，形成胎头高直位。

（二）诊断

1.临床表现

由于临产后胎头不俯屈，进入骨盆入口的胎头径线增大，胎头迟迟不衔接，使胎头不下降或下降缓慢，宫口扩张也缓慢，致使产程延长，常感耻骨联合部位疼痛。当高直前位时，胎头入盆困难，活跃期早期宫口扩张缓慢或阻滞；一旦胎头入盆后，产程进展顺利；若胎头不能衔接，表现活跃期阻滞。即使宫口能开全，由于胎头高浮也易发生滞产、先兆子宫破裂或子宫破裂。

2.腹部检查

胎头高直前位时，胎背靠近腹前壁，不易触及胎儿肢体。胎心位置稍高在近腹中线听得最清楚。胎头高直后位时，胎儿肢体靠近腹前壁。有时在耻骨联合上方可清楚触及胎儿下颏。

3.阴道检查

因胎头位置高，肛查不易查清，此时应做阴道检查。发现胎头矢状缝与骨盆入口前后径一致，后囟在耻骨联合后，前囟在骶骨前，为胎头高直前位，反之为胎头高直后位。

4.B型超声检查

可探清胎头双顶径与骨盆入口横径一致，胎头矢状缝与骨盆入口前后径一致。

（三）分娩机制

胎头高直前位胎头枕骨向前靠近耻骨联合，临产后胎头极度俯屈，以胎头枕骨在耻骨联合后方为支点，使胎头顶部、额部及颏部沿骶岬下滑入盆衔接、下降，双顶径达坐骨棘平面以下时，以枕前位经阴道分娩。若胎头高直前位胎头无法入盆，需行剖宫产术结束分娩。高直后位胎头枕骨向后靠近骶岬，临产后，胎背与母体腰骶部贴近，妨碍胎头俯屈及下降，使胎头处于高浮状态迟迟不能入盆，即使入盆下降至盆底也难以向前旋转180°，故以枕前位娩出的可能性极小。

（四）治疗

胎头高直前位时，若骨盆正常、胎儿不大、产力强，应给予充分试产机会，加强宫缩促使胎头俯屈，胎头转为枕前位可经阴道分娩或阴道助产。若试产失败再行剖宫产术结束分娩。胎头高直后位因很难经阴道分娩，一经确诊应行剖宫产术。

三、前不均倾位

枕横位的胎头(胎头矢状缝与骨盆入口横径一致)胎头侧屈，以前顶骨先入盆称前不均倾位，其发病率约为0.68%。在头位难产中居第4位。主要原因是头盆不称、骨盆倾斜度过大、入口狭窄等。

(一)诊断

1.临床表现

前不均倾位是一种胎头位置异常，因此具有头位难产的共性。在试产过程中可出现多种产时并发症，产程时间延长，产程图亦有异常。产程中常发生胎膜早破，胎头迟迟不衔接，由于后顶骨被阻于骶岬之上，难以顺利下降致产程延长或停滞，多在宫口扩张3～5cm时即停滞不前。当顶骨紧嵌于耻骨联合后方时，压迫尿道及宫颈前唇，导致尿潴留、血尿、宫颈前唇水肿及胎膜早破。胎头受压过久，可出现胎头水肿及胎儿窘迫。由于胎头下降受阻，常导致继发性宫缩乏力，有时可发生先兆子宫破裂。

2.腹部检查

由于胎头以前顶骨先入盆，因而胎头不易正常入盆。在临产早期，于耻骨联合上方可扪及胎头前顶部。随着宫缩加强，胎头继续侧屈，使胎头与胎肩折于骨盆入口处。因胎头折叠于胎肩之后使胎肩高高耸起，于耻骨联合上方只能触到一侧胎肩而触不到胎头，易误认为胎头已入盆。

3.阴道检查

由于临床表现缺乏特异性，诊断主要依靠阴道检查，当发现胎头矢状缝位于骨盆入口横径上且向后移向骶岬时要考虑前不均倾位。随着产程进展矢状缝不断后移，向后移靠近骶岬，同时前后囟一起后移。前顶骨内嵌于耻骨联合后方，产瘤大部分位于前顶骨，因后顶骨的大部分尚在骶岬之上，致使盆腔后半部空虚，此时即可诊断为前不均倾位，但往往太迟。

4.产后诊断

判断产瘤位置与矢状缝的关系非常重要。一般枕横位时，胎头产瘤多在矢状缝上，往往摸不清矢状缝，而前不均倾位时，矢状缝后移，产瘤位于前顶骨上。剖宫产后检查儿头产瘤位置，若左枕横位时，产瘤在右顶骨上；右枕横位时，产瘤在左顶骨上，即可最后确诊前不均倾位。

(二)对母婴的影响

这种异常胎位是枕横位时胎头侧屈、以前顶骨入盆而形成的，一旦发生难产，产程时间延长导致多种产时并发症发生，胎头侧屈加重使剖宫产手术取头位非常困难。一方面造成子宫撕裂，致晚期产后出血和产褥感染增加，另一方面新生儿窒息的发生率明显增高。因此需要提高对这种严重异常胎位的认识。

(三)治疗

目前前不均倾位大多数是在充分试产过程中产程进展停滞时或剖宫产术中诊断。前不均倾位自然分娩极少，究其原因，由于前顶骨先入盆、耻骨联合后平直无凹陷，前顶骨紧嵌于耻骨联合后方，致使后顶骨无法越过骶岬入盆，故需行剖宫产术。一旦确诊为前不均倾位，除极个别胎儿前不均倾位小、宫缩强、骨盆宽大可给予短时间试产外，均应尽快以剖宫产结束分娩。

预防方法：凡会引起前不均倾位的因素在临产前或临产早期尽量予以去除。腹壁松弛或悬垂腹者，可加用腹带纠正胎儿的倾斜姿势，避免前顶骨先入盆。产程早期应纠正骨盆倾斜度，如在第一产程取坐位或半坐卧位等方法。

四、面先露

面先露多于临产后发现，系因胎头极度仰伸，使胎儿枕部与胎背接触。面先露以颏骨为指示点，有颏左前、颏左横、颏左后、颏右前、颏右横、颏右后6种胎位，以颏左前及颏右后位较多见。经产妇多于初产妇。

（一）病因

1.骨盆狭窄

有可能阻碍胎头俯屈的因素均可能导致面先露。胎头衔接受阻，阻碍胎头俯屈，导致胎头极度仰伸。

2.头盆不称

临产后胎头衔接受阻，造成胎头极度仰伸。

3.腹壁松弛

经产妇悬垂腹时胎背向前反屈，胎儿颈椎及胸椎仰伸形成面先露。

4.脐带过短或脐带绕颈

使胎头俯屈困难。

5.胎儿畸形

无脑儿因无顶骨，可自然形成面先露。先天性甲状腺肿，胎头俯屈困难，也可导致面先露。

（二）诊断

1.临床表现

潜伏期延长、活跃期延长或阻滞，胎头迟迟不能入盆。

2.腹部检查

因胎头极度仰伸入盆受阻，胎体伸直，宫底位置较高。颏前位时，在孕妇腹前壁容易扪及胎儿肢体，胎心由胸部传出，故在胎儿肢体侧的下腹部听得清楚。颏后位时，于耻骨联合上方可触及胎儿枕骨隆突与胎背之间有明显凹沟，胎心较遥远而弱。

3.肛门检查及阴道检查

可触到高低不平、软硬不均的颜面部，若宫口开大时可触及胎儿口、鼻、颧骨及眼眶，并依据颏部所在位置确定其胎位。

4.B型超声检查

可以明确面先露并能探清胎位。

（三）分娩机制

面先露分娩机制包括：仰伸、下降、内旋转及外旋转。

颏前位时，胎头以仰伸姿势衔接、下降，胎儿面部达骨盆底时，胎头极度仰伸，颏部为最低点，故转向前方，胎头继续下降并极度仰伸，颏部因位置最低而转向前方，当颏部自耻骨弓下娩出后，极度仰伸的胎颈前面处于产道小弯（耻骨联合），胎头俯屈时，胎头后部能够适应产道大弯（骶骨凹），使口、鼻、眼、额、前囟及枕部自会阴前缘相继娩出，但产程明显延长。

颏后位时，胎儿面部达骨盆底后，多数能经内旋转135°，后以颏前位娩出。少数因内旋转受阻，成为持续性颏后位，胎颈已极度伸展，不能适应产道大弯，故足月活胎不能经阴道自然娩出。

（四）对母儿的影响

1.对产妇的影响

颏前位时，因胎儿颜面部不能紧贴子宫下段及宫颈内口，常引起宫缩乏力，致使产程延长；颜面部骨质不能变形，容易发生会阴裂伤。颏后位时，导致梗阻性难产，若不及时处理，造成子宫破裂，危及产妇生命。

2.对胎儿及新生儿的影响

胎儿面部受压变形，颜面皮肤青紫、肿胀，尤以口唇为著，影响吸吮，严重时可发生会厌水肿影响吞咽。新生儿于生后保持仰伸姿势达数日之久。生后需加强护理。

（五）治疗

颏前位时，若无头盆不称，产力良好，有可能自然分娩。若出现继发性宫缩乏力，第二产程延长，可用产钳助娩，但会阴后斜切开要足够大。若有头盆不称或出现胎儿窘迫征象，应行剖宫产术。持续性颏后位时，难以经阴道分娩，应行剖宫产术结束分娩。若胎儿畸形，无论颏前位或颏后位，均应在宫口开全后行穿颅术结束分娩。产时如何正确处理胎头位置异常：

1.剖宫产术

头位分娩有以下情况需要考虑剖宫产：

（1）重度头盆不称：头盆评分≤5分者。

（2）骨盆明显畸形者：左斜径与右斜径相差2cm以上。

（3）胎儿畸形：无法阴道娩出者。

（4）胎头位置异常：如胎头高直后位、前不均倾位、额位、颏后位经阴道检查确定者。

2.试产

（1）潜伏期延长的处理：潜伏期超过9小时可注射哌替啶给予休息，宫缩无明显改善者应用催产素以产生规则宫缩，或做人工破膜以加强宫缩。

（2）活跃期宫颈扩张延缓或阻滞：宫颈开3cm后扩张速度<1cm/h，应做阴道检查，了解骨盆及胎头情况。如为严重胎头位置异常及头盆不称应及时剖宫产结束分娩，若无头盆不称及不可从阴道分娩的头位异常，可使用催产素，若2～4小时无进展，亦考虑剖宫产结束分娩。

3.产程停滞于第二产程

宫口开全后胎头下降情况分五类：①宫口开全后胎头下降迅速，可自然分娩；②开全后边宫缩边下降；③开全后1～2小时内下降；④开全后1～2小时仍不下降；⑤开全后>2小时仍不下降。第④⑤点属于第二产程停滞，要根据情况及时处理。

主要是肯定先露是否真正入盆，以BDP与坐骨棘关系为指导，可腹部诊与阴道检查相结合，如胎头 BDP 未过中骨盆，强行阴式牵引可造成母儿严重损伤。双顶径在坐骨棘以上应考虑剖宫产。难以从阴道分娩的明显头盆不称，严重胎头位置异常：如胎头高直后位、前不均倾位、面先露的颏后位等应行剖宫产术。

护理、保健篇

第十二章 常见疾病的护理

第一节 盆腔炎性疾病的护理

盆腔炎性疾病是指女性上生殖道的一组感染性疾病，主要包括子宫内膜炎、输卵管炎、输卵管卵巢脓肿、盆腔腹膜炎等。炎症可局限于一个部位，也可以同时累及多个部位，以输卵管炎、输卵管卵巢炎最常见。

一、临床表现

1.常见症状

腹痛、发热、阴道分泌物增加。月经期发病可出现月经量增加，经期延长。

2.下腹痛

腹痛为持续性，活动或性生活后加重。

3.重症症状

病情严重的患者可出现寒战、高热、食欲缺乏等。

二、评估和观察要点

1.评估要点

①健康史：了解患者既往盆腔炎病史、发病时间、治疗情况及近期身体状况。评估患者经期卫生情况、性行为史、婚育史等情况。②症状评估：评估患者生命体征和意识、腹部体征、阴道分泌物等情况，以及各项实验室检查结果。③心理社会评估：了解患者心理状态，评估因症状而造成的焦虑、恐惧程度。

2.观察要点

①观察患者生命体征、面色，食欲有无缺乏，腹胀及营养状况。②观察下腹痛和腰骶部疼痛的程度及疼痛性质。③观察阴道分泌物的量、气味及性状。

三、护理措施

1.一般护理

(1)皮肤、黏膜护理：高热患者，皮肤长期处于潮湿状态，全身抵抗力也下降，易发生压疮、感染,应及时更换潮湿的衣裤、床单,保持床单位平整,定时翻身;高热患者的唾液分泌减少,口腔黏膜干燥,口腔内食物残渣易发酵,细菌易生长繁殖,应嘱患者多饮水,多漱口,必要时给予口腔护理;行冰袋降温时,选择合理部位(如腋下、额头,腹股沟等),禁忌用于枕后、耳廓、心前区、腹部、足底等处,并定时更换冷敷部位,避免冻伤,酒精擦浴浓度不宜过高,以25%～35%为宜,注意酒精过敏者禁用,避免对皮肤造成损伤。盆腔炎症患者有时会伴阴道大量脓性分泌物,长期刺激外阴皮肤会出现皮疹、破溃,应密切观察会阴部皮肤情况,告知患者保持清洁,每日更换内裤,污染的内裤单独清洗,避免交叉、重复感染。

(2)饮食:高热期间应选择高营养易消化的流食,如豆浆、藕粉、果泥、菜汤等;体温下降或病情好转时,可进食半流食或普食,如面条、粥,配以高蛋白、高热量、高维生素易消化的菜肴,如精瘦肉、豆制品、蛋黄及各种新鲜蔬菜等。

(3)生活护理:保持室内清洁舒适、通风良好,合理降低室温,有利于降低患者体温;高热、大汗时注意保暖;必要时遵医嘱给予口腔护理,预防口腔疾病;长期高热者,机体处于高代谢状态,食欲不佳,活动耐力下降,更应加强生活护理,如协助患者起床如厕等;将呼叫器置于患者手边,实施预防跌倒、坠床护理措施;保持会阴部清洁,遵医嘱给予会阴擦(冲)洗,及时更换清洁、干燥的病号服、床单位及中单等。

2.病情观察

(1)生命体征:密切观察体温的变化,有预见性地给予护理干预,体温过高时给予物理降温;监测患者的出入量,预防脱水。

(2)疼痛:观察患者疼痛的性质、程度,及早发现病情变化给予积极处理。

(3)皮肤、黏膜:观察口腔黏膜情况,预防口腔炎症;观察高危部位皮肤情况,预防压疮。

(4)并发症:警惕因长期高热导致严重脱水、高热惊厥甚至循环衰竭、酸中毒等情况的发生;预防感染控制不佳造成的全身感染,如菌血症、败血症等。

3.用药护理

(1)头霉素类或头孢菌素类药物:头霉素类,如头孢西丁钠2g,静脉滴注,每6小时1次;或头孢替坦二钠2g,静脉滴注,每12小时1次。常加用多西环素100mg,每12小时1次,静脉或口服。头孢菌素类,如头孢呋辛钠、头孢唑肟钠、头孢曲松钠,头孢噻肟纳也可选用。临床症状改善至少24小时后转为口服药物治疗,多西环素100mg,每12小时1次,连用14日。对不能耐受多西环素者,可用阿奇霉素替代,每次500mg,每日1次,连用3日。对输卵管卵巢脓肿的患者,可加用克林霉素或甲硝唑,从而更有效地对抗厌氧菌。

(2)克林霉素与氨基糖苷类药物联合方案:克林霉素900mg,每8小时1次,静脉滴注;庆大霉素先给予负荷量(2mg/kg),然后给予维持量(1.5mg/kg),每8小时1次,静脉滴注。临床症状、体征改善后继续静脉应用24～48小时,克林霉素改为口服,每次450mg,每日4次,连用14日;或多西环素100mg,口服,每12小时1次,连服14日。

4.专科指导

预防炎症扩散,禁止阴道冲洗,尽量避免阴道检查。严格执行无菌操作,防止医源性感染。

5.心理护理

盆腔炎患者一般病程较长,患者心理较为复杂,多有焦虑,应做好心理疏导,减轻患者心理压力。注意倾听患者主诉，耐心解答患者疑问，消除患者顾虑，有针对性地实施有效的心理护理，使其积极配合治疗。患者多会担心发生盆腔炎性疾病后遗症，影响家庭生活和夫妻感情，护士应获取患者的信任，告知患者疾病及预防知识，使患者树立治疗疾病的信心，保持乐观情绪。

6.健康教育

(1)饮食：健康合理的饮食调理有利于患者免疫力以及体质的增强。患者应加强营养，多饮水，避免进食生冷、辛辣等刺激性食物，定时定量进食。发热时选择高营养易消化的流食，如豆浆、藕粉、果泥、菜汤等，体温下降或病情好转时，可进半流食或普食，如面条、粥，配以高蛋白、高热量、高维生素易消化的菜肴，如精瘦肉、豆制品、蛋黄及各种新鲜蔬菜等。

(2)休息活动：急性期采取半卧位卧床休息使感染局限。得到控制后应加强锻炼，增加机体抵抗力，预防慢性盆腔炎急性发作。

(3)用药指导：指导患者连续彻底用药，及时治疗盆腔炎性疾病，防止后遗症发生。

(4)宣讲疾病相关知识

①讲解盆腔炎发病原因及预防复发的相关知识。

②急性期应避免性生活及阴道操作；指导患者保持外阴清洁、养成良好的经期及性生活卫生习惯。

③对沙眼衣原体感染高危妇女进行筛查和治疗可减少盆腔炎性疾病的发病率。虽然细菌性阴道炎与盆腔炎性疾病相关，但检测和治疗细菌性阴道炎能否降低盆腔炎性疾病发病率，至今尚不清楚。

④及时治疗下生殖道感染。

第二节　子宫肌瘤的护理

子宫平滑肌瘤，简称子宫肌瘤，是女性生殖系统常见的良性肿瘤，由平滑肌及结缔组织组成，多发生于30～50岁妇女。按照肌瘤生长部位分为宫体肌瘤和宫颈肌瘤。按照肌瘤与子宫肌壁的关系，肌瘤可以分为肌壁间、黏膜下及浆膜下肌瘤。

一、临床表现

主要表现为月经量增多及经期延长、下腹部肿块、肌瘤逐渐增大、白带增多、压迫症状等。

二、评估和观察要点

1.评估要点

①健康史：评估月经史、生育史，是否有不孕、流产史。②月经情况：评估有无经期延长、月经量增多、白带异常。

2.观察要点

①观察患者贫血表现，询问其有无头晕、乏力、心悸等症状，观察患者脉搏、血压、呼吸、精神状态、皮肤黏膜颜色，了解患者血常规检验结果。②观察患者肌瘤压迫症状，询问患者有无尿频、尿急、便秘等症状。③观察患者如出现白带增多、白带异味、发热，持续性不规则阴道出血、脓血样阴道排液、剧烈腹痛等临床表现，提示出现感染或者肌瘤变性等情况。

三、护理措施

（一）术前护理

1.一般护理

（1）保持病室整洁、舒适、安全，保持适宜的温度和湿度，定时开窗通风。

（2）每日记录大便次数，3 日无大便者遵医嘱给予缓泻剂。

（3）做好晨、晚间护理，保持床单位整洁。协助患者做好个人卫生，定期洗澡、洗发、剪指甲。

（4）按患者护理级别要求定时巡视病房，细致观察患者病情变化及治疗反应等。

（5）做好生活护理，提供必要帮助。

2.病情观察

（1）密切观察阴道流血情况：记录阴道流血量，严密观察阴道流血的颜色、性质，警惕失血性休克的发生。

（2）腹痛患者应注意观察患者腹痛的部位、程度、性质、缓解方式。

（3）观察阴道分泌物的颜色、性质、量及气味，是否伴有瘙痒。

（4）观察患者排尿、排便情况，警惕尿潴留、便秘的发生。

3.用药护理

（1）补血治疗用药：①琥珀酸亚铁片：用于缺铁性贫血的预防和治疗，口服，每日 3 次，每次 1 片。建议同时口服维生素 C 片，以促进吸收。②生血丸：用于失血血亏，放化疗后全血细胞减少及再生障碍性贫血，口服，每日 3 次，每次 5g。③蔗糖铁注射液：用于正在补充促红细胞生成素的长期血液透析患者缺铁性贫血的治疗。

（2）止血治疗用药：①云南白药：用于女性月经量多，出血不止，口服，每日 3 次，每次 2 粒。②血凝酶（立止血）：用于需减少流血或止血的各种医疗情况，每次 1～2U 静脉输入或小壶给药。

（3）便秘治疗用药：①乳果糖口服溶液：用于缓解慢性便秘，每日 30mL，每次 10mL，随 3 餐口服。②开塞露：用于成人及小儿体弱便秘者，每次 10mL，缓慢插入肛门，然后将药液挤入直肠内。

（4）手术前 30 分钟预防性应用抗生素，用药前询问患者是否有药物过敏史，给药期间注意观察患者有无药物不良反应。

4.专科指导

若阴道流血量较多，应嘱患者卧床休息，尽量避免因体位突然改变而发生直立性低血压；

帮助患者更换卫生巾及床单上铺垫的一次性检查单，保持会阴部清洁，避免逆行感染；大量阴道出血患者会出现精神紧张，应安慰患者，解除患者思想顾虑；严重贫血患者，应注意保护患者安全，防止跌倒的发生。

5.化验及检查护理指导

(1)B 型超声检查：经阴道或直肠彩超，检查前告知患者排空膀胱；无同房史的患者避免行经阴道彩超检查。经腹部彩超，检查前告知患者多饮水，充盈膀胱。

(2)心电图：检查时告知患者放松心情。避免检查前进行剧烈活动。

(3)X 线检查：检查前告知患者将金属饰物摘下、脱去内衣，着无装饰的衣服进行检查。

6.心理护理

使患者了解手术方式、治疗效果以及有可能产生的不适和疼痛，努力消除患者的顾虑，帮助其树立信心，以最佳状态接受治疗。对于子宫肌瘤导致不孕或流产的患者，应对其讲解疾病的相关知识，进行有针对性的心理护理。

7.健康教育

(1)饮食：根据患者病情，指导患者饮食。告知患者术前应进食高维生素、高蛋白、易消化饮食。如患者伴有合并症时，根据病情指导特殊饮食。需肠道准备的患者，术前 3 天给予少渣饮食。

(2)用药指导：①嘱患者口服补血药(琥珀酸亚铁片)时不能与浓茶同服，且在饭后或进餐时服用，以减轻胃部刺激。告知患者口服补血药物时，可引起便秘、排黑粪，以避免紧张情绪。②外用开塞露者，指导其缓慢插入肛门，以免损伤肛门及直肠。

(3)宣讲疾病相关知识：①向患者讲解所患疾病的健康教育知识，介绍子宫肌瘤的分类及临床表现。②帮助患者了解手术、麻醉相关知识，利用图片资料、宣教手册、录像等形式介绍手术过程、方法和术后恢复情况。

(4)向患者详细讲解术前检查的目的及注意事项，协助完成各项辅助检查。

(二)术后护理

1.病情观察

(1)严密心电监护，观察血压、脉搏、呼吸及伤口渗血情况。

(2)观察阴道流血的颜色、性质、量，发现异常及时通知医生。

2.并发症的护理观察

(1)腹胀：为妇科腹部手术术后常见的并发症之一。评估患者腹胀的程度、持续时间、伴随症状、腹胀的原因，评估排便、排气情况。根据病情鼓励患者进行活动，以缓解腹胀。必要时可采取协助患者取舒适体位行肛管排气、补充电解质等方法来减轻腹胀。遵医嘱用药或给予相应治疗措施时，注意观察疗效和不良反应。

(2)感染：①泌尿系感染：保留尿管期间，观察尿量、尿色等情况，观察患者有无尿频、尿急等症状。嘱患者多饮水，预防泌尿系感染的发生。②伤口感染：观察患者伤口有无红肿、愈合不良等，如有渗血、渗液等情况应及时通知医生予以处理。③全身感染：术后 2～3 天，由于组织的分解产物及局部渗液、渗血吸收后，术后患者的体温可略升高，一般不超过 38.5℃，不需要特殊处理，体温可自行恢复正常。如患者体温持续升高，则应及时通知医生给予处理。

3.心理护理

手术后及时了解患者的心理变化，进行针对性的个性化的心理护理。对于子宫切除患者，向患者讲解子宫切除术后相关知识，帮助患者顺利度过更年期。

4.健康教育

(1)饮食:饮食上无特别禁忌，但刺激性及易产气食物应尽量少吃，多摄取含蛋白质、维生素及铁质的食物，如鱼汤、葡萄、樱桃、蔬菜等。便秘易使阴道残端缝合处破裂出血，故应多吃蔬菜水果，以保持大便通畅。

(2)活动:鼓励患者早期活动，有利于增加肺活量、减少肺部并发症，改善血液循环、促进伤口愈合、预防深静脉血栓，预防肠粘连、缓解腹胀，减少尿潴留的发生。若患者贫血较重，活动时应有陪伴，以预防跌倒的发生。

(3)疾病相关知识:①子宫肌瘤剔除术后、有迫切生育愿望的年轻患者，需告知要根据手术范围、手术方式，遵医嘱合理、科学选择备孕时间。②全子宫切除患者，需向其讲解子宫并非女性唯一的性器官，子宫切除术后患者不会失去女性特征，不会影响夫妻生活。③向患者讲解顺利度过更年期的方法。可以采用雌激素替代疗法，缓解激素水平下降造成的不适症状;规律生活，保持合理的作息时间，避免劳累;培养多方面兴趣，保持积极向上、乐观的心。

(4)出院指导:①术后 1～2 个月恢复期注意调养，避免重体力劳动。②注意经期卫生，每日要清洗会阴部 1～2 次，并勤换会阴垫及纯棉内裤。③术后 1～2 个月禁止性生活，禁止盆浴，可根据术后复查情况遵医嘱恢复性生活。④调整心态，保持积极乐观的心态，提高机体抵抗力，促进恢复健康。

第十三章 孕期保健

第一节 孕期营养和体重的管理

1.意义

女性一旦发现怀孕后应了解有关孕期营养方面的知识，学会如何计算自身体重指数的方法，了解自己在整个孕期体重增长的范围，避免因早孕期体重过度增长，而增加妊娠合并症发生的风险。为了方便管理孕期营养与体重，某医院妇产科门诊建立了营养监测中心，营养监测中心重点管理孕妇的营养干预筛查和治疗等工作。有研究表明，宝宝健康发育的关键窗口期为胎儿期（母亲怀孕期）、婴儿期和幼儿期（0～3岁），关键窗口期的营养将决定后代终生健康状况。2006年联合国营养执行委员会提出，从妊娠到出生后2岁是通过营养干预预防成人慢性疾病的机遇窗口期。因此要从关键窗口期开始管理好营养与体重。

2.目标

通过科学营养控制孕期体重合理增长，避免体重增长过多或体重增长过少，降低低出生体重儿、巨大儿的概率，减少妊娠并发症的发生。合适的体重增加确保胎儿和母体组织的最佳发育。孕期体重的合理增长，是判断孕期营养摄入情况的指标之一。孕期体重管理已成为孕期保健不可忽视的重要项目。

3.原则

(1)各种营养素的供给应充足。

(2)食物多样化，避免偏食。

(3)食物以清淡为主，不要摄入过多的糖、盐和油。

(4)摄入充足的水分，饮用矿泉水或白开水，对果汁类饮品应控制，减少碳酸饮料饮用，不要饮浓茶及咖啡。

(5)少食多餐，除3次主餐外每日加餐2～3次。

(6)摄入新鲜水果、蔬菜，应注意水果的量不宜过多，正常孕妇每日摄入不要超过250g。

4.营养监测中心的人员配备及其职责

某医院孕期营养监测中心成立，对孕期高危人群进行饮食与运动干预。由科主任与护士长共同策划领导，三位专业医师、两位专业营养师和具有国家营养师资格的妇产科护士共同组成专业团队。要求营养监测中心的工作人员专业性强，热爱营养指导工作，工作中善于发现总结，有严谨的工作作风还要具备丰富的生活经验和专业知识，善于沟通并对所有孕妇提供全程、专业、形象、细致的营养指导。

5.营养的相关定义

（1）营养的定义：营养是指人体摄取、消化、吸收和利用食物的营养素以满足生命活动的整个过程。

（2）人体所需的七大营养素包括：碳水化合物、蛋白质、脂肪、膳食纤维、矿物质、维生素、水。

（3）七大营养素的作用：构成机体成分，提供新陈代谢和生命活动所需的能量，维持机体健康所必需。

6.妊娠期体重管理

妊娠期体重增加包含了胎儿及其附属物，如胎儿、胎盘、羊水、子宫、乳腺；母体血容量、组织间液、脂肪储备等。加强孕期体重管理，制订个体化的增重目标，可以有效减少孕期体重异常（增重过多或增重不足）对母婴健康的危害（表 13-1-1）。

表 13-1-1　妊娠期体重增长推荐

孕前体重指数（BMI）	总体体重增长范围（kg）	孕中晚期的体重增长率平均范围（kg/周）
＜18.5	12.5～189	0.51（0.44～0.58）
18.5～24.9	11.5～16	0.42（0.35～0.50）
25.0～29.9	7～11.5	0.28（0.23～0.33）
≥30.0	5～9	0.22（0.17～0.27）

7.孕期营养与体重管理的实施

（1）产前保健初筛：BMI 异常和糖尿病（DM）的孕妇进行监测管理，定期指导运动，监测血脂、血糖等情况。

（2）所有在某医院门诊保健的孕妇均需参加门诊孕妇大课堂（每周五由营养监测中心的护士授课），孕妇大课堂使孕妇对孕期营养有初步了解，对整个孕期体重增长做到心中有数，更有利于整个孕期的营养管理和干预。孕期体重的增加及其构成见表 13-1-2。

表 13-1-2　孕期体重增加及其构成

	体重增加克数（g）			
	10 周	20 周	30 周	40 周
胎儿、胎盘及羊水	55	720	2530	4750
子宫、乳房	170	765	1170	1300
血液	100	600	1300	1250
细胞外液	—	—	—	1200
脂肪及其他	325	1915	3500	400
合计	650	4000	8500	12500

（3）由专业营养师给早、中、晚期孕妇制订孕期每日食谱，在保证提供充足热量的前提下制订均衡又全面的饮食。应用实物交换份的方法（常见一个交换份食物重量见表 13-1-3），方便孕妇理解运用。

①将常见食物分成谷薯类、蔬菜类、水果类、大豆类、奶制品类、肉蛋类、油脂类七大类，同类食物在一定重量内所含的蛋白质、脂肪、碳水化合物相似，每份食物虽然重量不同，但提供的能量均为90kcal，同类食物可以互换食用。

表13-1-3 常见一个交换份食物重量

食物种类	食物名称	食物重量(g)
谷薯类	面粉	25
	大米	25
	挂面	25
	小米	25
	红豆	25
	窝头	35
	鲜玉米	200
	土豆	100
肉蛋类	牛肉	50
	带骨排骨	50
	虾	100
	鱼	100
	带鱼	80
	鸡蛋	60
蔬菜类	西红柿	500
	大白菜	500
	黄瓜	500
	茄子	500
	白萝卜	400
	菜花	350
水果类	橙子	200
	桃	200
	西瓜	500
	梨	200
	苹果	200
大豆类	大豆	25
	北豆腐	100
	豆腐皮(丝)	50
	豆浆	400

续表

食物种类	食物名称	食物重量(g)
	腐竹	20
	南豆腐	150
奶制品类	牛奶	160
	酸奶	130
	奶粉	20
	脱脂奶	25
油脂类	食用油	10
	花生米	15
	杏仁	15
	核桃仁	15
	大杏仁	15

②孕妇每天需要的食物份数＝一日总能量÷90kcal。举例孕中晚期孕妇一日所需食物的交换份，见表13-1-4。

表13-1-4　孕中晚期孕妇一日所需食物的交换份

食物种类	交换份数
谷类	12～14
蔬菜	1
水果	1～2
鱼禽肉蛋类	3
大豆类	1～2
乳类	2～3

(4)由专业的医护人员带领运动，重点针对BMI异常和DM的早孕人群，做运动指导、血液监测。产检当日行产科营养分析，营养监测中心进一步追踪指导。妊娠期适宜的运动及强度选择：

①孕妇适宜的运动方案：上肢运动、家务劳动、游泳、户外散步等。注意：目前没有高质量孕期运动的循证依据，应首先做好产科评价，强调运动量不要过大，于餐后半小时进行，有微汗即可。

②运动治疗的禁忌证：有心脏病、高血压、双胎、宫颈功能不全、先兆早产或流产、胎儿发育迟缓、前置胎盘等。

③运动强度：简单的衡量运动强度的标准为运动时仍然能够正常交谈。临床运用靶心率评定运动强度。靶心率是指获得良好运动效果，并确保安全的心率，运动试验中最高心率的70％～80％为靶心率。靶心率的计算方法为：靶心率＝170－年龄(岁)。

④妊娠期运动注意事项：a.评估：必须经过产科医师检查，排除孕期运动禁忌证后方可进

行。b.环境:空气流通、宽敞整洁。c.着装:宽松合体的衣物,合适的内衣及平底鞋。d.注意食物及水分的补充,防止低血糖的发生。

(5)GDM 产妇产后复查由专业医师负责,保证糖尿病就诊的连续性和后期的追踪工作。为了方便追踪建立糖尿病一日门诊追踪本。

第二节 妊娠期糖尿病的保健与门诊管理

一、妊娠期糖尿病

(一)妊娠糖尿病诊断

(1)孕早期行首次空腹血糖(FBG)检查:FBG≥7.0mmol/L,75 克葡萄糖耐量试验(OGTT)2 小时≥11.2mmol/L,诊断糖尿病(DM)。

(2)孕 24～28 周直接进行 75g 葡萄糖耐量试验(OGTT)检查:正常空腹血糖(FBG)为<5.1mmol/L,1 小时餐后血糖(PBG)<10.0mmol/L,2 小时餐后血糖(PBG)<8.5mmol/L。其中一项达到或超过上述界值即诊断妊娠期糖尿病(GDM)。

(3)无条件进行 OGTT 检查的地区,可于 24～28 周先行 FBG 检查,FBG<4.4mmol/L,不进行 OGTT 检查;FBG>5.1mmol/L,诊断 GDM;FBG 4.4～5.1mmol/L 者,尽早转至有条件的医疗机构行 75g OGTT 检查。

(二)孕产期保健要点与处理原则

综合处理原则:控制饮食、适当运动、糖尿病教育与心理保健、药物治疗(胰岛素、口服降糖药、中药)、病情监测等五项措施并行。

1.妊娠期

妊娠期糖尿病患者要加强保健,纳入高危管理,对孕妇和胎儿进行监测与评估。

(1)加强监测

①定期监测血糖:糖尿病孕妇在妊娠早期应密切监测血糖变化,应用胰岛素者要及时调整用量,防低血糖发生。妊娠中期应每两周产前检查一次,在妊娠 32 周以后每周产前检查一次,了解血糖监控及母儿并发症发生情况。

应定期监测空腹血糖、三餐前血糖、三餐后 2 小时血糖,以及糖化血红蛋白(HbA1c)(1～2 个月复查)。

血糖控制目标:空腹 3.3～5.3mmol/L,餐后 1 小时血糖<7.8mmol/L,餐后 2 小时血糖 4.4～6.7mmol/L,糖化血红蛋白(HbA1c)<5.5%。

②监测孕妇并发症:包括妊娠期高血压疾病、与妊娠糖尿病有关的感染疾病(外阴阴道假丝酵母菌病、肾盂肾炎、无症状菌尿症等)、羊水过多、糖尿病酮症酸中毒、早产等。

③监测胎儿发育和健康状态:注意监测胎儿畸形、巨大胎儿、宫内缺氧等状况。

④产前检查应注意血压、尿蛋白、水肿等情况,监测胎儿发育、胎儿成熟度、胎儿-胎盘功能

和胎儿安危状况等；孕34周开始做胎心监护，每周一次，必要时及早住院。对血糖控制不满意者，建议36周左右住院，了解血糖控制情况，评估胎肺成熟度。

(2)饮食疗法：理想的饮食控制目标是，既能保证提供妊娠期间热量和营养需要，又能避免餐后高血糖或饥饿酮症出现，保证胎儿正常发育。

①空腹血糖(FBG)5.1～6.9mmol/L，给予营养指导，进行饮食疗法。

②已经诊断妊娠糖尿病或妊娠合并糖尿病孕妇在营养专家或内分泌专家指导下进行医学与营养治疗。

③饮食疗法原则

a.每天能量25～35kcal/kg(理想体重)。

b.少量多餐原则：每日分5～6餐。

c.膳食配比：碳水化合物50%～60%，脂肪25%～30%，蛋白质15%～20%；并补充纤维素、维生素和微量元素。

(3)运动疗法：常见的运动形式有行走、慢跑、爬楼梯、游泳、骑自行车、跳舞、打太极拳等。选择运动形式因人而异。

运动量以心率不超过靶心率为限。靶心率(次/分)=(220－年龄)×70%。

(4)胰岛素治疗

①胰岛素治疗适应证

a.1型糖尿病患者。

b.饮食疗法者一周内出现≥3次空腹血糖≥5.3mmol/L和(或)餐后2小时血糖≥6.7mmol/L者。

c.诊断晚，治疗晚者。

②胰岛素应用方法

a.以餐后高血糖为主者，三餐前短效胰岛素。

b.同时存在空腹高血糖者，睡前(10PM)中效胰岛素。

c.剂量遵循个体化原则，小剂量起始，根据餐后2小时血糖水平增减用量。

d.剂量调整不要过频，调整后观察2～3天判断疗效。

2.分娩期

(1)终止妊娠评估内容：妊娠期糖尿病的孕妇应尽量延长妊娠时间至足月。终止妊娠的评估内容为：糖尿病分类、血糖控制是否理想、胎儿是否为巨大儿(我国标准≥4000g)、孕期是否有合并症/并发症、胎儿肺成熟度及胎儿安危状况。

(2)分娩时机选择：原则上应尽量延长妊娠时间。

①孕期饮食疗法血糖控制良好，无妊娠并发症，胎儿监测无异常的情况下，到预产期未自然临产者，可促宫颈成熟终止妊娠。

②糖尿病合并妊娠以及需应用胰岛素治疗的妊娠糖尿病者，如果血糖控制良好，37～38周收住院，妊娠38周后检查宫颈成熟度，38～39周终止妊娠。

③有不良孕产史，或并发子痫前期、羊水过多、胎盘功能不全者，确定胎儿肺成熟后及时终止妊娠。

④糖尿病伴微血管病变者，36 周后入院，促胎儿肺成熟后及时终止妊娠。

(3)分娩方式选择

①糖尿病不是剖宫产的手术指征，如孕期血糖控制良好，无产科并发症，可行阴道分娩。

②剖宫产手术指征：糖尿病伴微血管病变、合并重度子痫前期或胎儿生长受限(FGR)、胎儿窘迫、胎位异常、剖宫产史、既往死胎、死产史、孕期血糖控制不好、胎儿偏大者，可适当放宽剖宫产指征。

③对于糖尿病的孕妇，尤其要注意判断有无巨大儿以避免肩难产的发生，特别是既往有肩难产分娩史，再次发生肩难产的概率明显增加。因此，在计划分娩前要充分估计胎儿体重，可行超声检查对胎儿体重进行预测，以避免肩难产和臂丛神经损伤。

(4)分娩期保健

①阴道分娩者，如产前饮食调节血糖控制良好，产程中鼓励正常进食，密切监测血糖、尿酮体。一旦不能正常进食，出现尿酮体时，应补液纠正酮体。严密监测产程进展、宫缩情况及胎心变化，避免产程延长。

②胰岛素应用方法：择期剖宫产或临产后，应停用所有皮下注射的胰岛素，密切监测产程中血糖变化(每 2 小时测定血糖 1 次)，维持血糖在 4.4～6.7mmol/L，同时监测尿酮体变化。根据血糖和尿酮体水平，决定静脉点滴胰岛素的用量。

使用中效胰岛素者，在计划分娩或手术前一天晚，维持原剂量使用。

产程中、术中、产后不能正常饮食者，停止皮下注射胰岛素，应用静脉滴注；引产或手术当日应使用静脉滴注胰岛素。胰岛素滴注方法：清晨停用胰岛素，静脉滴注生理盐水，正式临产后或血糖低于 3.9mmol/L，改用 5％葡萄糖 100～150mL/h，维持血糖在 5.6mmol/L 左右；＞5.6mmol/L，5％葡萄糖＋胰岛素 1～4U/h，血糖应用快速检测，每小时 1 次，调整胰岛素和葡萄糖滴注速度(表 13-2-1)。

表 13-2-1　小剂量胰岛素静脉持续点滴

血糖(mmol/L)	胰岛素(U/h)	液体(125mL/h)	配伍
＜5.6	0	5％糖盐，乳林	
5.6～7.8	1.0	5％糖盐，乳林	500mL＋4U
7.8～10	1.5	0.9％盐水	500mL＋6U
10～12.2	2.0	0.9％盐水	500mL＋8U
＞12.2	2.5	0.9％盐水	500mL＋10U

3.产褥期

(1)产后胰岛素的应用原则

①产前未用胰岛素者，产后也不应用胰岛素。

②产后胰岛素用量为产前的 1/2～1/3。

③术后输液按每 4g 葡萄糖加 1U 胰岛素的比例。

④根据血糖调节胰岛素用量。

(2)新生儿出生时处理

①新生儿出生时应保留脐带血,进行血糖和胰岛素、胆红素、血细胞比容、血红蛋白、血钾、胆红素、钙、镁的测定。

②妊娠期糖尿病孕产妇所娩新生儿均应视为高危新生儿,尤其是孕期血糖控制不满意者,需要给予监护、注意保暖和吸氧等措施,密切观察新生儿呼吸窘迫综合征的发生。

③出生后半小时开始监测末梢血糖,鼓励早开奶、早吸吮,并鼓励纯母乳喂养;在充分吸吮母乳情况下,出现低血糖时,可喂糖水,必要时10%葡萄糖缓慢滴注,防止新生儿低血糖。

(3)产妇产后6～12周行OGTT检查,若仍为异常,可能为产前漏诊的糖尿病患者。

二、妊娠期糖尿病营养门诊管理

(一)医学营养治疗

糖尿病治疗中饮食、药物、自我血糖监测、运动、糖尿病教育被称为“五驾马车”,同样也适用于妊娠期。因此,妊娠期糖尿病的系统化管理,包括糖尿病的健康教育、医学营养治疗、运动、血糖监测、药物治疗、产后管理等。

(二)营养治疗原则

(1)合理控制总能量,维持体重适宜增长。

(2)适当限制糖类。

(3)保证充足的蛋白质。

(4)合理的脂肪摄入。

(5)膳食纤维摄入要充分。

(6)保证足够的维生素、矿物质。

(7)进行适宜的体力活动。

(8)给予合理的餐次安排。

(9)饮食治疗效果不满意,及时使用胰岛素治疗。

(10)鼓励糖尿病产妇产后母乳喂养,强化生活方式调整。

(三)糖尿病一日门诊管理

1.目标人群

妊娠合并糖尿病,包括孕前糖尿病和妊娠期糖尿病;代谢综合征合并妊娠者。

2.目的

妊娠合并糖尿病孕妇在实践中学习相关知识,掌握更有效的自我管理方法,通过规范治疗、管理以期达到降低母儿并发症的目的。①通过一日门诊的系统宣教与实践、讨论,遵照制订的个体化医学营养治疗计划,控制每日总能量、合理安排餐次,学会食物的选择与合理搭配;②指导孕妇科学合理运动;③规范孕妇自我血糖监测及科学测量体重。

3.护理措施

(1)护士监测并记录孕妇空腹、早餐后2小时和午餐后2小时血糖,血糖结果异常者及时汇报医师。

(2)进行健康宣教,内容包括《自我血糖监测》和《妊娠期糖尿病的运动疗法》,随时给予相关问题的咨询和解答。

(3)教会孕妇血糖仪操作流程和胰岛素笔使用操作流程。

(4)指导并带领孕妇进行早餐后 2 小时和午餐后 2 小时运动,分别为室外中速徒步走 30 分钟和室内哑铃操孕妇操 30 分钟(根据天气情况灵活安排),运动前询问每位孕妇孕前及孕期运动情况,严格掌握运动禁忌证及终止运动的医学征象,确保安全。

(5)协助营养科核对并发放早餐、早加餐、午餐、午加餐,提醒孕妇记录进餐时间,巡视孕妇进餐情况,听取孕妇进餐感受,结合餐食讲解食物的搭配、种类和量。

(6)协助有胰岛素治疗的孕妇进行餐时胰岛素注射,评价并指导孕妇自我注射胰岛素。

(7)指导孕妇正确记录膳食日志,掌握食物交换份法和血糖控制目标,告知定期复诊,强调产后管理的重要性。

(8)征求孕妇的意见与建议,改进并优化体验流程。

4.一日门诊护理工作流程

见表 13-2-2。

表 13-2-2　一日门诊护理工作流程

时间	内容
7:30～8:00	孕妇到达一日门诊,护士监测其空腹血糖
8:00～8:30	医护配合组织孕妇统一至营养食堂进早餐,并记录进餐时间
8:40～9:10	孕妇返回一日门诊,护士进行自我血糖监测的方法宣教
9:20～9:50	护士负责带领孕妇进行餐后运动,户外活动——中速步行 30 分钟,或室内运动哑铃操加孕妇体操 30 分钟
10:00～10:20	护士负责监测孕妇早餐后 2 小时血糖
10:20～10:40	护士负责指导孕妇在一日门诊完成早加餐
10:40～11:00	医师讲授妊娠期糖尿病的系统化管理
11:00～12:10	医师讲授妊娠期糖尿病的医学营养治疗
12:20～12:50	护士负责带领孕妇至营养食堂进午餐
13:00～13:30	护士负责进行妊娠期糖尿病的运动治疗健康教育
13:40～14:10	护士带领孕妇午餐后运动,户外活动——中速步行 30 分钟,或室内运动哑铃操+孕妇体操 30 分钟
14:20～14:40	护士负责监测孕妇午餐后 2 小时血糖
14:40～15:00	护士负责指导孕妇在一日门诊完成午加餐
15:00～15:30	医护配合组织孕妇进行讨论答疑,各餐点评及指导膳食记录

参考文献

1.谢幸,孔北华,段涛.妇产科学(第 9 版).北京:人民卫生出版社,2018.
2.朱建华,阮列敏.产科重症治疗学(第 1 卷).杭州:浙江大学出版社,2018.
3.李继俊.妇产科内分泌治疗学(第 4 版).北京:科学出版社,2018.
4.徐丛剑,华克勤.实用妇产科学(第 4 版).北京:人民卫生出版社,2018.
5.沈丹华.妇产科病理学诊断纲要.北京:科学出版社,2018.
6.董悦.产科掌中宝(第 4 版).北京:北京大学医学出版社,2017.
7.熊庆.孕产期保健.北京:中国协和医科大学出版社,2017.
8.安力彬,陆虹.妇产科护理学(第 6 版).北京:人民卫生出版社,2017.
9.吕杰强,罗晓红.妇产科学.北京:中国医药科技出版社,2017.
10.段涛,杨慧霞.产科手术学(翻译版).北京:人民卫生出版社,2016.
11.秦瑛,吴欣娟.妇产科护理工作指南.北京:人民卫生出版社,2016.
12.兰丽坤,王雪莉.妇产科学(第 4 版).北京:科学出版社,2016.
13.郑勤田,刘慧姝.妇产科手册.北京:人民卫生出版社,2015.
14.张方林.产科速查(第 3 版).北京:人民卫生出版社,2015.
15.薛敏.实用妇科内分泌诊疗手册(第 3 版).北京:人民卫生出版社,2015.
16.沈铿,马丁.妇产科学(第 3 版).北京:人民卫生出版社,2015.
17.杨慧霞.产科诊治指南解读·病案分析.北京:人民卫生出版社,2015.
18.刘琦.妇科肿瘤诊疗新进展(第 2 版).北京:人民军医出版社,2015.
19.张天华.实用不孕不育诊疗学.西安:西安交通大学出版社,2014.
20.郝敏.子宫内膜异位症诊疗新进展.北京:人民军医出版社,2014.
21.曹泽毅.中华妇产科学.北京:人民卫生出版社,2014.
22.冯琼,廖灿.妇产科疾病诊疗流程.北京:人民军医出版社,2014.
23.宋小青.优生优育与母婴保健.北京:人民卫生出版社,2014.
24.陈子江,刘嘉茵.不孕不育专家推荐诊疗方案.北京:人民军医出版社,2013.
25.李金芝.孕产期保健指导.北京:人民军医出版社,2013.
26.车虹彩.现代产科急危重症诊疗学.石家庄:河北科学技术出版社,2013.
27.赵粉琴.不孕不育症.北京:化学工业出版社,2013.
28.仇翠平.当前妇产科肿瘤临床治疗中存在的问题及对策研究.临床医药文献电子杂志,

2015,2(16):3356+3358.

29.徐志芳,杨昱,陈丽莉,等.妊娠期糖尿病发病机制及其对母婴的影响.中国临床医生杂志,2015,43(08):26-29.

30.贾桂芝.探讨妇产科常见恶性肿瘤的临床治疗方法及疗效.世界复合医学,2016,2(04):80-82.